ÁLVARO BILBAO

Kluge Köpfchen

Die erstaunliche Entwicklung
des kindlichen Gehirns

ÁLVARO BILBAO

Kluge Köpfchen

Die erstaunliche Entwicklung des kindlichen Gehirns

Aus dem Spanischen von Gabriele Stein

HERDER

FREIBURG · BASEL · WIEN

FSC
www.fsc.org
MIX
Papier | Fördert gute Waldnutzung
FSC® C083411

Originalausgabe: *El cerebro del niño explicado a los padres*, in spanischer Sprache erschienen bei Plataforma Editorial S. L. in 2021

Bei den Abbildungen im Innenteil (mit Ausnahme der Maslowschen Bedürfnispyramide) handelt es sich um vom Verfasser bearbeitete Grafiken von der gemeinfreien Bilddatenbank clker.com.
Der Abdruck der – ebenfalls vom Verfasser bearbeiteten – grafischen Darstellung der Maslowschen Bedürfnispyramide erfolgte mit freundlicher Genehmigung von Dutch Renaissance Press LLC.

www.herder.de

Satz: Daniel Förster, Belgern
Herstellung: CPI books GmbH

Printed in Germany

ISBN Print 978-3-451-60777-6
ISBN E-Book (PDF) 978-3-451-82663-4
ISBN E-Book (EPUB) 978-3-451-82662-7

In Erinnerung an Tristán, der dort, wo er jetzt ist, den lieben langen Tag mit seinen Eltern lacht und mit seinen Geschwistern, Cousins und Cousinen spielt.

DANKSAGUNGEN

Ich möchte meinen Eltern und Schwiegereltern für die wunderbare Arbeit danken, die sie als Eltern geleistet haben und jetzt auf ihre Enkelkinder ausdehnen. Ebenso meinem Bruder und meinen Schwägern und Schwägerinnen, Onkeln und Tanten, Großeltern, Cousins und Cousinen, weil sie zusammen jene Sippe bilden, die es braucht, um ein Kind großzuziehen.

Ich möchte es auch nicht versäumen, allen Lehrerinnen und Lehrern, Erzieherinnen und Erziehern, die sich in jedem Winkel der Erde unermüdlich für die Entwicklung unserer Kinder einsetzen, meinen tiefempfundenen Dank und meine aufrichtigste Anerkennung auszusprechen. Ich kann mir für eine Gesellschaft nichts Wichtigeres vorstellen als die Arbeit derer, die den größten Schatz der Gegenwart und die größte Verheißung für die Zukunft behüten und fördern. Mit ihrer Erfahrung entdecken sie das Beste in jedem Kind, wenn wir Eltern mit unserer Weisheit am Ende sind; mit ihrer Begeisterungsfähigkeit wecken sie die Lust am Lernen, wenn wir Eltern unsere Kinder nicht mehr erreichen; und mit ihrer Geduld und Zärtlichkeit umarmen sie unsere Kinder, wenn wir Eltern einmal nicht da sind. Ein ganz besonderer Dank gilt den pädagogischen Fachkräften meiner Kinder: Amaya, Ana Belén, Elena, Jesús und Sonia, und den Erzieherinnen und dem Erzieher meiner eigenen Kindheit: Rosa, Marili und Javier.

Und natürlich meiner Frau Paloma und meinen drei wunderbaren Kindern: Diego, Leire und Lucía. Obwohl ich das menschliche

Gehirn schon mein ganzes Leben lang studiere, haben diese vier meinem gesamten Wissen erst einen Sinn gegeben und mich alles gelehrt, was ich über die wunderbare Welt des kindlichen Gehirns weiß.

INHALT

EINLEITUNG

Die wichtigste Zeit im Leben ist nicht das Studium, sondern der allererste Abschnitt; von der Geburt bis zum Alter von sechs Jahren.

MARIA MONTESSORI

Kinder wecken in jedem Erwachsenen ein einzigartiges Gefühl. Ihre Körpersprache, ihre ehrliche Freude und ihre Unschuld berühren uns, wie es keine andere Erfahrung im Leben vermag. Das Kind spricht einen ganz besonderen Teil in uns unmittelbar an: jenes Kind, das wir selbst einmal waren und immer noch sind. Vielleicht hatten Sie in den letzten Tagen das Bedürfnis, auf der Straße lauthals zu singen, Ihrem Chef gehörig die Meinung zu sagen oder an einem regnerischen Tag mit beiden Füßen in eine Pfütze zu springen. Aus Verantwortungsgefühl oder weil es Ihnen peinlich war, haben Sie es nicht getan. Das Zusammensein mit einem Kind ist eine kostbare Erfahrung, weil es uns mit einem ganz besonderen Teil unser selbst in Verbindung bringt: dem verlorenen Kind, das wir in so vielen Augenblicken unseres Lebens dringend brauchen und das womöglich der beste Teil eines jeden von uns ist.

Wenn Sie dieses Buch in Händen halten, dann deshalb, weil es in Ihrem Leben als Vater, Mutter oder Pädagoge ein Kind gibt und Sie folglich die Gelegenheit haben, mit jenem Teil Ihres Gehirns Verbindung aufzunehmen, der in Ihnen lacht, spielt und träumt. Ein Kind großzuziehen, ist vielleicht das Transzendenteste, was viele Menschen in ihrem Leben tun. Die Transzendenz der Elternschaft betrifft alle Ebenen des menschlichen Daseins: In biologischer Hinsicht sind Kinder der Same, der die Gene seiner Eltern weitergeben und ihr Fortleben in den künftigen Generationen gewährleisten kann; in psychologischer Hinsicht bedeutet Elternsein für viele Menschen die Verwirklichung eines nicht zu unterdrückenden Instinkts; und in spiritueller Hinsicht steht Elternschaft für die Chance, Erfüllung zu finden, indem man seine Kinder zu glücklichen Menschen heranwachsen sieht.

Wie alle Eltern spätestens in dem Augenblick begreifen, in welchem sie ihr Kind zum ersten Mal in den Armen halten, bringt Elternschaft auch in vieler Hinsicht Verantwortung mit sich. Da sind zunächst einmal die diversen Aspekte der Fürsorge wie Ernährung, Hygiene und der grundlegende Schutz des Kindes. Sicherlich haben Ihnen die Hebammen im Krankenhaus und die immer hilfsbereiten Großmütter die theoretischen und praktischen Grundlagen all dessen bereits vermittelt. Dann ist da die wirtschaftliche Verantwortung. Ein Kind erfordert eine große Menge an Ausgaben, die man zur Freude der großen Kaufhäuser und Apotheken, Kitas und Supermärkte tätigen muss. Zum Glück hat Sie das Bildungssystem in durchschnittlich zwölf Jahren so weit gebracht, dass Sie Geld verdienen. Sie können lesen und schreiben; sie können mit dem Computer umgehen. Sie sprechen Englisch oder versuchen es zumindest. Sie sind in der Lage, fast acht Stunden am Tag im Sitzen zu verbringen. Sie sind teamfähig und verfügen, was auch immer Sie beruflich machen, über eine entsprechende Qualifikation. Die dritte und größte Verantwortung aller Eltern ist die Erziehung ihrer Kinder. Aus meiner Sicht bedeutet Erziehen nichts anderes, als das Kind bei seiner zerebralen Entwicklung zu unterstützen, damit das *Cerebrum*, sein Gehirn, es ihm eines Tages ermöglicht, selbstbestimmt zu leben, seine Ziele zu erreichen und sich mit sich selbst wohlzufühlen. Wenn man es so formuliert, mag sich das recht einfach anhören, aber das Erziehen in diesem Sinne hat seine Tücken und die meisten Väter und Mütter haben nicht wirklich gelernt, wie sie ihren Kindern bei diesem Prozess helfen können. Im Grunde wissen sie nichts über die basalen Funktionen des Gehirns, wissen nicht, wie es sich entwickelt oder was sie tun müssen, um seine Reifung zu fördern. In bestimmten Situationen tappen alle Väter und Mütter im Dunkeln oder sind unschlüssig, wie sie ihre Kinder bei den jeweiligen Aspekten ihres intellektuellen und emotionalen Reifungsprozesses unterstützen sollen. Und oft glauben sie es zu wissen und tun doch genau das Gegenteil dessen, was das Gehirn ihres Kindes gerade braucht.

Ich will Ihnen weder etwas vormachen noch Ihnen einen falschen Eindruck davon vermitteln, inwieweit Sie als Mutter oder Vater die intellektuelle und emotionale Entwicklung Ihres Kindes beeinflussen können. Ihr Kind ist von der Natur mit einem Charakter ausgestattet, der seine Persönlichkeit ein Leben lang prägen wird. Manche Kinder sind eher introvertiert, andere eher extrovertiert. Manche Kinder sind ruhig, andere hibbelig. Außerdem wissen wir, dass die Intelligenz Ihres Kindes zu mindestens 50 Prozent genetisch festgelegt ist. Einige Studien weisen darauf hin, dass weitere 25 Prozent womöglich von seinen Mitschülern und seinem Freundeskreis abhängen. Das hat einige Experten zu der Annahme veranlasst, dass Eltern die Entwicklung ihrer Kinder so gut wie gar nicht beeinflussen könnten. Diese These ist jedoch falsch. Vor allem in den ersten Lebensjahren braucht das Kind seine Eltern, um sich zu entwickeln. Ohne ihre Aufmerksamkeit und Fürsorge, ohne ihre Ansprache, ohne ihre Arme, die es halten und beruhigen, würde das Kind mit irreparablen emotionalen und intellektuellen Defiziten aufwachsen. Nur in der Sicherheit, der Fürsorge und der anregenden Umgebung, welche die Familie bietet, kann sich das Gehirn des Kindes in aller Ruhe voll entwickeln.

Heute haben Eltern eine viel größere Chance, bei ihren Kindern vieles richtig zu machen, als in jeder anderen Epoche der Geschichte. Wir verfügen über mehr Informationen und die Hirnforschung gibt uns Erkenntnisse und praktische Werkzeuge an die Hand, die unseren Kindern helfen können, sich gut zu entwickeln. Leider sind aber auch die Möglichkeiten, Fehler zu machen, zahlreicher geworden. Fakt ist, dass sich die Zahl der Kinder, die neurologische oder psychiatrische Medikamente nehmen, in den USA in nur zwei Jahrzehnten versiebenfacht hat. Die Tendenz ist weiter steigend und der Prozess scheint wie ein Flächenbrand auf die gesamte »entwickelte« Welt überzugreifen: Eins von neun Kindern steht heutzutage während seiner Schulzeit unter dem Einfluss von Psychopharmaka. Tatsächlich sind uns in der Kindererziehung gewisse Werte abhandengekommen: Werte, die die Wissenschaft als grundlegende Voraussetzungen für eine ausgewogene zerebrale Entwicklung betrachtet. Und das treibt auf dem Gebiet der Erziehung und der kindlichen Entwicklung merkwürdige und massenhafte Blüten: Konzerne, die mit komplexen Hirnstimulationsprogrammen Geld verdienen, Zentren für frühkindliche Bildung, die kleine Genies produzieren und Pharmafirmen, die die Konzentrationsfähigkeit und das Verhalten von Kindern medikamentös verbessern wollen. Diese Unternehmen arbeiten im Schutz der landläufigen Annahme, dass derartige Programme, Stimulationen oder Therapien einen positiven Einfluss auf die zerebrale Entwicklung hätten. Und am anderen Ende der Skala fehlt es nicht an Eltern, die sich auf Studien mit dem Ergebnis stützen, dass Frustrationserlebnisse bei einem Baby emotionale

Probleme hervorrufen, Grenzen das kreative Potenzial des Kindes beeinträchtigen oder zu viele Belohnungen sein Vertrauen untergraben können und die somit auf eine radikal natürliche Erziehung vertrauen und das Kind ohne Regeln und Enttäuschungen aufwachsen lassen wollen. Beide Vorstellungen, zum einen, dass sich das Potenzial des kindlichen Gehirns technologisch steigern lässt, und zum anderen, dass der Mensch sich nur dann voll entfalten kann, wenn er in aller Freiheit forscht und Erfahrungen sammelt, sind inzwischen widerlegt. Tatsache ist, dass das Gehirn nicht so funktioniert, wie wir es gerne hätten, und zuweilen auch nicht so, wie wir glauben. Das Gehirn funktioniert so, wie es eben funktioniert.

Neurowissenschaftler in aller Welt versuchen seit Jahrzehnten herauszufinden, nach welchen Prinzipien die zerebrale Entwicklung vonstattengeht und mit welchen Strategien Kinder am wirkungsvollsten darin unterstützt werden können, glücklicher zu sein und von einem voll entfalteten intellektuellen Potenzial zu profitieren. Evolutionsbiologische und genetische Forschungen zeigen, dass wir Menschen keineswegs durch und durch gut sind, sondern widerstreitende Instinkte besitzen. Sie müssen nur über einen Schulhof gehen, um zu sehen, wie sich, sobald die Lehrer nicht hinsehen, großzügige Regungen in Form von Selbstlosigkeit und wechselseitiger Kooperation, aber auch wildere, zum Beispiel aggressive oder dominante Verhaltensweisen Bahn brechen. Ein Kind wäre verloren ohne Eltern und Lehrer, die es anleiten und ihm helfen, seine Bedürfnisse innerhalb der vom Respekt gegenüber anderen gebotenen Grenzen zu befriedigen. Wir wissen, dass wir die Evolution unserer Spezies zu einem Großteil unserer Fähigkeit zu verdanken haben, Werte und Kultur von einer Generation an die nächste weiterzugeben und so – auch wenn es zurzeit vielleicht nicht danach aussieht – immer zivilisierter und solidarischer zu werden. Diese Aufgabe kann das Gehirn nicht allein bewältigen: Es braucht die aufmerksame Arbeit von Eltern und Lehrern.

Die Ergebnisse anderer Forschungsprojekte sprechen dafür, dass frühkindliche Bildung keinerlei Auswirkungen auf die Intelligenz eines gesunden Kindes hat. Das Einzige, was hier erwiesen zu sein scheint, ist, dass das Kind in den ersten Lebensjahren eine größere Fähigkeit besitzt, das sogenannte absolute Gehör und musikalisches Können zu entwickeln oder eine andere Sprache so zu erlernen, als wäre es seine Muttersprache. Das bedeutet aber nicht, dass eine bilinguale Schule besser wäre als eine nicht bilinguale: vor allem deshalb, weil das Kind, wenn die Lehrerinnen und Lehrer keine Muttersprachler sind, einen Akzent entwickeln wird. In dieser Hinsicht könnte es zielführender sein, die Kinder – wie in einigen unserer Nachbarländer üblich – Filme in der Originalsprache sehen oder nur ein paar Stunden pro Woche, dafür aber bei muttersprachlichen Lehrern Englisch- oder Chinesischunterricht nehmen zu lassen. Wir wissen ferner, dass ebenso wenig Programme wie *Baby Einstein* oder die Musik von Mozart zur intellektuellen Entwicklung des Kindes beitragen. Ein Kind, das klassische Musik hört, kann sich entspannen und einige Minuten später bestimmte Konzentrationsübungen besser ausführen, aber das ist auch schon alles. Nach ein paar Minuten verflüchtigt sich der Effekt. Überdies liegen uns Daten vor, die eindeutig beweisen, dass sich das Risiko von Verhaltensauffälligkeiten oder Aufmerksamkeitsdefizitstörungen (ADS) erhöht, wenn Kinder Smartphones, Tablets und anderen elektronischen Geräten ausgesetzt werden. Dieselben Daten weisen zudem darauf hin, dass dieses Defizit ganz ohne Zweifel überdiagnostiziert ist, will sagen: Der Anteil von Kindern, die psychiatrische Medikamente einnehmen, die sie eigentlich nicht brauchen, ist vergleichsweise hoch. Die Tendenz zur Überdiagnose von ADS ist aber nur die Spitze des

Eisbergs. Die Pharmakonzerne sind nicht dafür verantwortlich, sondern machen sich lediglich den Erziehungskontext vieler Haushalte zunutze: Lange Arbeitstage, mangelnde Zuwendung seitens der Eltern, fehlende Geduld und fehlende Grenzen und, wie schon angedeutet, das Aufkommen von Smartphones und Tablets scheinen den schwindelerregenden Anstieg der Fälle kindlicher Aufmerksamkeitsdefizitstörungen und Depressionen zumindest teilweise zu erklären.

Unzählige Wunderprogramme versprechen, die Intelligenz des Kindes zu fördern, doch streng wissenschaftlich betrachtet sind alle diese Programme, wie Sie sehen konnten, wirkungslos. Möglicherweise scheitern deshalb so viele von ihnen, weil sie – ausgehend von der Annahme, dass, wer sein Ziel früher erreicht, insgesamt weiter kommt – hauptsächlich darauf abzielen, den natürlichen Entwicklungsprozess des Gehirns zu beschleunigen. Doch die zerebrale Entwicklung ist kein Prozess, der sich beschleunigen lässt, ohne dass ein Teil seiner Eigenschaften dabei verlorengeht. So, wie eine genetisch veränderte Tomate binnen weniger Tage zu »perfekter« Größe und Farbe heranreift, aber an Geschmacksintensität verliert, kann ein Gehirn, das sich unter Druck und überhastet entwickelt und Etappen überspringt, unterwegs wesentliche Bestandteile verlieren. Empathie, die Fähigkeit, zu warten, das Gefühl der Ruhe oder die Liebe lassen sich nicht im Treibhaus heranzüchten, sondern müssen mit Muße wachsen. Hier sind geduldige Eltern gefragt, die gelassen abwarten können, bis das Kind – dann nämlich, wenn es dazu bereit ist – seine besten Früchte hervorbringt. Aus ebendiesem Grund beschränken sich die wichtigsten Entdeckungen der Neurowissenschaft über die Entwicklung des kindlichen Gehirns auf scheinbar einfache Aspekte: dass es positive Folgen hat, wenn die Mutter während der Schwangerschaft und das Kind in den ersten Lebensjahren Obst und Fisch zu sich nehmen; dass es sich in psychologischer Hinsicht günstig auswirkt, das Baby in den Armen zu wiegen; dass bei der intellektuellen Entwicklung des Kindes die Zuneigung eine Rolle spielt; dass die Gespräche zwischen Eltern und Kind für die Ausbildung des Gedächtnisses und der Sprache wichtig sind. Alledem liegt die klare Erkenntnis zugrunde, dass es bei der Entwicklung des Gehirns um Wesentliches geht.

Tatsächlich ist vieles von dem, was wir inzwischen über das Gehirn wissen, den Vätern und Müttern, denen es helfen könnte, gar nicht bekannt. Ich möchte Ihnen zeigen, dass – und wie – Sie die Entwicklung Ihres Kindes sehr wohl positiv beeinflussen können. Hunderte von Studien beweisen, dass das Gehirn eine enorme Formbarkeit besitzt und dass Eltern mit den geeigneten Strategien besser in der Lage sind, ihre Kinder bei einer ausgewogenen zerebralen Entwicklung zu unterstützen. Deshalb habe ich einige Grundlagen, Werkzeuge und Techniken zusammengetragen, die Ihnen helfen können, den bestmöglichen Einfluss auf die intellektuelle und emotionale Entwicklung Ihres Kindes zu nehmen. Auf diese Weise haben Sie die Möglichkeit, es beim Erwerb guter intellektueller und emotionaler Fertigkeiten zu unterstützen und außerdem Entwicklungsschwierigkeiten wie der Aufmerksamkeitsdefizitstörung, kindlichen Depressionen oder Verhaltensauffälligkeiten vorzubeugen. Gewisse Grundkenntnisse über die Entwicklung und den Aufbau des kindlichen Gehirns können, davon bin ich überzeugt, für Väter und Mütter, die davon Gebrauch machen wollen, eine große Hilfe sein. Ich vertraue darauf, dass die Kenntnisse, die Strategien und die Erfahrungen, die Sie im Folgenden kennenlernen werden, dazu beitragen, Ihre Aufgabe als Vater oder Mutter zu einer rundum befriedigenden Erfahrung werden zu lassen. Vor allem aber hoffe ich, dass diese Erkundungsgänge durch die wunderbare Welt des kindlichen Gehirns Ihnen helfen werden, Verbindung mit Ihrem verlorenen inneren Kind aufzunehmen, damit Sie Ihr Kind besser verstehen und so aus Ihnen beiden das Beste herausholen können.

TEIL I

GRUNDLAGEN

1.

PRINZIPIEN FÜR EINE VOLLE ENTWICKLUNG DES GEHIRNS

Kluge Menschen richten sich nach Plänen;
weise nach Prinzipien.

RAHEEL FAROOQ

Ein Prinzip ist eine allgemeine und notwendige Bedingung, die uns hilft, die Welt um uns herum zu erklären und zu begreifen. Das Gesetz der Schwerkraft ist ein Grundprinzip der Astronomie, die Hygiene ist ein Grundprinzip der Gesundheit und das wechselseitige Vertrauen ist beispielsweise ein Grundprinzip der Freundschaft. Wie bei jeder Aufgabe, die der Mensch übernimmt, gibt es auch bei der Kindererziehung einige Grundprinzipien, dank deren alle Mütter und Väter wissen, was zu tun ist, und auf die sie zurückgreifen können, um die Alternativen abzuwägen, die sich ihnen bei der Erziehung und Versorgung ihrer Kinder bieten.

Wie alle Eltern standen und stehen Sie während des langen Reifungsprozesses Ihrer Kinder immer wieder vor etlichen Dilemmata. Das können konkrete und praktische Fragen sein wie etwa die Entscheidung, ob Sie schimpfen oder geduldig sein wollen oder ob Sie warten, bis Ihr Kind seinen Teller leergegessen hat, oder ihm erlauben, etwas übrig zu lassen. Darüber hinaus aber gibt es noch weiterreichende, geradezu philosophische Fragen wie die Wahl der Schule, an der wir es anmelden, die Entscheidung für oder gegen außerschulische Aktivitäten oder unsere Meinung dazu, wie viel Zeit es vor dem Fernseher oder mit Handyspielen verbringen sollte. Tatsächlich werden alle diese Entscheidungen, die philosophischen ebenso wie die scheinbar unwesentlichen, die Gehirnentwicklung Ihres Kindes beeinflussen, und deshalb ist es gut, ihnen einige klare, praktische und tragfähige Prinzipien zugrunde zu legen.

In diesem ersten Teil des Buches werde ich Ihnen die Grundprinzipien der Entwicklung des kindlichen Gehirns vorstellen, die jede Mutter und jeder Vater kennen sollte. Es handelt sich um vier sehr einfache Gedanken, die Sie problemlos verstehen und sich einprägen werden. Vor allem aber handelt es sich um vier Leitlinien, auf denen Sie aufbauen können, wenn Sie das intellektuelle und emotionale Gehirn Ihres Kindes unterstützen. Es sind dieselben Prinzipien, auf die ich mich auch bei der Erziehung meiner eigenen Kinder gestützt habe und nach denen ich mich richte, wann immer ich diesbezüglich eine Entscheidung treffen muss. Wenn Sie diese Prinzipien in alltäglichen Situationen und auch in Zweifelsfällen auf die Erziehung und Versorgung Ihrer Kinder anwenden, werden Sie ganz sicher die richtigen Entscheidungen treffen.

2.

IHR KIND IST WIE EIN BAUM

Wenn es dir gelingt, etwas anderes zu sein als das, was du wirklich werden kannst, wirst du mit Sicherheit nur eines werden: unglücklich.

ABRAHAM MASLOW

Vielleicht haben Sie schon einmal beobachtet, wie ein neugeborenes Fohlen oder ein Rehkitz versucht, sich auf den Beinen zu halten. Schon nach wenigen Minuten kann es aufstehen und die ersten, wenn auch noch recht wackligen Schritte hinter seiner Mutter herlaufen. Für den Menschen, dessen Kinder erst nach ungefähr einem Jahr ihre ersten Schritte tun – und sich manchmal erst nach 40 Jahren von ihrem elterlichen Zuhause abnabeln –, kann es faszinierend sein, diesem Schauspiel zuzusehen. Das Schutzbedürfnis eines menschlichen Neugeborenen ist absolut. Kein anderes Säugetier braucht so viel Schutz wie ein menschliches Baby. Das führt dazu, dass sich in vielen Eltern die Vorstellung verfestigt, ihr Kind sei ein zerbrechliches und abhängiges Wesen. Auch wenn dies für das erste Lebensjahr und in mancher Hinsicht auch für die Jahre danach durchaus zutrifft, würde ich es doch begrüßen, wenn Sie am

Ende dieses Kapitels zu der Überzeugung gelangten, dass Ihr Kind im Großen und Ganzen nicht anders ist als das Rehkitz, das Fohlen oder das kleine Zebra, das Sie schon bald nach der Geburt haben auf eigenen Beinen stehen sehen.

Natürlich kann ein Säugling nicht hinter seiner Mutter herlaufen, wenn die beiden nach der Geburt das Krankenhaus verlassen. Doch er ist zu etwas in der Lage, das nicht weniger faszinierend ist. Wenn ein Neugeborenes gleich nach der Entbindung auf den Bauch seiner Mutter gelegt wird, bleibt es nicht etwa ruhig liegen, sondern schiebt sich nach oben, bis es den dunklen Fleck der mütterlichen Brustwarze erspäht, und dann noch weiter hinauf, bis es daran »andocken« kann. Dieses Schauspiel ist für alle Eltern etwas Unglaubliches. Sie werden mir zustimmen, wenn Sie es schon einmal erleben durften. Und doch ist es vollkommen natürlich. Jeder Mensch ist gleichsam darauf programmiert und mit dem nötigen Drang ausgestattet, selbstständig und glücklich zu werden. Die Vorstellung, dass der Mensch einen natürlichen Antrieb hat, sich voll zu entwickeln, ist eine in der Welt der Psychologie und der Pädagogik allgemein verbreitete und akzeptierte Annahme. Und sie ist ein Grundprinzip der Biologie: Alle Lebewesen haben die Eigenschaft, zu wachsen und sich vollständig zu entfalten. Auf fruchtbarem Boden und mit einem Minimum an Licht und Wasser wird eine Eichel unaufhaltsam wachsen, ihren Stamm verdicken und strecken, ihre Zweige ausbreiten und ihre Blätter sprießen lassen, bis aus der kleinen Eichel schließlich eine ausgewachsene, große und majestätische Eiche geworden ist. Ebenso werden sich das Gefieder eines Vogels, die Kraft seiner Flügel und die Geschicklichkeit seines Schnabels so lange entwickeln, bis er fliegen, Würmer jagen und sein eigenes Nest bauen kann, und ein Blauwal wird zum außerordentlichsten Geschöpf unseres Planeten heranwachsen. Wenn sich ihnen nichts in den Weg stellt, haben alle Wesen der Natur den natürlichen Antrieb, ihr Potenzial voll zu entfalten. Mit Ihrem Kind ist es genauso. Die Ersten, die dieses Prinzip Mitte des 20. Jahrhunderts entdeckt haben, waren die Vertreter der sogenannten »humanistischen« Psychologie. Damals teilte sich die Psychologie in zwei große Schulen: die Psychoanalyse, die im Wesentlichen die Auffassung vertrat, dass der Mensch durch unbewusste Begierden und Bedürfnisse konditioniert ist; und den Behaviorismus, der der Meinung war, dass Belohnungen und Strafe für das Verhalten und das Glücksempfinden des Menschen maßgeblich sind. Abraham Maslow, der Vater der humanistischen Psychologie, verfocht die These, dass der Mensch genau wie andere Lebewesen den Antrieb hat, sich voll zu entwickeln. Bei einem Kirschbaum drückt sich diese volle Entwicklung darin aus, dass er jeden April blüht und später süße und köstliche Früchte trägt; bei einem Gepard bedeutet volle Entwicklung, dass er schneller läuft als jedes andere Landsäugetier, und bei einem Eichhörnchen, dass es sich einen Kobel bauen und Nüsse für den Winter sammeln kann.

Die Entfaltung des menschlichen Potenzials verläuft zwar auf einer höheren Evolutionsstufe, aber nach demselben Prinzip wie bei den Pflanzen oder Tieren. Weil Ihr Kind ein komplexes Gehirn besitzt, mit dem es fühlen und denken, soziale Beziehungen knüpfen und Ziele erreichen kann, verlangt seine Natur von ihm etwas mehr als von einem Vogel. Das Gehirn des Menschen weist die natürliche Eigenschaft auf, sich mit sich selbst und in der Gesellschaft anderer wohlzufühlen, nach Glück zu streben und seinem Dasein einen Sinn zu verleihen. Wir Psychologen bezeichnen dieses letzte Ziel jedes Menschen als »Selbstverwirklichung«, und wir wissen, dass jeder danach strebt, sofern die nötigen Voraussetzungen gegeben sind. Der berühmte Harvard-Neurowissenschaftler Steven Pinker höchstselbst war es, der die Evolution unseres Gehirns am gründlichsten erforscht hat. Er erklärt, dass der Überlebenskampf, der Wunsch nach Freiheit und das Streben nach Glück in unsere DNA eingeschrieben sind. Laut Maslow besteht die Verwirklichung des eigenen Potenzials für den Menschen darin, sich in der Gesellschaft anderer Menschen und mit sich selbst wohlzufühlen und einen Zustand der Harmonie und völligen Zufriedenheit zu erreichen. Diesen Drang zur Entfaltung hat Maslow anhand einer Pyramide von Grundbedürfnissen veranschaulicht, die Sie ganz sicher kennen. Hier möchte ich Sie Ihnen in einer Version vorlegen, die auf die Bedürfnisse von Kindern abgestimmt ist.

Wie das Bild anschaulich zeigt, hat das Gehirn eines Kindes ein paar Grundbedürfnisse, genau wie ein Baum, der einige grundlegende Dinge braucht, damit er wachsen und sich entwickeln kann:

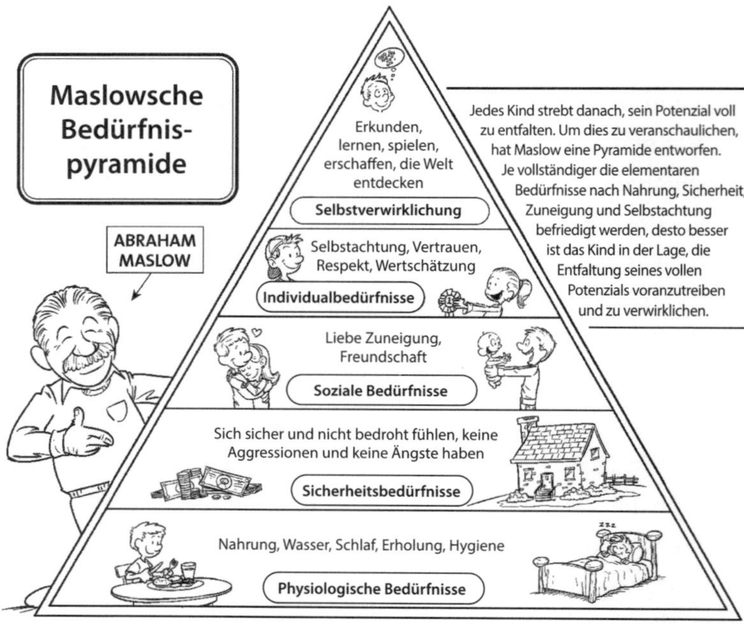

das heißt vor allem ein bisschen festen Boden, Wasser, Sonnenlicht und Platz, um sich auszubreiten. Beim Kind entspricht dem festen Boden, der ersten Stufe, die körperlichen Sicherheit. Sie ist dadurch gewährleistet, dass seine notwendigen Bedürfnisse nach Nahrung, Erholung und Hygiene befriedigt werden. Der zweiten Stufe entspricht das Licht, was bedeutet, dass das Kind ungetrübt in einem sicheren Zuhause ohne Gefahren oder Misshandlungen aufwachsen kann. Die dritte Stufe, das Wasser, das die Wurzeln des Baumes feuchthält, ist nichts anderes als die Zuneigung liebevoller Eltern, die das Kind beschützen und emotional nähren und ihm so zu einem guten Selbstwertgefühl verhelfen. Viertens braucht das Kind ähnlich wie der Baum Platz, um sich auszubreiten: Es benötigt das Vertrauen seiner Eltern und den nötigen Freiraum, weil sein Talent und sein Forschungsdrang andernfalls in der Unsicherheit und Enge zu ersticken drohen, die seine Eltern ihm vermitteln. Und schließlich sucht das Gehirn des Kindes in seinem Bestreben, sich voll zu entwickeln, genau wie die Zweige des Baumes, die sich der Sonne entgegenstrecken, von Natur aus nach Anreizen, die es ihm ermöglichen, die Gegenstände und Personen in seiner Umgebung zu erkunden, spielerisch zu erproben und zu entdecken. Wir werden uns in den verschiedenen Kapiteln des vorliegenden Buches noch eingehender mit diesen vier elementaren, aber für die volle Entwicklung des Gehirns unverzichtbaren Bedingungen beschäftigen. In diesem Kapitel aber möchte ich die wesentliche Rolle des Vertrauens betonen. Denken Sie daran, dass Ihr Kind wie ein Baum darauf programmiert ist, zu wachsen und sich voll zu entwickeln. Weder seine Erzieher und Lehrer noch seine Eltern noch das Kind selbst wissen, was für ein Baum es werden wird. Mit den Jahren werden Sie herausfinden, ob Ihr Kind ein mächtiger Mammutbaum, eine einsame Pappel, ein Kirschbaum voller Früchte, eine widerstandsfähige Palme oder eine majestätische Eiche ist. Auf eines aber können Sie vertrauen: Das Gehirn Ihres Kindes ist darauf programmiert, sich voll zu entwickeln und sein ganzes Potenzial auszuschöpfen. Und in vielen Fällen ist das Einzige, was Sie tun müssen: vertrauen.

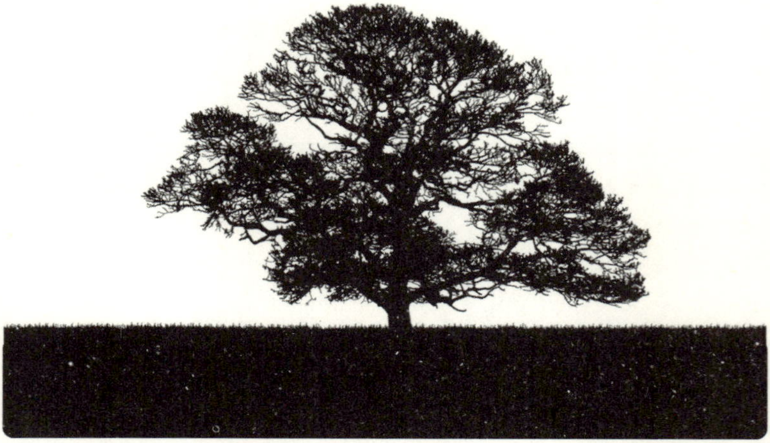

3.

NUTZE DEN AUGENBLICK

Echte Großzügigkeit gegenüber der Zukunft besteht darin, in der Gegenwart alles zu geben.

ALBERT CAMUS

Vor etwa fünf Jahren war ich einmal ziemlich gestresst auf dem Weg zum Zug, der mich jeden Tag zur Arbeit bringt, als ich unseren Metzger traf. Er lächelte breit und sagte: »Guten Morgen! Wie geht's?« Damals hatte ich gerade begonnen, meinen Sohn jeden Morgen in die Kita zu bringen. Wenn er aufwachte, musste ich schon mit allem fertig sein, und deshalb stand ich eine Stunde früher auf als bisher. Obwohl ich immer davon geträumt hatte, eine Familie zu gründen, und obwohl ich Kinder liebe, fühlte ich mich offen gestanden wie viele junge Eltern von meiner neuen Verantwortung überfordert und litt unter dem Verlust meiner Freiheit. Es war, als müsste ich jeden Morgen zweimal aufstehen, mich zweimal anziehen, zweimal frühstücken und zweimal zur Arbeit gehen: eine drastische Veränderung verglichen mit meinem früheren Leben, als ich mich nur um mich selbst hatte kümmern müssen. Ich war müde, neben der Spur und fühlte mich irgendwie unglücklich. Also klagte ich dem

Metzger mein Leid und jammerte über meine Müdigkeit und meine fehlende Zeit. Daraufhin gab er, älter und mithin weiser als ich, mir einen Rat, den ich nie vergessen werde: »Die Zeit mit den Kindern vergeht schnell und sie vergeht nur einmal. Was du jetzt nicht tust, kannst du nicht mehr nachholen. Das hast du für immer versäumt.« In diesem Augenblick machte in meinem Kopf irgendetwas klick. Ich wachte auf.

Das Elternsein genießen

Vater oder Mutter zu sein ist viel mehr als nur eine Verantwortung. Es ist ein Privileg. Oft begegnen mir Eltern, die das Elternsein, genau wie ich an jenem Morgen, als Belastung empfinden. Immer wieder machen sie sich den Verlust von Freiheit, die Müdigkeit oder die Enttäuschung bewusst, die das Familienleben mit sich bringt, und vergessen darüber offenbar, welche Freude es sein kann, Kinder zu haben. Vater oder Mutter zu sein bedeutet zweifellos, auf vieles zu verzichten oder vieles auf später zu verschieben: Freizeit, Reisen, Karriere oder Erholung, das alles tritt in den Hintergrund. Jeder, der sich für ein Kind entscheidet, weiß, dass man ein sorgloses gegen ein sehr, sehr sorgenreiches Leben eintauscht. Meiner Meinung nach hat dieser ganze Verzicht nur dann einen Sinn, wenn auf der anderen Seite eine Entschädigung steht – und bei Kindern besteht die beste Entschädigung darin, die Zeit mit ihnen zu genießen.

Wenn die Verantwortung für Ihre Kinder Sie oft niederdrückt, dann rate ich Ihnen, Ihre Aufmerksamkeit auf etwas anderes, Positiveres zu lenken. Wenn das Gehirn seinen Fokus verschiebt, ist es imstande, die Dinge in einem völlig anderen Licht zu sehen. Schauen Sie sich die abgebildete Zeichnung an. Sie stammt aus dem Jahr 1915 und stellt eine Frau und eine Schwiegermutter dar (das

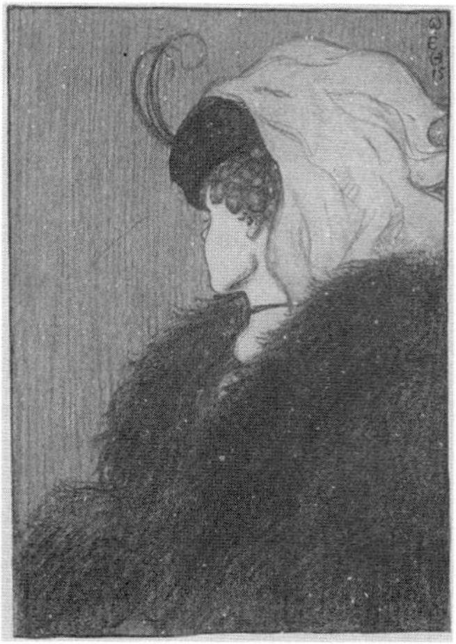

ist der Originaltitel der Zeichnung: *My Wife and My Mother-In-Law*, von W. E. Hill). Sehen Sie beide? Die Besonderheit des Bildes besteht darin, dass man je nach Blickpunkt entweder eine junge oder eine alte Frau sieht. Wenn Sie Ihren Blick auf den Teil der Zeichnung richten, wo der Pelzkragen zusammenläuft, sehen Sie ein vorstehendes Kinn und deuten das Bild als die Darstellung einer alten Frau. Wenn Sie dagegen auf den Teil des Gesichts gleich unterhalb des Hutes blicken, dann sehen Sie die Silhouette einer jungen Frau mit seitwärts gedrehtem Kopf. Alt oder jung. Schwiegermutter oder Ehefrau. In Wirklichkeit zeigt die Zeichnung sie beide, aber man kann sie nicht gleichzeitig sehen. Die Erfahrung, ein Kind großzuziehen, ist ein bisschen wie dieses Bild: Man kann sein Leben lang über die bittere Seite und die Opfer nachdenken, die man bringen muss – oder man richtet den Fokus darauf, wie schön es ist, sein Kind heranwachsen zu sehen.

Wenn Sie Ihr schlafendes Kind ins Bett tragen, dann bedeutet das, dass es sich in Ihren Armen vollkommen sicher fühlt. Wenn Sie zu spät zur Arbeit kommen, weil Sie auf dem Schulweg mit Ihrer Tochter Kastanien gesammelt und darüber die Zeit vergessen haben, dann bedeutet das, dass Sie an diesem Morgen einen magischen Moment mit Ihrem kleinen Mädchen genießen durften. Wenn Sie die ganze Nacht wachbleiben, weil Ihr Kind zahnt, dann bedeutet das, dass Sie an seiner Seite sind, wenn es ihm schlecht geht. Und wenn Sie auf einen Arbeitstag verzichten, um zu einer Schulaufführung zu gehen, dann bedeutet das, dass Sie in wichtigen Momenten seines

Lebens einfach da sind. Es steht außer Frage, dass es auch schwere Zeiten gibt. Aber wenn Sie als Vater oder Mutter über das nackte Überleben hinaus erfüllende und befriedigende Erfahrungen machen wollen, dann rate ich Ihnen, dass Sie Ihren Blick auf die schönen Seiten des Elternseins richten und sie nach Kräften genießen.

Nutzen Sie den Augenblick

Wie das Zitat von Maria Montessori in der Einleitung dieses Buches schon vorwegnahm, sind die ersten sechs Jahre die wichtigsten im Leben eines Kindes. In diesen Jahren bauen wir Vertrauen in uns selbst und in die Welt um uns herum auf, wir entwickeln die Sprache, festigen die Art und Weise, wie wir lernen, und schaffen die Grundlagen, mit deren Hilfe wir in der Zukunft Probleme lösen und Entscheidungen fällen können.

Aus diesem Grund ist es sehr wichtig, dass Sie die ersten Lebensjahre Ihres Kindes nutzen, um bei ihm zu sein und es bei der Entfaltung seiner kognitiven und emotionalen Fähigkeiten zu unterstützen. Es geht nicht darum, es an komplexen frühkindlichen Bildungsmaßnahmen teilnehmen zu lassen oder in die beste Kindertagesstätte der ganzen Umgebung zu schicken. Jedes alltägliche Spiel, jedes Weinen, jeder Spaziergang und jedes Fläschchen ist für Sie eine Gelegenheit, die zerebrale Entwicklung Ihres Kindes zu steuern und zu fördern. Wir wissen, dass in den ersten Lebensjahren nicht etwa die Kita oder die Schule und schon gar nicht die außerschulischen Angebote, sondern die Eltern und Geschwister den größten Einfluss auf seine Entwicklung und Reifung ausüben. Werte, Normen, Situationsverständnis, Gedächtnis und die Fähigkeit, Probleme anzugehen, werden durch die Sprache, durch Spiele, durch kleine und große Gesten und durch all die anderen, scheinbar unbedeutenden,

Details vermittelt, aus denen sich Erziehung zusammensetzt. Dieses Buch ist nichts anderes als der Versuch, Ihnen Werkzeuge und Strategien zur Anwendung im täglichen Leben an die Hand zu geben, damit Ihr Kind ohne Druck, spielerisch und mit Freude lernt. Und zwar auf eine ganz natürliche Weise, die dazu beiträgt, dass zwischen Ihnen und Ihrem Kind eine erfüllende und dauerhafte Beziehung entsteht.

Genießen Sie den Augenblick

Während für alle Menschen, die das Beste aus ihrem Leben herausholen wollen, die Maxime gilt: »Nutze den Augenblick« (Carpe diem), müsste das Motto für Menschen wie uns, die ihren Kindern beim Ausschöpfen ihres Potenzials helfen wollen, entsprechend lauten: »Genieße den Augenblick«. Genuss, Spaß und Spiel müssen grundlegende Bestandteile der kindlichen Entwicklung sein. Dafür gibt es eine einfache Erklärung: Wir Erwachsenen nehmen die Welt in Form von Ideen, Wörtern und Schlussfolgerungen wahr. Aber haben Sie sich einmal die Mühe gemacht, darüber nachzudenken, wie Ihre Kinder die Welt wahrnehmen? Nicht alle Lebewesen nehmen ihre Umgebung auf dieselbe Weise wahr. Das Gehirn eines Hundes zum Beispiel nimmt die Welt über Gerüche wahr; das einer Fledermaus über die Geräusche, die auf ihr Sonar treffen; und das der Bienen über elektromagnetische Impulse. Genauso nimmt ein Kind die Welt in seinen ersten Lebensjahren völlig anders wahr als Sie. Die Weltwahrnehmung eines Kindes ist in erster Linie emotional, spielerisch und affektiv.

In diesem Sinne ist Spielen entscheidend, wenn Sie die intellektuelle und emotionale Entwicklung Ihres Kindes unterstützen wollen. Natürlich kann ein Kind auch von Eltern, die wenig oder gar nicht spielen, manches lernen, doch das Spiel bietet viele Vorteile. Das kindliche Gehirn ist so ausgestattet, dass es auf spielerische Weise lernt. Wenn wir mit einem Kind spielen, schaltet es in den Lernmodus: Alle seine Sinne kreisen um die betreffende Tätigkeit und es kann sich sehr viel länger und besser auf Ihre Gesten und Worte konzentrieren und an sie erinnern, als wenn Sie es belehren oder ihm sagen, was es tun soll. Wenn wir mit einem Kind spielen, kommen wir emotional mit ihm in Kontakt. Seine Gefühle werden durch das Spiel an sich, aber auch durch die Berührungen seines Vaters oder seiner Mutter geweckt, die es im Rahmen des Spiels festhalten, umarmen oder zärtlich an ihm herumknabbern. Wenn ein Kind spielt, vermag es Rollen zu interpretieren, sich in andere hineinzuversetzen und an die Zukunft zu denken. Es ist außerdem in der Lage, mit einer Intelligenz und Reife zu handeln, die über sein Alter hinausgehen, weil das Spiel seinen Geist mehr als jede andere Tätigkeit zu weiten vermag. Wenn Sie sich auf die Welt Ihres Kindes einlassen und diese aus seinem Blickwinkel betrachten wollen, dann rate ich Ihnen, sich auf den Boden zu setzen oder zu legen und sich auf seine Ebene zu begeben. Es gibt keinen besseren Weg, die Aufmerksamkeit eines Kindes auf sich zu ziehen, das verspreche ich Ihnen: Ohne dass Sie auch nur ein einziges Wort sagen müssen, wird sich jedes Kind im Zimmer – begierig zu spielen und froh darüber, dass Sie die Welt seiner Emotionen und seines Spiels betreten haben – auf Sie zubewegen. Ich lade Sie ein, im Leben Ihrer Kinder in der ersten Reihe zu sitzen. Und deshalb werde ich Ihnen in diesem Kapitel und das ganze Buch hindurch immer wieder nahelegen, sich auf den Teppich zu setzen und Spiel und Spaß als Mittel der Erziehung zu gebrauchen. Ein so tiefgelegener Ort wie der Boden Ihres Hauses ist der allerbeste Aussichtspunkt, um die zerebrale Entwicklung Ihres Kindes zu beobachten und daran teilzuhaben. Genießen Sie es!

4.

GEHIRN-ABC FÜR ELTERN

Eine Investition in Wissen bringt noch immer die besten Zinsen.

BENJAMIN FRANKLIN

Nach meiner Erfahrung kann es für Eltern bei der Erziehung ihrer Kinder ungeheuer praktisch sein, über gewisse Grundkenntnisse darüber zu verfügen, wie das Gehirn funktioniert und sich entwickelt. Dazu muss man kein Neurowissenschaftler sein. Mit einigen wenigen Pinselstrichen lassen sich ein paar grundlegende Ideen skizzieren, die Ihnen helfen werden, Entscheidungen zu treffen und den Erziehungsprozess Ihrer Kinder zu steuern. Sie werden das ganze Buch hindurch immer wieder nützliche und praktische Informationen darüber finden, wie Sie Ihr Kind bei der vollen Entfaltung seines Potenzials unterstützen können. In diesem Kapitel wollen wir die Tore zur unbekannten Welt des Gehirns aufstoßen, damit Sie ihr ABC erlernen: das Grundlegende, was alle Mütter und Väter wissen müssen, ehe sie ihrem Kind bei der Ausschöpfung seiner Möglichkeitenhelfen können. Es handelt sich um drei einfache Gedanken, die Sie problemlos verstehen und sich einprägen können.

Verknüpfung

Ein Neugeborenes besitzt schon beinahe alle hunderttausend Millionen Neuronen, die es als erwachsener Mensch haben wird. Der Hauptunterschied zwischen dem Gehirn des Kindes und dem des Erwachsenen besteht darin, dass diese Neuronen später untereinander Trillionen von Verknüpfungen gebildet haben werden. Jede dieser Verknüpfungen nennen wir »Synapse«. Damit Sie sich ein Bild von der unglaublichen Verknüpfungsfähigkeit des menschlichen Gehirns machen können, müssen Sie sich vorstellen, dass solche Verknüpfungen in nur zwei Sekunden entstehen und dass manche Neuronen sich mit bis zu 500 000 weiteren benachbarten Neuronen verknüpfen können.

Interessanter als diese Zahlen ist die Tatsache, dass jede einzelne dieser Verknüpfungen für etwas Neues steht, das das kindliche Gehirn gelernt hat, wie Sie auf der Abbildung nachvollziehen können. Wenn das Kind nach seinem Lieblingsdino greift, spiegeln Stellung, Kraft und Richtung des Daumens sich in seinem Gehirn in verschiedenen neuronalen Verknüpfungen wider, außerdem in dem

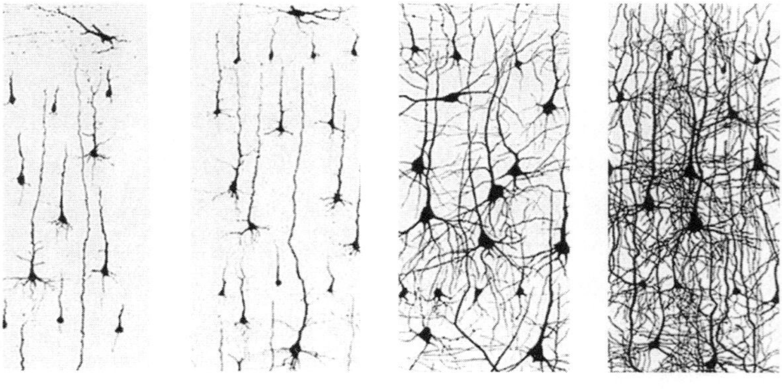

Geburt | 1 Monat | 6 Monate | 2 Jahre

Gefühl, dass es bekommt, was es will, wenn es sich nur konzentriert. Wenn Sie mit Ihrem Kind sprechen, wenn Sie es küssen oder wenn es Sie einfach nur ansieht, stellt sein Gehirn Verbindungen her, die ihm später, wenn es erwachsen ist, helfen, sein Leben anzupacken. In diesem Buch werde ich Ihnen beibringen, Kontakt mit Ihrem Kind aufzunehmen, damit es wertvolle Verknüpfungen bilden kann, mit deren HIlfe es fähig wird, seine Ziele zu erreichen und sich mit sich selbst wohlzufühlen. Wir nehmen uns ein ganzes Kapitel Zeit, damit Sie lernen, wie Sie Ihrem Kind dabei helfen können, auf effektivere Weise wertvolle Verknüpfungen zu bilden. Für den Moment möchte ich Sie nur darum bitten, sich zu merken, dass sich alles, was Sie Ihrem Kind beibringen, als Verknüpfung ausprägt, die es womöglich sein Leben lang begleitet.

Verstand und Intuition

Der Buchstabe B in diesem Gehirn-ABC für Eltern gibt Ihnen eine genauere Vorstellung von der Intelligenz Ihres Kindes und davon, wie Sie sein Selbstvertrauen stärken können. Der äußere Teil des Gehirns, den wir auch als »Großhirnrinde« bezeichnen, ist in zwei Hälften geteilt: die linke und die rechte Hemisphäre. Die linke Hemisphäre steuert die Bewegungen der rechten Hand und ist bei den meisten Menschen die dominante Hirnhälfte. Zu den Funktionen dieser Hirnhälfte gehören die Fähigkeit zu sprechen, zu lesen oder zu schreiben, sich Namen zu merken, sich zu beherrschen oder mit Initiative und Optimismus an das Leben heranzugehen. Wir könnten also sagen, dass diese Hemisphäre rational, logisch und positiv ist und dass sie Kontrolle ausübt. Die rechte Hemisphäre steuert die linke Hand und ist genau wie diese eher unauffällig, was ihre intellektuelle Aktivität betrifft. Dennoch sind ihre Funktionen, wie

Sie noch sehen werden, nicht weniger wichtig. Diese Hirnhälfte repräsentiert und interpretiert die nichtverbale Sprache, erzeugt rasche und allgemeine Eindrücke, hat einen Blick auf das Ganze und ist in der Lage, kleine Fehler sozusagen nebenbei zu korrigieren. Sie lässt sich als eher intuitiv, künstlerisch und emotional charakterisieren.

Mit dieser Aufteilung will ich nicht sagen, dass Linkshänder eher intuitiv und Rechtshänder eher logisch veranlagt sind (tatsächlich weist nichts auf einen solchen Zusammenhang hin). Sie sollen auch nicht den Eindruck gewinnen, Kinder könnten nicht intuitiv und zugleich auch rational sein. De facto wissen wir, dass alle Menschen die Funktionen beider Hirnhälften brauchen, damit sich ihr Gehirn voll entwickelt. Ein Maler muss einen guten Blick für das Ganze haben (rechte Hirnhälfte) und gleichzeitig jeden seiner Pinselstriche kontrollieren können (linke Hirnhälfte). Ein Anwalt muss sich an viele geschriebene Gesetze erinnern (linke Hirnhälfte) und gleichzeitig ihre allgemeine Gültigkeit vertreten können (rechte Hirnhälfte). Im letzten Teil des Buches erfahren Sie, was Sie tun müssen, um die Entwicklung der verschiedenen Funktionen in der einen wie

Linke Gehirnhälfte
Regeln und Systeme aufstellen
Logisches Denken
Sprache
Rational
Wissenschaft
Verstand

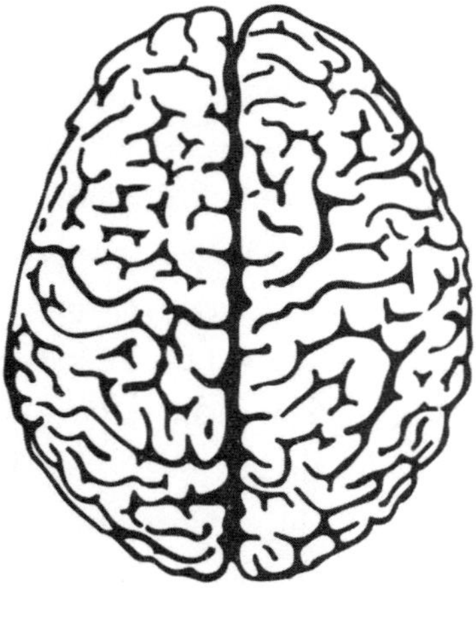

Rechte Gehirnhälfte
Den Teilen Sinn geben
Intuitives Denken
Kreativität
Emotional
Musik
Kunst

in der anderen Gehirnhälfte zu unterstützen. Und Sie werden lernen, dass jede der beiden Hemisphären die emotionale Entwicklung des Kindes beeinflusst.

Drei Gehirne in einem

Ich werde Ihnen jetzt das vielleicht Nützlichste erzählen, was Eltern überhaupt über das Gehirn ihrer Kinder wissen können. Das menschliche Gehirn hat sich im Lauf von Jahrmillionen aus denkbar primitiven Lebensformen zum komplexesten Gebilde der Schöpfung entwickelt. Viele Menschen glauben, das Ergebnis dieser ganzen Evolution sei ein Gehirn, mit dem wir besser denken können. Die Wirklichkeit sieht jedoch anders aus: Das Gehirn ist kein kühl kalkulierendes Organ. In all diesen Jahrmillionen hat das Gehirn Strukturen hervorgebracht, die es dem Menschen ermöglicht haben, Nahrung zu finden, Gefahren zu vermeiden, Zuflucht zu suchen und schließlich, sich auf wirkungsvolle Weise mitzuteilen und komplexe Probleme zu lösen.

Diese ganze Evolution hat sich in einem Gehirn vollzogen, das im Grunde das gleiche geblieben ist, sich aber immer wieder auf den neuesten Stand gebracht und die bereits vorhandenen Fertigkeiten und Werkzeuge durch neue ergänzt hat. Die verschiedenen Etappen dieser Evolution spiegeln sich bis heute im Aufbau unseres Gehirns und ermöglichen es uns, zwischen älteren, in höchstem Maße auf die Verarbeitung von Emotionen spezialisierten, und neueren Strukturen zu unterscheiden, die zu komplexen intellektuellen Operationen imstande sind. Meiner Meinung nach kann man bei der Erziehung nicht umhin, die verschiedenen Ebenen oder Stufen zu berücksichtigen, aus denen sich das kindliche Gehirn zusammensetzt.

Viele empfinden folgende Metapher als hilfreich, wenn es darum geht, die verschiedenen Etappen und Strukturen des menschlichen Gehirns zu verstehen: Wir besitzen drei Gehirne in einem.

Das **Reptiliengehirn** ist das primitivste Gehirn; es befindet sich im unteren Teil. Dieses Gehirn haben wir mit den Reptilien gemeinsam, und es befähigt uns, um unser Überleben zu kämpfen. Die Strukturen im Reptiliengehirn lassen unser Herz schlagen und uns atmen, regeln unsere Aufmerksamkeit (wachen oder schlafen), nehmen Temperaturveränderungen wahr und lösen das Hungergefühl aus.

Auf einer zweiten Ebene finden wir eine Reihe von Strukturen, die wir als das **emotionale Gehirn** bezeichnen. Dieses Gehirn hat sich im frühen Säugetierstadium entwickelt und funktioniert auf der Grundlage der Fähigkeit, zwischen angenehmen und unangenehmen Emotionen zu unterscheiden. Es wird aktiv, um unangenehme Gefühle (Gefahren, Bedrohungen und beängstigende Situationen) zu vermeiden und angenehme Emotionen (Nahrungsaufnahme, Zu-

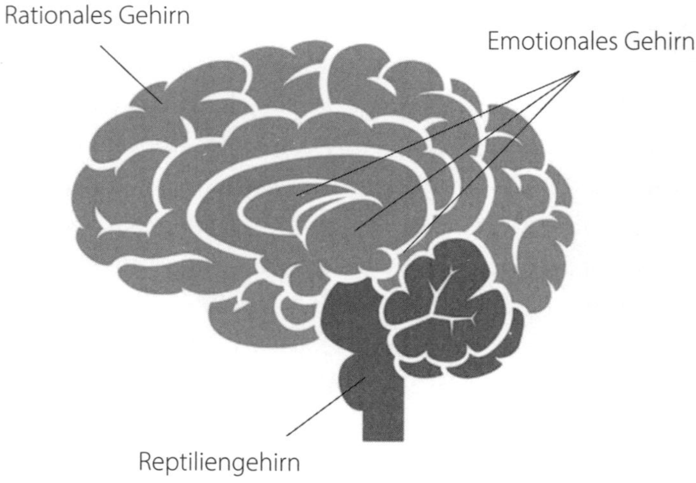

sammensein mit Menschen, bei denen wir uns geborgen und geliebt fühlen) zu suchen und herbeizuführen.

Auf der letzten, am höchsten entwickelten Stufe befindet sich das **rationale Gehirn**. Es unterscheidet den Menschen von den anderen Lebewesen und befähigt uns, uns unser selbst bewusst zu sein, uns mitzuteilen, logisch zu denken, uns in andere hineinzuversetzen oder Entscheidungen zu treffen, die eher logisch oder eher intuitiv begründet sind.

Wie Sie sehen, ist das menschliche Gehirn keineswegs nur ein kühles und rationales Organ, sondern sowohl für den Verstand als auch für Gefühle und Emotionen zuständig. Beim Kind geben de facto das Reptiliengehirn und das emotionale Gehirn den Ton an. Bis zum Ende seines ersten Lebensjahres müssen Eltern vor allem mit dem primitiven Gehirn ihres Kindes interagieren. Auf dieser Stufe hilft es wenig oder gar nichts, mit einem Kind, das sich unwohl fühlt oder Hunger hat, zu diskutieren, weil es noch nicht in der Lage ist, mit dem rationalen Teil seines Gehirns an ein Problem heranzugehen. Wenn ein Baby hungrig oder müde ist oder wenn es friert, gibt es nur den Ausweg, seine Bedürfnisse zu befriedigen und es zu trösten. Ab etwa einem Jahr existieren das Reptiliengehirn und der emotionale Teil des Gehirns nebeneinander. Dann müssen Eltern verschiedene Strategien beherrschen, um sowohl mit den primitiveren Instinkten des Kindes als auch mit seinen emotionalen Bedürfnissen nach Liebe und Sicherheit zu interagieren. Auf dieser Stufe sind Grenzen, Empathie und vor allem Zuneigung die nützlichsten Hilfsmittel für jede Mutter und jeden Vater. Etwas später, um den Beginn des dritten Lebensjahres herum, übernimmt das rationale Gehirn eine wichtige Rolle im Leben des Kindes. Ab jetzt ist es imstande, seine grundlegenden Instinkte zu kontrollieren und sich von seinem Verstand, seiner Intuition und seinem Willen leiten zu lassen. Trotzdem braucht es nach wie vor eine große Portion

Zuneigung und Verständnis, damit es lernt, sein emotionales Gehirn zu beherrschen, und wenn es (vor allem am Ende des Tages) müde, schläfrig und hungrig ist, dann kann es noch immer geschehen, dass das Reptiliengehirn die Oberhand gewinnt. In diesen Fällen ist das Weinen des Kindes ein Weinen, das sich durch die Worte eines Erwachsenen schwerlich beenden lässt und genau wie im Babyalter auf die Befriedigung der Primärbedürfnisse, also darauf abzielt, dass man dem Kind zu essen gibt oder es schlafen lässt. Die folgende Tabelle kann nützlich sein, wenn Sie wissen möchten, wie Sie mit den verschiedenen Stufen der zerebralen Verarbeitung umgehen sollen.

Teil des Gehirns	**Erfahrung des Kindes**	**Wirksame Strategien**
Reptiliengehirn	Es hat Hunger, Schmerzen, ist müde. Es weint untröstlich.	Sein Bedürfnis befriedigen. Seinen Kummer lindern.
Emotionales Gehirn	Es fühlt sich betrogen, erschrocken, frustriert, wütend, will etwas erreichen.	Ihm helfen, dass es bekommt, was es will, oder sich damit abfindet, wenn es etwas nicht bekommen kann; Empathie zeigen. Ihm Sicherheit und Zuneigung geben.
Rationales Gehirn	Es erinnert sich an relevante Fakten, will einen Plan schmieden, um etwas zu erreichen, will sich konzentrieren. Es fühlt sich unzufrieden oder unruhig.	Ihm beim Denken helfen, dabei, sich zu konzentrieren oder sich zu erinnern. Ihm helfen, mit seinem emotionalen Gehirn in Verbindung zu treten.

Kluge Väter und Mütter sind in der Lage, mit jedem Teil des kindlichen Gehirns, der gerade den Ton angibt, ins Gespräch zu kommen. So wird die Mutter eines Kindes, das sich ärgert, weil es nicht zum Klassensprecher gewählt worden ist, mit ihm sprechen und ihm helfen, seine Wünsche und seine Gefühle besser zu verstehen. Der Vater eines Kindes, das fröhlich ist und gerne spielen möchte, wird sich neben es auf den Boden legen und mit ihm spielen. Und die Mutter eines Kindes, das spät am Abend frustriert und wütend ist, wird das Abendbrot gegen ein Glas Milch eintauschen, damit das Kind leichter in den Schlaf findet, den es so dringend benötigt. Sich diese drei Verarbeitungsebenen des Gehirns bewusst zu machen kann überaus nützlich sein, um Ihrem Kind dabei zu helfen, sich in allen möglichen Alltagssituationen zu beruhigen und zurechtzufinden. In den folgenden Kapiteln werden wir näher darauf eingehen, mithilfe welcher Strategien Sie Ihr Kind auf seiner jeweiligen zerebralen Verarbeitungsstufe erreichen und, was noch wichtiger ist, ihm auch beibringen können, selbst mit allen Teilen seines Gehirns in Kontakt zu kommen.

5.

AUSGEWOGENHEIT

Ein guter Kopf und ein gutes Herz sind immer eine großartige Kombination.

NELSON MANDELA

Meiner Ansicht nach ist die Ausgewogenheit einer der Grundpfeiler, den alle Eltern oder Pädagogen bei der Kindererziehung im Blick haben sollten. Die Buddhisten nennen diese Ausgewogenheit den »mittleren Pfad« und betrachten sie als einen der Wege, die zur Weisheit führen. In diesem Buch werden wir der Ausgewogenheit in der Kindererziehung sehr viel Aufmerksamkeit schenken. Zunächst wollen wir uns die Zeit nehmen und darüber nachdenken, warum eine ausgewogene Entwicklung des emotionalen und des rationalen Gehirns so wichtig ist. Anschließend werden wir die Ausgewogenheit als Möglichkeit thematisieren, in Fragen der Kindererziehung und -versorgung mit gesundem Augenmaß zu entscheiden.

Die meisten Eltern wollen zweierlei für ihre Kinder: dass sie glücklich sind und dass sie auf eigenen Füßen stehen. In vielen Fällen verwenden sie große Mühe auf deren akademische Ausbildung, weil sie davon überzeugt sind, dass ein brillanter Geist ihnen all jene

Türen öffnen wird, durch die ein Mensch hindurchgehen muss, um glücklich zu werden: Arbeit, Liebe, Freundschaft, Erfolg und ein gewisses Maß an Komfort. Die Annahme, dass intellektuell höher entwickelte Menschen auch glücklicher wären, ist jedoch völlig falsch. Tatsache ist, dass die Korrelation zwischen der rationalen und der emotionalen Intelligenz bei null liegt. Mit anderen Worten (für diejenigen von uns, die nicht regelmäßig mit Statistiken zu tun haben): Es gibt keinen Zusammenhang zwischen dem intellektuellen und dem emotionalen Vermögen einer Person. Das deckt sich vermutlich mit Ihren eigenen Erfahrungen. Die Welt ist voller überdurchschnittlich intelligenter Menschen, die aber keinerlei Empathie besitzen, unter chronischem Stress leiden oder, obwohl maximal erfolgreich, einfach nicht glücklich sind. Und umgekehrt kennen Sie bestimmt Menschen ohne Universitätsabschluss und mit eher bescheidenen intellektuellen Fähigkeiten, die aber warmherzig, aufgeschlossen und mit einer großen Portion an gesundem Menschenverstand ausgestattet sind. Für jemanden, der sich für klug hält, gibt es nichts Schlimmeres, als wenn ein ungebildeter Mensch schlauer ist als er. Wobei ich das Wort »ungebildet« hier mit dem allergrößten Respekt verwende.

Emotionales und rationales Gehirn

Der Grund für diese Diskrepanz ist sehr einfach. Wie wir bereits gesehen haben, befinden sich die emotionale und die rationale Intelligenz in ganz unterschiedlichen Hirnregionen und sind daher voneinander unabhängig. Während die ganze rationale Hirnrinde darauf hinarbeitet, dass das Kind mithilfe seiner intellektuellen Fertigkeiten zur Welt in Beziehung tritt, folgt das emotionale Gehirn den Gesetzen der Emotionen. Während das rationale Gehirn eine gründliche

Situationsanalyse als Aufforderung auffasst, ein besseres Ergebnis zu erzielen, lässt sich hingegen das emotionale Gehirn in seinem Entscheidungsprozess von den ersten Eindrücken und der eigenen Erfahrung leiten. Das ist keine Frage der besseren oder schlechteren Denkfähigkeit, sondern heißt schlicht, dass je nach Umständen entweder ein Mehr an emotionaler oder ein Mehr an rationaler Intelligenz erforderlich ist. Und das ist noch nicht alles: Wir wissen, dass Menschen, die aus diesen beiden Gehirnen ein gutes und ausgeglichenes Team zu formen verstehen, nicht nur glücklicher, sondern überdies auch fähiger sind, ihre Ziele zu erreichen. In diesem Sinne können wir eine Erziehung ausgewogen nennen, wenn sie dem intellektuellen Gehirn dieselbe Aufmerksamkeit zollt wie dem emotionalen Gehirn. Nicht nur, damit beide sich voll entwickeln, sondern vor allem, damit sie miteinander ins Gespräch kommen und aus dem Kind ein erwachsener Mensch werden kann, der seine Emotionen, seine Gefühle und seine Gedanken miteinander in Einklang zu bringen vermag.

Erziehung mit Augenmaß

Einer der vielleicht häufigsten Fehler besteht darin, dass die Eltern bei der Kindererziehung in Extreme verfallen. Interessanterweise kommt dies vergleichsweise oft bei Eltern vor, die viel darüber lesen und sich informieren, wie sie ihre Kinder erziehen sollen. Extreme sind in die eine wie in die andere Richtung möglich; in jedem Fall aber gibt es einen »fundamentalistischen« Elternteil, der sehr feste und genaue Vorstellungen davon hat, wie man ein Kind erzieht, und der dazu neigt, über jede andere Methode und ihre Anwender die Nase zu rümpfen. Trotzdem wachsen überall auf der Welt glückliche und gesunde Kinder auf, sei es in einem Inuitdorf, mitten im

Urwald, oder in einer Kamelkarawane, die durch die Wüste zieht. Tatsache ist, dass wir den Teelöffel Getreide, den wir in ein Babyfläschchen rühren, nicht millimetergenau abmessen müssen; dass es keine katastrophalen Folgen hat, wenn wir mal einen Abend auf die Feuchtigkeitslotion verzichten; und dass das Kind auch keinen ernstlichen Schaden davonträgt, wenn es die frustrierende Erfahrung macht, dass seine Mutter sich erst noch die Bluse zuknöpft, ehe sie es in die Arme schließt. Ein Kind großzuziehen funktioniert viel einfacher und intuitiver, als wir manchmal meinen. Natürlich wirkt es sich positiv auf seine Entwicklung aus, wenn wir es mit uns herumtragen, ihm die eine oder andere Grenze setzen, es füttern, wenn es Hunger hat, oder es in den Arm nehmen. Wichtig ist aber auch, bei alledem entspannt zu sein, damit sich unsere Ruhe auf das Kind überträgt. Es nützt wenig, wenn wir es bei jedem Weinen in den Arm nehmen und dabei nervös oder angespannt sind, weil es vielleicht ein oder zwei Sekunden länger frustriert war als wir angemessen finden. Sich mit Ruhe um die Kinder zu kümmern, ist eine Art, ihnen unser Vertrauen zu vermitteln – und das kann genauso wichtig sein, wie die Tatsache an sich: dass wir für sie da sind, wenn sie uns brauchen.

Vieles spricht offensichtlich dafür, dass die Extreme nicht besser sind als der Mittelweg. Dass Keime Infektionen und Verdauungsstörungen hervorrufen, ist allgemein bekannt. Deshalb raten viele Kinderärzte dazu, Fläschchen, Schnuller und Sauger während der ersten Lebensmonate zu sterilisieren. Bei manchen Eltern wird aus diesem Bemühen, alles keimfrei zu halten, eine fieberhafte Besessenheit, und sie versuchen, eine vollkommen sterile Welt zu erschaffen. Eine neuere Studie, die in Schweden durchgeführt und in der renommierten Fachzeitschrift *Pediatrics* veröffentlicht wurde, hat jedoch gezeigt, dass Eltern, die sich den Schnuller ihres Kindes in den Mund stecken, um ihn zu reinigen – ohne fließendes Wasser oder sonst etwas –, dem Verdauungstrakt ihres Kindes eine größere Vielfalt an Bakterien zuführen und so sein Immunsystem stärken. Die betreffenden Kinder leiden seltener an Asthma und Hautausschlag als ihre Altersgenossen, deren Schnuller immer vorschriftsmäßig sterilisiert werden.

Eine andere Glaubensfrage, die stark polarisiert, ist die, ob man Kindern möglichst wenige oder möglichst viele Grenzen setzen sollte. Im ersten Fall kann es geschehen, dass das Kind ohne Regeln aufwächst, was vielleicht zu mangelndem Vertrauen führt, weil es grundlegende sozialen Normen nicht verinnerlicht hat. Im zweiten Fall wird das Kind unter Umständen ein allzu deutliches Bewusstsein seiner selbst entwickeln und genau wie im ersten Fall wenig Vertrauen ausbilden – diesmal, weil es sich ständig beobachtet fühlt. Auch beim Thema Schlafen scheiden sich die Geister: Für manche Eltern ist *Co-Sleeping* oberstes Gebot, während andere um jeden Preis wollen, dass das Kind in seinem eigenen Bettchen schläft. Letztere vertreten die Auffassung, dass es sehr wichtig ist, dem Kind von Anfang an Autonomie beizubringen, während Erstere den Körperkontakt als einzige Möglichkeit propagieren, dem Kind Angst- oder Frustrationserlebnisse zu ersparen. Oft halten solche Eltern ihre Meinung für die allein gültige; allerdings weisen Studien darauf hin, dass beide Methoden ihre Vorteile haben, solange die eine Hauptbedingung erfüllt ist: dass wir nach dem Kind sehen, wenn es weint. Tatsache ist, dass die meisten Eltern sich nicht für die eine oder die andere Strategie entscheiden, sondern verschiedene Möglichkeiten kombinieren und ihren Kindern nach und nach beibringen, positive Routinen zu entwickeln, damit sie früher oder später in ihrem eigenen Zimmer schlafen, wie ich es in dem Buch *Todos a la cama* erklärt habe (auf Deutsch: »Alle ins Bett«, Plataforma Editorial, 2017).

Im vorliegenden Buch werde ich einen Mittelweg beschreiten, der Ihnen ein gutes Gefühl bei der Kindererziehung vermitteln und dazu beitragen soll, dass Ihre Kinder zu gegebener Zeit einen ausgewogenen Geist entwickeln, das heißt, nicht nur klar denken können, sondern sich obendrein mit sich selbst und mit anderen wohlfühlen.

Eltern verstehen zum Beispiel auch, dass ihre Kinder nicht gerne ihre Spielsachen abgeben, und doch versuchen die meisten, ihnen das Teilen beizubringen, weil sie ahnen, dass es ihrer sozialen Entwicklung guttut. Viele Eltern können auch die Wut ihrer Kinder nachempfinden und halten es dennoch für sinnvoll, sie so zu erziehen, dass sie sich nicht dazu hinreißen lassen, andere Kinder zu schlagen oder an den Haaren zu ziehen. In all diesen Fällen folgen Eltern ihrem Erziehungsinstinkt, verstärken allgemein akzeptierte Normen und sorgen so dafür, dass ihre Kinder positive Verhaltensweisen entwickeln können.

TEIL II

WERKZEUGE

1.

WERKZEUGE ZUR UNTERSTÜTZUNG DER ZEREBRALEN ENTWICKLUNG

Die großen Künstler beobachten die Natur
und leihen sich ihre Werkzeuge.

THOMAS EAKINS

Zu den charakteristischsten Eigenschaften des menschlichen Gehirns gehört seine Fähigkeit, Werkzeuge zu konstruieren und zu benutzen. Werkzeuge haben unsere Spezies von Anfang an begleitet und waren einer der entscheidenden Faktoren unseres Fortschritts und unserer Evolution. Mithilfe der Werkzeuge war der Mensch, der im Vergleich zu anderen Lebewesen recht langsam ist, in der Lage zu jagen und sich von Fleisch zu ernähren. Der Wechsel von einer primär aus Früchten und Blättern bestehenden Ernährung zu einer proteinreichen Kost ermöglichte es uns, weniger Energie in die Verdauung stecken zu müssen und die somit eingesparten Kalorien fortan auf das unglaubliche Abenteuer des Denkens zu verwenden. Außerdem waren wir dank der zusätzlichen Proteine imstande, diese

Gedanken in Hirnverknüpfungen umzuwandeln, und das wiederum führte dazu, dass unser Gehirn mit schwindelerregender Geschwindigkeit wuchs. Mit zunehmender Intelligenz entwarf das menschliche Gehirn ein weiteres Werkzeug, das seine Möglichkeiten revolutionierte: die Sprache. Sie war das entscheidende Hilfsmittel, um Informationen über den Standort von Tierherden weiterzugeben, gemeinsame Jagdstrategien zu entwerfen oder, ohne dass man selbst mitgehen musste, die Lage von Wasserstellen zu beschreiben und so als Gruppe an die Zukunft zu denken. Die Gestaltung von Werkzeugen hat sich weiterentwickelt und uns als Spezies vorangebracht. In diesem Moment halten Sie als Leserin oder Leser ein Werkzeug in Händen, mit dem Sie die Dinge aus einem anderen Blickwinkel sehen und etwas lernen können, indem ein anderer Mensch in diesen Zeilen seine Erfahrungen mit Ihnen teilt.

Wie Sie sehen, waren Werkzeuge also eine Konstante im Lauf der Evolution. Ihr Erfolg beruht darauf, dass sie Schwieriges einfach machen und so unseren Fortschritt ermöglichen. Bei allen Arbeiten und in allen Berufen verwenden Menschen Werkzeuge: Hammer und Nägel, Wischmopp und Eimer, Handschuhe und Skalpell, Tafel und Kreide oder Bildschirm und Tastatur. Bei der Aufgabe, Kinder zu erziehen, stehen Eltern hingegen nur wenige Werkzeuge zur Verfügung. Für den Schutz, die Pflege und den Transport der Kleinen gibt es alle nur erdenklichen Hilfsmittel: Buggys, Kindersitze fürs Auto, Babywippen, Hochstühlchen, Trinkfläschchen, Lätzchen, Schnuller, Windeln, Cremes und eigene Taschen für Schnuller, Windeln und Cremes. Doch Hilfsmittel, die den Eltern ihre schwierige Erziehungsarbeit ein Stück weit leichter machen würden, gibt es, von Erziehungsbüchern und Lernspielzeug einmal abgesehen, eigentlich gar keine. Bildschirm und Tastatur, Tafel und Kreide sind, wie schon gesagt, beispielsweise für eine Anwältin oder einen Lehrer grundlegende Werkzeuge. Das wichtigste Werkzeug aber ist in beiden Fällen vor allem eines, nämlich das Wissen der Betreffenden. Eine Anwältin stützt sich bei ihrer Arbeit in erster Linie auf das Strafgesetzbuch und die Rechtsprechung und ein Lehrer auf seine Kenntnisse über Pädagogik, Psychologie und den kindlichen Reifungsprozess. Nach meiner Erfahrung gibt es fünf Werkzeuge, die allen Müttern und Vätern bei der komplexen Aufgabe der Kindererziehung von Nutzen sein können. In der Psychologie, der Pädagogik und im Bildungswesen werden diese Werkzeuge seit Jahrhunderten benutzt, und die Neurowissenschaft befasst sich seit Jahrzehnten mit der Frage, warum und wie sie funktionieren. Ich darf Ihnen jedoch versichern, dass sie bei richtigem Gebrauch allesamt geeignet sind, zu einer ausgeglichenen zerebralen Entwicklung beizutragen. Dass man sie in den Händen hält, heißt allerdings noch nicht, dass man mit ihnen auch umgehen kann. Ihre geschickte Handhabung setzt Zeit und Übung voraus, doch wenn man weiß, wann man sie einsetzt, und wenn man darauf achtet, was man falsch und was man richtig machen kann, kann jeder und jede lernen, diese Werkzeuge sinnvoll zu gebrauchen.

Im Folgenden können Sie sich mit der Anwendung von fünf Werkzeugen vertraut machen, die bei der Kindererziehung besonders nützlich sind. Es sind nicht die einzigen Werkzeuge, die uns zur Verfügung stehen – Spiel und Zuneigung sind womöglich noch wichtiger –, aber es sind Werkzeuge, die meiner Meinung nach eine Gebrauchsanweisung erfordern, weil viele Eltern hilflos sind, wenn es Zeit wird, sie einzusetzen.

2.

ZUNEIGUNG UND VERSTÄNDNIS

Frieden kann nicht durch Gewalt erhalten werden.
Er kann nur durch Verständnis erreicht werden.

ALBERT EINSTEIN

Wenn wir eins über das Gehirn wissen, dann ist es die Tatsache, dass sich ein Kind besonders in der frühen Kindheit geliebt fühlen muss, um sich gut zu entwickeln. Affektive Reize lösen im Gehirn Ihrer Kinder eine Reihe chemischer Reaktionen aus, bei denen Neurotransmitter (Serotonin, Dopamin, Oxytocin) freigesetzt werden, die die Verknüpfung der Neuronen untereinander erleichtern. Tatsächlich brauchen Kinder für ein gesundes und ausgeglichenes Gehirn vor allem eins: Liebe. Das Wort »Liebe« mag in unserem alltäglichen Leben recht abstrakt klingen; Tatsache ist jedoch, dass Sie bei Ihrem Kind mit jedem Kuss, jeder Umarmung, jedem anerkennenden Blick und jeder liebevollen Geste die Bildung Hunderter neuer zerebraler Verknüpfungen anregen, die es widerstandsfähiger, selbstsicherer und intelligenter machen. Dagegen setzen Schreie, Drohungen oder auch das schlichte Fehlen alltäglicher Zuneigung eine ganze Reihe von Überlebensmechanismen in Gang, die die zerebrale Entwicklung des Kindes buchstäblich »paralysieren«.

Die Wissenschaft hat in den 1950er-Jahren damit begonnen, dem Stellenwert der affektiven Bindung auf den Grund zu gehen. Damals erhielt ein Psychiater namens John Bowlby von den Vereinten Nationen den Auftrag, die psychische Verfassung von Tausenden Jugendlichen zu untersuchen, die der Zweite Weltkrieg noch als Kinder zu Waisen gemacht hatte. Seine Forschungen ergaben, dass der Verlust der Eltern, vor allem in der frühen Kindheit, meist schwere emotionale Traumata hervorruft und dass diejenigen Kinder, die bei nahen Verwandten oder Adoptiveltern Aufnahme gefunden hatten, sich besser erholen konnten und mental gesünder waren als diejenigen, die bei einer Pflegefamilie oder im Waisenhaus untergebracht worden waren. Dieser Effekt wurde durch zahlreiche weitere Untersuchungen an Menschen und Primaten bestätigt; den vermutlich deutlichsten Beweis aber liefern Studien, bei denen die Gehirngröße von Kindern, die in einer liebevollen familiären Umgebung aufgewachsen waren, mit der Gehirngröße von Gleichaltrigen verglichen wurden, deren familiäre Umgebung von mangelnder Zuneigung geprägt war.

Die zentrale Bedeutung der elterlichen Zuneigung für die Entwicklung des kindlichen Gehirns wird in den Ergebnissen und den Bildern besagter Studien derart deutlich gespiegelt, dass jede Mutter und jeder Vater anhand der unterschiedlichen Gehirngrößen mit einem Blick zu erkennen vermag, welche Kinder eine angemessene Dosis an Zuneigung erhalten haben und welche nicht. Dank all dieser Untersuchungen kann ich Ihnen auf der Grundlage gesicherter wissenschaftliche Erkenntnisse sagen, dass Sie Ihrem Kind kein größeres Geschenk machen können, als ihm an jedem Tag seines Lebens eine große Portion Aufmerksamkeit, Zuneigung und Liebe zu geben. Die Liebe, die Sie Ihrem Kind zu schenken vermögen, ist eine unvergleichliche Quelle der Selbstachtung, Selbstsicherheit und des emotionalen Wohlbefindens.

Nach meiner Erfahrung gehen Zuneigung und Verständnis in einer Familie stets Hand in Hand. Wenn wir erst einmal verstanden haben, dass unsere Partnerin niedergeschlagen ist, dann sind wir auch in der Lage, sie tröstend in den Arm zu nehmen. Und wenn wir verstanden haben, dass unser Kind müde ist, dann sind wir auch in der Lage, ihm unsere Liebe zu zeigen und es in unseren Armen zu beruhigen. Tatsächlich sind wir Eltern, solange unser Kind noch ein Baby ist, sozusagen instinktiv in der Lage, seine Bedürfnisse zu verstehen und zu befriedigen. Mit zunehmendem Alter jedoch, besonders ab dem zweiten Lebensjahr, sind seine Bedürfnisse für die Eltern etwas schwieriger zu deuten, und das führt zu Missverständnissen und Ärgernissen, die mit den liebevollen und zärtlichen Szenen des ersten Lebensjahres nicht mehr allzu viel zu tun haben. Damit Sie Ihre Kinder in diesen Momenten der Unstimmigkeit besser verstehen können, möchte ich Ihnen im Folgenden drei alltägliche Szenen vorstellen, die in vielen Familien zu Problemen führen: Probleme, die vermeidbar sind, wenn Eltern erst einmal verstanden haben, was im Gehirn ihrer kleinen Kinder tatsächlich vor sich geht.

Der lange Weg vom Supermarkt nach Hause

Mit ungefähr zwei Jahren ist das Kind in der Lage, im Haus und auf dem Spielplatz herumzulaufen. Das geschieht immer auf dieselbe Weise: Das Kind löst sich von der Hand seiner Mutter oder seines Vaters und inspiziert den Sandkasten, die Schaukel oder die Rutschbahn. Nach einer kleinen Erkundungsrunde kehrt es zur Bank zurück, wo seine Mutter oder sein Vater sitzt und wartet. Danach zieht es wieder los, um den Spielplatz noch ein bisschen genauer in Augenschein zu nehmen, und dieses Mal bringt es seinen Eltern vielleicht einen Stein oder eine Schaufel mit, die es unterwegs aufgelesen hat. Die Szene wiederholt sich ein ums andere Mal – mit dem Ergebnis, dass das Kind den ganzen Nachmittag auf den Beinen ist.

Durch solche Spaziergänge ihres Kindes ermutigt, beschließen viele Eltern, dass nun der Moment gekommen ist, den Kinderwagen oder Maxi-Cosi zu Hause zu lassen und das Kind auf einen Ausflug in den Supermarkt mitzunehmen. Der Hinweg wird möglicherweise reibungslos vonstattengehen, doch auf dem Rückweg wollen die meisten Kinder nicht mehr laufen, sondern getragen werden. Viele Eltern erklären sich das damit, dass ihr Kind sich nicht genug Mühe gibt oder bockig ist. Gestern ist es doch noch den lieben langen Nachmittag kreuz und quer über den Spielplatz gelaufen! Also werden sie ärgerlich und greifen zu negativen Wertungen oder Schuldzuweisungen wie »Stell dich nicht so an«, oder zum Klassiker: »Du kannst schon, du willst bloß nicht!«

Wenn wir sehen könnten, was während dieser beiden Szenen im Gehirn des Kindes vor sich geht, dann wüssten wir, dass es sich um zwei völlig unterschiedliche Dinge handelt: Im ersten Fall, auf

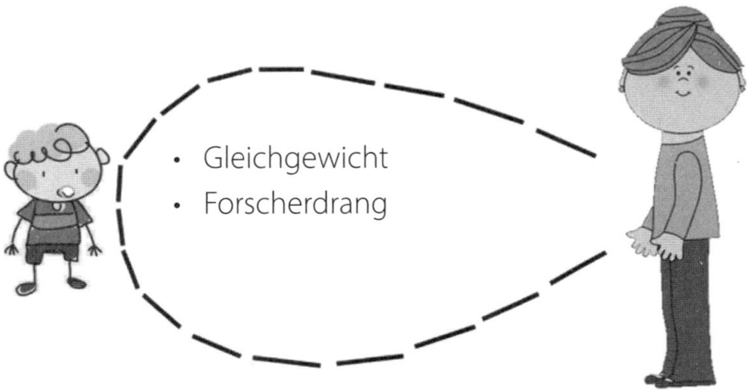

dem Spielplatz, dreht das Kind seine Runden. Seine Mutter ist als Bezugspunkt immer präsent und es kann sich nach Belieben umschauen. Um das zu tun, braucht ein Kind nur ein bisschen Gleichgewicht und Forscherdrang.

Auf dem Rückweg vom Supermarkt jedoch muss das Gehirn des Kindes eine ganz andere Leistung vollbringen. Es braucht dasselbe Gleichgewicht wie im vorigen Fall und überdies Konzentrationsvermögen (um seine Mutter nicht aus den Augen zu verlieren) und Ausdauer (um nicht anzuhalten, auch wenn es müde ist). Außerdem aber, und das ist das Schwierigste überhaupt, muss es, ganz anders als auf dem Spielplatz, seinen Forscherdrang unterdrücken und, statt sich ablenken zu lassen, sich darauf konzentrieren, mit seiner Mama oder seinem Papa mitzulaufen. Wie Sie sich denken können, ist dies auf zerebraler Ebene eine weitaus komplexere und größere Herausforderung, und deshalb sind die Kinder auf dem Rückweg vom Supermarkt in aller Regel nicht mehr dazu imstande, weil schon der Hinweg eine enorme Leistung war, die sie sehr ermüdet hat.

Wie in vielen anderen Fällen hilft auch hier ein bisschen Verständnis vonseiten der Eltern, um die schwierige Situation auf einfache Weise zu lösen: Nehmen Sie Ihr Kind auf den Arm, setzen Sie es in

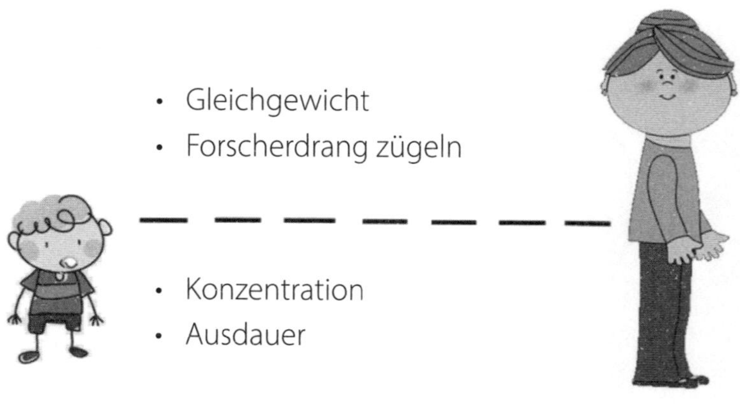

den Kinderwagen oder den Maxi-Cosi oder legen Sie einfach eine kleine Pause ein. Wenn es sich dann ausgeruht hat, können Sie sich ohne Stress und schlechte Stimmung auf den Nachhauseweg machen.

Abendessen

Das Mittag- oder Abendessen ist für viele Familien oft eine schwierige Situation. Das Bedürfnis des kindlichen Gehirns, vorsichtig ans Essen heranzugehen und die Dinge nach und nach zu probieren, kollidiert mit dem Wunsch der Eltern, dass ihr Kind **alles** isst und alles **aufisst**. Die Weigerung des Kindes führt dazu, dass die Eltern sich mit zwei Strategien abmühen, die ebenso wirkungslos wie unerfreulich sind.

Die erste Strategie besteht darin, das Kind zu zwingen, Dinge zu essen, die es nicht essen will. Hier sprechen die Forschungsergebnisse eine eindeutige Sprache: Diese Strategie führt dazu, dass der Widerwille gegen die betreffenden Lebensmittel nur umso größer wird. Es ist normal, dass Kinder grüne Sachen – also die meisten Gemüsesorten – oder Dinge, die bitter schmecken, nicht essen wollen, weil das Gehirn instinktiv weiß, dass viele Lebensmittel, wenn sie faul oder schlecht sind, eine dunkle Färbung und einen bitteren Geschmack annehmen. Normal ist aber auch, dass Eltern wollen, dass ihr Kind Gemüse isst, denn Gemüse ist für die kindliche Entwicklung sehr gesund. Zwang ist hier jedoch keine Lösung, denn das Kind wird das Gemüse nur umso ekliger finden. Das ist nachvollziehbar: Wenn man Sie zwingen würde, jemanden zu küssen, den sie nicht anziehend finden, dann würde Ihnen die betreffende Person nach dem Kuss höchstwahrscheinlich noch weniger anziehend vorkommen. Sie würden sich vielleicht sogar vor ihr ekeln. Interessanterweise liegen die Hirnzentren, die bei Erwachsenen das sexuelle Begehren kontrollieren, in derselben Region und funktionieren ähnlich wie die Zentren, die den Appetit kontrollieren. Zwingt man diesen Kontrollzentren etwas auf, das sie von vorneherein als unangenehm einstufen, dann programmieren sie sich selbst auf eine umso heftigere Abwehr, die in manchen Fällen ein Leben lang anhält. Vielleicht hat man Sie als Kind gezwungen, einen Teller Spinat oder Rosenkohl leerzuessen, und vielleicht ruft der bloße Anblick dieses Gemüses bei Ihnen bis auf den heutigen Tag Widerwillen hervor: Jetzt wissen Sie, warum das so ist.

Die wirkungsvollere Strategie besteht in sieben vernünftigen Maßnahmen, die Stress beim Essen vorbeugen, aber in vielen Haushalten nicht an der Tagesordnung sind: 1.) andere, verlockendere und weniger gesunde Nahrungsmittel (wie Kekse, Chips und alle Arten von Süßigkeiten) aus dem Haus entfernen; 2.) gemeinsam essen, damit das Kind uns nachahmt, wenn wir Gemüse zu uns nehmen; 3.) immer auch Gemüse auf dem Tisch haben, damit das Kind sich an seinen Anblick und Geruch gewöhnen kann; 4.) das Kind sich selbst bedienen oder mit der Hand so viel nehmen lassen, wie es für angemessen hält (bei mir zu Hause gilt folgende Regel: »Du darfst dir ganz wenig oder viel nehmen, aber leg dir immer zumindest ein bisschen auf den Teller.«); 5.) unbekannte Speisen in ganz kleine Stücke zerteilen, damit das Kind sich allmählich an den Geschmack gewöhnen kann; 6.) es dazu ermutigen (aber nie zwingen), dass es ein bisschen – und sei es auch nur eine reiskorngroße Portion – von den neuen Lebensmitteln probiert, damit sein Gehirn den Geschmack nach und nach kennenlernt; und, vielleicht das Wichtigste, 7.) bei Tisch für eine entspannte und gelöste Atmosphäre sorgen, die dem Kind hilft, gesundes Essen mit Zuneigung und auch ein bisschen Spaß zu assoziieren.

Die zweite Strategie, die viele Eltern beim Essen anwenden, besteht darin, dass sie das Kind zwingen, den Teller leer oder mehr zu essen, als sein Appetit verlangt. Auch in dieser Hinsicht sprechen die Forschungsergebnisse eine deutliche Sprache: Kinder wissen besser als Erwachsene, wie viel sie essen müssen. Die Standardmenge, die ein Kind an Nährstoffen braucht, ist nicht etwa das, was seine Eltern ihm vorschreiben, sondern ungefähr die Hälfte von dem, was das Kind sich selbst auf den Teller legt. Mit anderen Worten, es ist in vielen Fällen normal und gesund, dass sie das, was sie sich genommen haben, zur Hälfte übriglassen, weil diese Menge in der Regel ausreicht, um dem Körper alle benötigten Kalorien zuzuführen. Einerseits leuchtet es natürlich ein, dass ein dreijähriges Kind, das zwölf Kilo wiegt, nicht dieselbe Essensration benötigt wie ein 80 Kilo schwerer und zudem übergewichtiger Erwachsener. Andererseits muss man bedenken, dass der Magen von Kindern kleiner und schneller voll, aber auch schneller wieder leer ist als der von Erwachsenen; deshalb meldet das Kindergehirn schneller »satt« und verlangt häufiger nach Nahrung. Es ist schwer zu sagen, woher es kommt, dass viele Eltern unserer Generation das Kind zwingen, mehr zu essen. Die vielleicht plausibelste Erklärung für diese Angewohnheit ist, dass die Urgroßeltern es bei den Großeltern (also unseren Eltern) so gemacht haben, weil sie sie in schweren Zeiten großziehen mussten, als die Menschen Hunger litten, nicht jeden Tag Fleisch, Fisch oder Gemüse auf den Tisch kam und niemand garantieren konnte, dass das Kind am nächsten Tag überhaupt etwas zu essen bekommen würde. Doch die Zeiten haben sich zum Glück geändert und in den meisten Familien müssen wir uns keine Sorgen darüber machen, ob das Kind am nächsten Tag genug zu essen haben wird. Und deshalb können wir uns auf sein eigenes Empfinden und darauf verlassen, dass es uns selbst sagt, wie viel es essen möchte. Das ist die beste Voraussetzung dafür, dass das Kind von Anfang an und auch als Erwachsener vernünftig mit seinem Appetit umgeht.

Das perfekte Gewitter

Eine Szene, die alle Eltern (und Kinder) hin und wieder durchmachen müssen, sind Wutanfälle. Wutanfälle sind ein universales Phänomen, das allen (oder fast allen) Kindern in allen Ländern und Kulturen der Welt widerfährt. Trotzdem wissen die meisten Eltern nicht, wie sie damit umgehen sollen, und viele neigen dazu, sich über ihre Kinder zu ärgern oder sich zu schämen, wenn es zu einem dieser klassischen Ausbrüche kommt. Manche versuchen alles, um dem ein Ende zu setzen: Sie blamieren ihr Kind vor den Supermarktangestellten, drohen ihm, schreien es an, greifen zu emotionaler Nötigung oder gehen einfach weg und lassen das Kind zurück. Sie versuchen es mit Strategien, auf die ein Erwachsener möglicherweise reagieren würde. Trotzdem wissen wir, dass wir bei einem zweijährigen Kind damit rein gar nichts erreichen.

Sehen wir uns einmal die Gründe für diese Wutanfälle an: Mit etwa zwei Jahren lernt das Kind allmählich, seine Wünsche mental zu verarbeiten, sein präfrontaler Kortex hat bereits genügend Ausdauer entwickelt, um an einem einmal gefassten Ziel festzuhalten. Das ist das Alter, in dem die Wutanfälle beginnen. Das Kind sieht etwas im Schaufenster, das ihm gefällt, eine kleine Puppe vielleicht, es stellt sich vor, wie es damit spielt, und es ist in der Lage, beharrlich zu kämpfen, damit es diese Puppe bekommt. Sein Papa oder seine Mama müssen einsehen, dass es sich nicht ablenken lässt, und so bleibt ihnen nichts anderes übrig, als dem Kind mit einem direkten und klaren »Nein« zu antworten. Auch wenn sie dabei sehr behutsam vorgehen, bricht im Gehirn des Kindes das perfekte Gewitter los, sobald es begreift, dass dieses Nein unumstößlich ist. All das emotionale Beharren, das aus seiner Vorstellungskraft und seiner Ausdauer erwächst, prallt frontal mit seinem Wunsch zu vergessen und sich zu beruhigen und mit der Frustration darüber zusammen, dass ihm weder das eine noch das andere gelingt. Das alles führt zu einer brutalen Energieentladung: ein regelrechtes Gewitter, das neurologische Ursachen hat. Auch wenn die mentale Kraft des Kindes schon ausreicht, um energisch auf seinen Wünschen zu beharren, ist es noch nicht in der Lage, seiner Frustration Herr zu werden, weil die Neuronen, die dem Kind dabei helfen, an seinen Handlungen oder seinem Willen festzuhalten, andere sind als die, die bestimmte Verhaltensweisen oder Emotionen mäßigen oder hemmen. Erstere entwickeln sich im Alter von etwa zwei, letztere, die sogenannten inhibitorischen Neuronen, aber erst im Alter von ungefähr vier Jahren. Eine so intensive Emotion wie die Frustration zu beruhigen, ist schon für Erwachsene sehr schwierig, doch für ein zweijähriges Kind, dessen inhibitorische Neuronen noch gar nicht entwickelt sind, ist es – so sehr wir es auch beschämen, bedrohen oder mit ihm schimpfen – schlechterdings unmöglich. Das Kind wird weinen, schreien und vielleicht sogar um sich treten. Auf diese Weise entlädt sein Gehirn all die Energie, die sich in seinen »Handlungsneuronen« angestaut hat, sodass es sich nach und nach beruhigen kann. Viele Eltern interpretieren dieses Verhalten jedoch als »Theater« oder als Manipulationsversuch und werden nur umso ärgerlicher, obwohl das Kind in Wirklichkeit nicht schreit, weint und strampelt, um zu bekommen, was es will, sondern um Spannung abzubauen und sich zu beruhigen.

Die Verärgerung seiner Eltern macht die Lage des Kindes nur noch schwieriger, weil es so viele Aufgaben auf einmal bewältigen muss: Es muss mit seiner Enttäuschung fertigwerden, seinen Zorn mäßigen und, als wäre das nicht schon genug, außerdem damit umgehen, dass seine Eltern ärgerlich sind, es böse ansehen oder gemeine Sachen zu ihm sagen. Tatsache ist, dass es einem Kind in einer solchen Situation wirklich schlecht geht. Das Beste, was wir tun können, um ihm zu helfen, ist, es weder zu erpressen noch ärgerlich zu werden und auch nicht, seinem Drängen nachzugeben, sondern in aller Ruhe und Geduld die folgenden Maßnahmen zu ergreifen:

1. **Erklären Sie es ihm.** Erklärungen helfen in der Regel zwar nicht unmittelbar weiter, aber sie unterstützen das Kind dabei, seine logischen Fähigkeiten zu entwickeln. Außerdem können sie in manchen Fällen sehr wohl funktionieren, und das ist sowohl für die Eltern als auch für das Kind eine enorme Erleichterung. Wohlgemerkt bedeutet etwas zu erklären nicht, das Kind zu überzeugen oder unter Druck zu setzen. Wenn Ihre Erklärungen es nicht beim ersten oder zweiten Versuch zufriedenstellen, sollten Sie zum nächsten Schritt übergehen.
2. **Geben Sie ihm Zeit.** Wenn die Wut bereits hochkocht, dann können wir nur eins mit Sicherheit wissen: Der Ausbruch geht vorbei. Es ist wichtig, dass wir unserem Kind genug Zeit geben, damit sich die Energie, die sich in seinem Gehirn aufgestaut hat, entladen kann. Hier sollten Sie nichts überhasten.
3. **Gehen Sie nicht weg.** Das Kind kann ohne seine Eltern nicht überleben. Wenn Sie weggehen und dabei womöglich noch Drohungen ausstoßen wie: »Mama geht jetzt nach Hause«, erreichen Sie damit nur, dass das Kind erschrickt und sich beim nächsten Mal an Ihre Reaktion erinnert, will sagen, dass seine Angst noch größer und sein Wutanfall noch heftiger wird.
4. **Seien Sie empathisch,** sobald Sie merken, dass das Kind sich so weit beruhigt hat, dass es Ihnen zuhört. Sie können einfache Sätze sagen, zum Beispiel: »Du möchtest noch ein bisschen weiterspielen, oder?« Es hilft dem Kind, sich zu beruhigen, wenn es sich verstanden fühlt. Darauf werden wir weiter unten noch näher eingehen.
5. **Nehmen Sie es in den Arm,** wenn es das möchte oder wenn es sich ein bisschen beruhigt hat. Bestehen Sie nicht darauf

und zwingen Sie es nicht dazu, aber wenn es selbst danach verlangt oder es zulässt, dann denken Sie daran, dass es in Ordnung ist, wenn sich das Kind schlussendlich in Ihren Armen beruhigt oder eine Weile an Sie kuschelt.

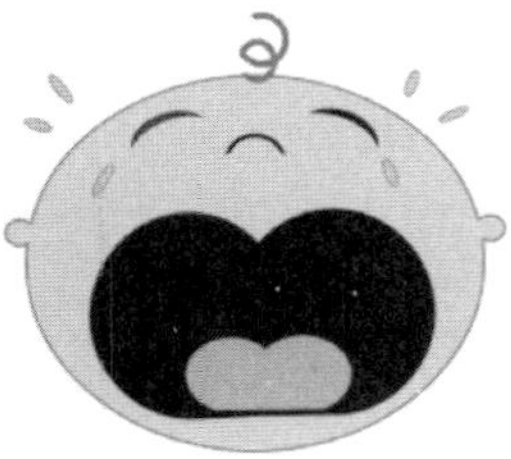

Statt das Kind anzuschreien, zu erpressen, zu beschämen oder stehenzulassen, versuchen Sie:

- Ihm Ihre Gründe zu erklären;
- bei ihm zu bleiben;
- ihm Zeit zu geben, damit sich die angestaute Energie entladen kann;
- empathisch zu sein und Verständnis zu zeigen;
- es in die Arme zu nehmen, wenn es das möchte oder wenn es sich ein bisschen beruhigt hat.

Manchmal fragen mich Eltern, ob man dem Kind seinen Willen lassen soll, wenn es einen Wutanfall hat. Ich sage dann immer, dass das in der Regel keine gute Idee ist. Wenn man einem Kind während des Wutanfalls gibt, was es haben will, dann lernt es womöglich, seine Wutanfälle gezielt einzusetzen. Richtig ist aber auch, dass wir Eltern uns gelegentlich irren können. Ich würde es nicht als Wutanfall bezeichnen, wenn ein zweijähriges Kind weint, weil es 15 Minuten vor dem Essen Hunger hat. Und ich würde es auch nicht als Wutanfall bezeichnen, wenn ein Kind auf dem Spaziergang weint, weil es auf den Arm genommen werden möchte; wie wir eben gesehen haben, kann es durchaus sein, dass es wirklich müde und dass getragen zu werden ein Bedürfnis und keine Laune ist. Zuweilen lässt sich nur schwer unterscheiden, ob wir es mit einer Laune, einem Wunsch oder einem Bedürfnis zu tun haben; eine gute Methode, dies zu überprüfen, besteht darin, sich zu fragen, ob eines der vier Grundbedürfnisse des Kindes vorliegt: 1.) Hunger: wenn es zum Beispiel ein Stück Brot haben will; 2.) Müdigkeit oder Erschöpfung: wenn es schlafen gehen oder nicht weiterlaufen will; 3.) Kälte oder Hitze, wenn es eine Decke haben will; und 4.) Schutz und Sicherheit, wenn es umarmt werden will. In diesen Fällen ist es in der Regel sinnvoll, dem Bedürfnis des Kindes nachzugeben, und es ist immer gut, wenn wir versuchen, die Situation möglichst früh einzuschätzen, noch bevor das Kind außer sich gerät.

Wie Sie sehen, sind Wutanfälle bei einem Kind zwischen zwei und vier oder fünf Jahren – bis das kindliche Gehirn lernt, effektiver mit Frustrationserlebnissen umzugehen – ein natürliches und positives Verhalten. Die Gefühlsausbrüche zeigen an, dass sein Gehirn sich wie vorgesehen entwickelt und dass es schon mehr Vorstellungsvermögen, Willenskraft und Ausdauer besitzt als ein einjähriges Kind. Genau wie beim Spaziergang zum Supermarkt oder beim Abendessen werden Verständnis und Geduld Ihnen helfen, Konflikte schneller zu lösen und bei Ihrem Kind zu bleiben, wenn es Sie am nötigsten braucht.

Zur Erinnerung

Kinder denken anders als Erwachsene und haben nicht dieselben mentalen Fähigkeiten. Deshalb können wir ihr Verhalten auch nicht mit demselben Maßstab messen. Obwohl die Aufgabe von Eltern und Erziehern zweifellos darin besteht, ihnen bei der Entwicklung dieser Fertigkeiten zu helfen, handelt es sich um einen Prozess, der ganz allmählich verläuft. Deshalb sind Kinder darauf angewiesen, dass wir ihnen viel Verständnis und Geduld entgegenbringen. Das allein wird uns schon helfen, ihnen die nötige Zeit zu geben, damit ihr Gehirn sich in seinem Tempo entwickeln kann, ohne dass die Beziehung zu uns darunter leidet.

3.

EMPATHIE

Könnte es ein größeres Wunder geben als die Fähigkeit, mit den Augen des anderen zu sehen?

HENRY DAVID THOREAU

Wenn ich eine einzige Fähigkeit auswählen müsste, die ich für die wichtigste halte, wenn es darum geht, Kinder zu erziehen und in ihrer Entwicklung zu unterstützen, dann würde ich mich für die Empathie entscheiden. Eine wachsende Anzahl von Studien weist darauf hin, dass es für die emotionale Entwicklung des Kindes das Allerwichtigste ist, sich verstanden zu fühlen.

Im Grunde ist das Gehirn ein großes Datenverarbeitungssystem. Wenn Sie ein Telefon sehen, anfassen oder hören können, dann nimmt Ihr Gehirn dieses Telefon als real wahr. Wenn Sie ein Grillsteak riechen und schmecken, dann weiß Ihr Gehirn, dass es real ist. Genauso weiß auch ein Baby zwei Dinge, wenn es an der Brust seiner Mutter trinkt: 1.) dass seine Mutter real ist und 2.) dass sein Hunger real war, weil der Hunger nach dem Trinken verschwunden ist. Die Dinge der äußeren Welt kann ein Kind leicht verifizieren oder »verarbeiten«, weil es nur den Arm austrecken und sie zu berühren, daran riechen oder sie zu schütteln und zu hören braucht, was für ein Geräusch sie machen. Gefühle und Emotionen jedoch sind weit schwieriger zu überprüfen, weil man sie nicht greifen kann. Ein Kind hat nur eine Chance festzustellen, dass seine Emotionen und Gefühle real sind: Es braucht einen Erwachsenen an seiner Seite, der stimmig auf sie reagiert.

Dieser so einfache Gedanke ist für die emotionale Entwicklung des Kindes von großer Bedeutung. Neuesten Studien zufolge sind stimmige Reaktionen (mit denen wir das Kind wissen lassen, dass wir es verstehen und für es sorgen) die wichtigste Voraussetzung dafür, dass das Kind eine sichere Bindung entwickelt. Die sichere Bindung lässt sich als der Grad an Vertrauen des Kindes gegenüber der Welt beschreiben: die Zuversicht, dass es über die nötigen Mittel und Fertigkeiten verfügt, um sich selbst zu helfen, oder dass es dort, wo dies nicht der Fall ist, Hilfe bekommt. Mit anderen Worten, das emotionale Vertrauen des Kindes.

Wir wissen, dass wir, wenn wir uns um ein hungriges Baby kümmern, sein Vertrauen festigen, weil es spürt, dass es umsorgt wird. Wenn ein einjähriges Kind Angst hat und wir es in den Arm nehmen, dann festigt auch das sein Vertrauen, weil es lernt, dass seine Eltern sich um es kümmern, und weil es erfährt, dass seine Angst real ist. Wenn das Kind größer wird, ist es nicht mehr ganz so einfach, auf seine Bedürfnisse zu reagieren, weil sie weniger primitiv (Hunger, Angst, Müdigkeit), sondern emotionaler, komplexer und schwieriger zu verstehen sind. So kann ein dreijähriges Mädchen, das sich von seinem neugeborenen Bruder ins Abseits gedrängt fühlt, eifersüchtig sein und Dinge sagen, die in den Ohren seiner Eltern einen schlimmen Klang haben, zum Beispiel: »Ich hasse meinen kleinen Bruder«. Viele Eltern reagieren verärgert auf solche Äußerungen oder wollen die Kleine dazu bringen, dass sie das Gesagte zurücknimmt. Dabei ist das Mädchen in Wirklichkeit sehr verängstigt, und ihr Gehirn, ihr Datenprozessor, ist darauf angewiesen, dass jemand diese Information bestätigt und in Übereinstimmung mit ihrer Realität handelt. In diesem Fall sähe eine angemessene Reaktion ungefähr so aus:

»Ich hasse meinen kleinen Bruder.«

»Na klar, das gefällt dir nicht, dass Mama jetzt so viel Zeit mit dem Baby verbringt.«

»Ja …« (*schmollt schon weniger*)

»Es macht dir Angst, dass Mama dich nicht beachtet.«

»Ja!« (*entspannt sich*)

»Weißt du, der Zwerg schläft jetzt. Ich glaube, wir lassen ihn einfach bei Papa, und Mama geht ganz allein mit dir auf den Spielplatz. Was hältst du davon?«

»Jaaaaaaa!« (*schon viel fröhlicher*)

Wie das Beispiel gezeigt hat, führt eine empathische Reaktion auf die Gefühle des Kindes nicht nur dazu, dass es begreift, dass seine Gefühle real sind, sondern hilft ihm auch, sich zu beruhigen. In diesem Kapitel erfahren Sie, wie Sie Ihrem Kind empathisch und verständnisvoll zuhören können, wenn es seine Gefühle zum Ausdruck bringt: damit es sich selbst verstehen lernt und so seine Intelligenz entwickelt; und damit Sie ihm helfen können, sich zu beruhigen, wenn es sich überfordert fühlt. Erlauben Sie mir aber, ehe wir fortfahren, Ihnen ein bisschen genauer zu erklären, was Empathie eigentlich ist.

Was Empathie bedeutet

Mit dem Begriff Empathie – von griechisch *en*, »hinein«, und *pathos*, »Leid«, »Gefühl« – beschreibt die Psychologie die Fähigkeit, sich in den anderen hineinzuversetzen. Anders als bei der »Sympathie«, die eine Übereinstimmung zwischen zwei Menschen beschreibt, gibt es bei der »Empathie« keine Übereinstimmung, sondern Verständnis. Nehmen wir ein einfaches Beispiel: Wenn Sie genauso gern Schokolade essen wie Ihr Kind und sehen, wie es Schokolade geschenkt bekommt und darüber vor Freude ganz außer sich gerät, dann fühlen Sie Sympathie: Sie wären ebenfalls außer sich vor Freude. Wenn Ihr Kind dagegen Süßigkeiten liebt und Sie nicht und Sie beobachten, wie es vor einer Schachtel mit Süßigkeiten einen Freudentanz aufführt, dann fühlen Sie Empathie. Sie würden keinen Freudentanz aufführen, aber Sie kennen Ihr Kind, verstehen es und freuen sich mit ihm.

Wenn man dem Kind empathisch zuhört, hilft ihm das, sich selbst zu verstehen und eine Verbindung zwischen seinen Emotionen und seinen Gedanken herzustellen. Und das ist letztendlich der Weg zu Selbsterkenntnis und Selbstakzeptanz, den wir vom ersten Augenblick, vom Moment der Entbindung an, mit unserem Kind beschreiten können: indem wir es zudecken, wenn ihm kalt ist, es füttern, wenn es Hunger hat oder ihm helfen, sich zu entspannen und

Sympathie | **Empathie**

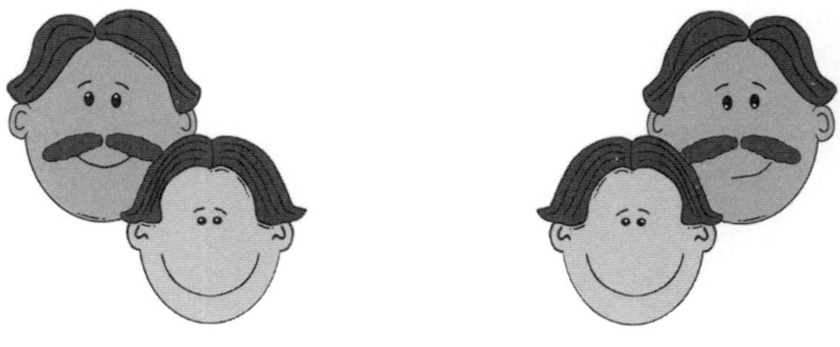

Übereinstimmung | Wir stimmen nicht überein, aber ich kann ihn verstehen

zu schlafen, wenn wir glauben, dass es müde ist. Wenn es größer wird, begleiten wir Eltern unser Kind auf diesem Weg der Entdeckung und Akzeptanz, indem wir seiner Wut und seinen Sorgen, seinen Träumen und seinen Ängsten Beachtung schenken. All diese kleinen Unterhaltungen, die wir Eltern auf dem Weg in die Kita oder in der Küchenecke mit unseren schmollenden, traurigen oder begeisterten Kindern führen und die sich im Lauf unseres Lebens unzählige Male wiederholen, tragen großzügig dazu bei, dass sie Verständnis und Vertrauen lernen. **Eins muss Ihnen klar sein: Wenn Ihre Kinder Ihre Aufmerksamkeit einfordern, dann müssen Sie ihnen zuhören, denn das ist vermutlich das Wichtigste überhaupt, was Sie als Eltern tun können.** Sie werden feststellen, dass sie sich schneller beruhigen, dass sie ihre Ängste und Sorgen überwinden und dass ihr Vertrauen und die Bindung zu Ihnen stärker werden.

Warum Empathie funktioniert

Sie erinnern sich, dass das Gehirn eines Kindes, ebenso wie auch das eines Erwachsenen, aus zwei Welten besteht: dem emotionalen und dem rationalen Gehirn. Tendenziell funktionieren diese beiden Welten unabhängig voneinander, und wenn wir eine sehr intensive Emotion erleben, dann ist es fast unmöglich, sie zu beherrschen. Sie ist wie ein durchgegangenes Pferd, das weder der Erzieher oder die Erzieherin noch die Eltern und schon gar nicht das Kind selbst besänftigen können. Die Empathie ist deshalb ein so mächtiges Werkzeug, weil im Gehirn eines Menschen, der eine empathische Antwort bekommt, ein wundersamer Effekt eintritt: Sein rationales und sein emotionales Gehirn werden in Einklang gebracht, und das hat eine beruhigende Wirkung auf das emotionale Gehirn. Das liegt daran, dass eine empathische Antwort eine der Regionen aktiviert, die als Brücke zwischen den beiden Welten dienen: eine Hirnregion, die in einer strategischen Enklave zwischen dem emotionalen und dem rationalen Gehirn liegt, verborgen in einer tiefen Furche, zu der man nur vordringen kann, wenn man den Temporal-, den Parietal- und den Frontallappen auseinanderzieht. Diese isolierte Region zwischen den beiden Welten bezeichnen wir als die »Inselrinde«.

Wenn eine Region des emotionalen Gehirns durch Frustration, Trauer oder eine andere sehr intensive Emotion übermäßig erregt wird, ist das Kind nicht imstande, seine Gemütsverfassung zu beherrschen. In solchen Fällen kommt es zu Wutausbrüchen, zu Situationen, in denen das Kind bockig ist und Anweisungen nicht folgen kann, oder zu Äußerungen, die für die Eltern schwer zu ertragen sind. Das Kind ist buchstäblich außer sich, außerhalb des rationalen Teils seiner selbst. Die beste Strategie, es wieder zur Vernunft zu bringen und zu beruhigen, besteht darin, es zu umarmen und gleichzeitig einen empathischen Gedanken zu äußern, der die Intensität des Gefühls abschwächt; eine Bemerkung, die eine Brücke zwischen den beiden Welten schlägt und es dem rationalen Gehirn des Kindes ermöglicht, seine Emotionen zu besänftigen oder wenigstens zuzuhören, wenn seine Eltern mit ihm sprechen.

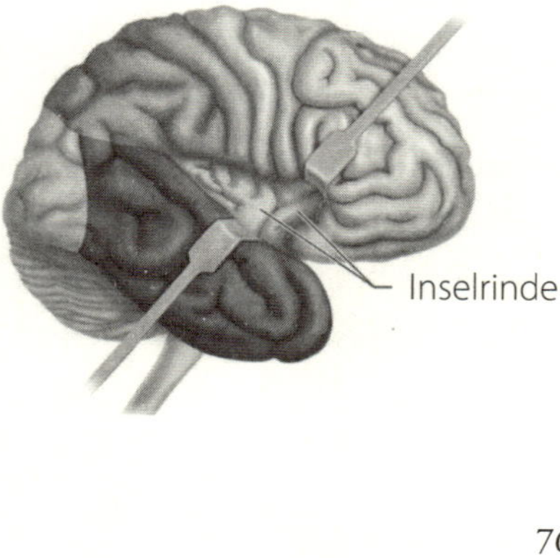

Inselrinde

- Geschmacks- und Geruchssinn
- Körpersignale deuten
- Emotionen erkennen
- Emotionen erfahren
  - Liebe
  - Ekel
  - Hass
  - Trauer

Mit Empathie erziehen

Die Empathie als Werkzeug der zerebralen Entwicklung einzusetzen ist deshalb so schwierig, weil die meisten Mütter, und die alleraller-meisten Väter, ihre eigenen Emotionen nicht gut genug kennen und handhaben. Wir Erwachsenen fühlen uns, wie schon gesagt, oft von unseren eigenen Gefühlen überfordert oder zumindest verwirrt. Es kommt vor, dass wir ohne erkennbaren Grund ärgerlich, traurig oder frustriert sind und nicht verstehen können, wie wir uns wirklich fühlen und woher diese Stimmung kommt. Nur wenige Menschen sind – meist, nachdem sie im Rahmen einer Therapie an ihrer Selbsteinschätzung und Persönlichkeitsentwicklung gearbeitet haben – wirklich in der Lage, ihre Empfindungen und Bedürfnisse genau zu verstehen und klug mit ihnen umzugehen. Diese Menschen haben zweifellos einen klaren Vorteil, wenn es um die emotionale Erziehung ihrer Kinder geht, denn sie können sich auf eine eingehendere Kenntnis ihrer selbst und der Welt der Gefühle stützen. Viele andere Erwachsene stellt die emotionale Erziehung ihrer Kinder vor ähnliche Schwierigkeiten, wie sie ein Analphabet hätte, der jemandem das Lesen beibringen soll. Wenn Sie sich selbst wirklich besser kennenlernen wollen, um auf diese Weise Ihren Kindern zu helfen –, dann kann ich Ihnen nur raten, mit einer Therapie zur Persönlichkeitsentwicklung zu beginnen. Für diejenigen, die noch nicht so weit sind, und einstweilen für alle, ist es eine gute Übung, wieder einmal das verstaubte alte Wörterbuch der Emotionen aus dem Regal zu holen.

Der emotionale Wortschatz der meisten Erwachsenen erinnert an den Vokabelteil eines Lehrbuchs nach dem Muster *Spanischlernen in drei Wochen*. Die Gefühle, die sie am besten kennen, sind »gut« und »böse« – und das sind nicht einmal Gefühle. Manche, die sich besonders reflektiert und weltoffen geben wollen, sind in der Lage, weitere vier Gefühle zu unterscheiden: »zufrieden«, »traurig«, »wütend« und »genervt« – letzteres in all seinen übelklingenden Varianten. Tatsache ist, dass wir alle um die hundert Wörter kennen, die Emotionen und Gefühle beschreiben, diese Wörter aber in unserem Alltag nicht gebrauchen. Das liegt unter anderem daran, dass es in unserer Gesellschaft als unpassend gilt, öffentlich über die eigenen Gefühle zu sprechen; und daran, dass es uns schwerfällt, ein konkretes Wort mit einem Gefühl zu identifizieren, das wir nicht genau wahrnehmen. Glücklicherweise ändern sich die Zeiten, und wir wissen inzwischen, dass es viele Vorteile hat, mit seinen Empfindungen im Kontakt zu stehen. Vor allem steigert es unsere emotionale Intelligenz.

Wenn ich mit Kursteilnehmern zu tun habe, die ihre Empathiefähigkeit steigern und wissen wollen, wie die Empathie funktioniert, dann bitte ich sie meistens darum, sich die Welt der Emotionen wie ein großes Radio vorzustellen. In diesem Radio gibt es verschiedene Frequenzen oder Basisemotionen, und auf jeder Frequenz gibt es verschiedene Lautstärken. Bedrücktheit und Trauer zum Beispiel liegen auf derselben Frequenz, aber die Bedrücktheit ist weniger intensiv. Freude und Euphorie liegen ebenfalls auf derselben Frequenz, und in diesem Fall ist die Euphorie intensiver. Eine wirkungsvolle empathische Antwort setzt voraus, dass man nicht nur die Frequenz der Emotion, die der betreffende Mensch gerade empfindet, sondern auch die richtige Intensität zu treffen vermag. Stellen Sie sich vor, Sie sind Anfang 20 und gehen samstags zu einer Party, wo die ganze Zeit Volksmusik gespielt wird. Das passt ganz sicher nicht zur Stimmung der Gäste, die vermutlich irgendwann enttäuscht die Party verlassen. Dasselbe geschieht, wenn der Musikstil, zum Beispiel Rock, den Geschmack der Gäste zwar trifft, aber die Lautstärke so niedrig eingestellt ist, dass die Musik durch die Gespräche übertönt wird. Und zwei Jugendliche, die einen romantischen Augenblick auf der Rückbank des Autos verbringen wollen, stellen eher einen Sender mit ruhiger Musik und eine gemäßigte Lautstärke ein. Eine voll aufgedrehte Jukebox-Ballade ist für die Stimmung sicherlich ebenso wenig förderlich wie etwa gedämpfte Hardrock-Musik.

Wenn Sie sich Ihrem Kind gegenüber empathisch verhalten wollen, ist es also wichtig, dass Sie einen emotionalen Gleichklang herstellen. Eine empathische Antwort, mit der Sie Ihr Kind erreichen, setzt voraus, dass Sie sowohl die richtige emotionale Frequenz als auch die richtige Lautstärke treffen. Wenn Ihr Kind untröstlich weint, weil es seine Stickersammlung verloren hat, und wenn Sie es dann schimpfen, weil es so achtlos mit seinen Sachen umgegangen ist, erzeugen Sie keinen emotionalen Gleichklang; das hat nichts mit Empathie zu tun. Auch wenn Sie ihm sagen, dass Sie seinen Ärger verstehen, werden Sie nicht die gewünschte Wirkung erzielen, denn seine Gefühle haben eher mit Traurigkeit zu tun. Das Beste, was Sie tun können, damit ihr Kind sich öffnet und sich allmählich beruhigt, ist, ihm zuzugestehen, dass es bestimmt »sehr, sehr traurig« oder »untröstlich« ist, und es dabei liebevoll in den Arm zu nehmen, um seinen Kummer aufzufangen. Und wenn die kleine Paula der ganzen Familie strahlend eine Schnecke als neues Haustier präsentiert, dann wird eine Bemerkung wie »Ja, das gefällt dir« sie ganz sicher nicht erreichen, weil die Intensität falsch gewählt ist. Stattdessen tun ihr Papa oder ihre Mama gut daran, auf ihre Begeisterung einzugehen und etwas zu sagen wie: »Paula, du findest dein neues Haustier ganz toll, oder?« Ein solcher Kommentar wird sicherlich dazu beitragen, dass sich ihre Tochter verstanden fühlt und alles, was sie mit ihrer neuen kleinen Freundin vorhat – das Haus, das sie ihr bauen, oder das Futter, das sie ihr geben will –, mit ihrem Papa oder ihrer Mama bespricht. Die beiden Tabellen auf der folgenden Seite enthalten, nach »Frequenz« und »Lautstärke« geordnet, einige der wichtigsten Emotionen.

Angenehme Emotionen					
- (Intensität) +	Frequenzen				
	Gelassenheit	Freude	Liebe	Motivation	Befriedigung
Intensität	wohl behaglich sorglos entspannt	zufrieden froh begeistert glücklich euphorisch	Sympathie Freundschaft Zuneigung Gernhaben Liebe Verliebtheit	angeregt motiviert gespannt voller Vorfreude engagiert enthusiastisch	stolz dankbar befriedigt zufrieden

Unangenehme Emotionen						
+ (Intensität) -	Frequenzen					
	Ärger	Stress	Angst	Frustration	Trauer	Müdigkeit
Intensität	zornig verärgert gereizt befremdet irritiert	nervös aufgeregt unruhig	ängstlich erschrocken bedrückt beschämt besorgt nervös	wütend frustriert missmutig	untröstlich verletzt traurig enttäuscht bedrückt schade finden	erschöpft überdrüssig gelangweilt müde

Ich habe nur rund 50 Gefühle und Emotionen in diese Tabelle aufgenommen. Das Repertoire der menschlichen Empfindungen ist viel größer, und ganz sicher können Sie im emotionalen Ausdruck Ihrer Kinder weitere Nuancen beobachten. Dennoch ist die Bandbreite dieser 50 Emotionen so groß, dass Sie mit Ihren Kindern über jedes Thema sprechen, sie in jeder Situation beruhigen und ihnen so helfen können, sich und ihre Stimmungen kennenzulernen. Wahrscheinlich ist Ihnen aufgefallen, dass ich nicht wie im Allgemeinen üblich zwischen »positiven« und »negativen« Emotionen unterschieden habe. Hierfür gibt es einen einfachen Grund. Für sich genommen sind alle Emotionen positiv, und deshalb ist es wichtig, sie anzuerkennen und ihnen in der Welt des Kindes Raum zu geben. Wir dürfen kein einziges Gefühl stigmatisieren, denn sie alle sind wichtig. Wut kann uns in bestimmten Situationen helfen, um unser Leben zu kämpfen, Frustration lehrt uns, es beim nächsten Mal besser zu machen, und Trauer hilft uns, die Schönheit der Dinge wahrzunehmen, unsere Bedürfnisse zu erkennen und die Gefühle der anderen zu verstehen.

Zur Übung

Maria ist untröstlich. Sie will unbedingt auf den Spielplatz gehen, aber es hat angefangen zu regnen. Sie weint schon seit fünf Minuten, und es wird immer schlimmer.

Statt zu sagen: »Maria, beruhige dich. Komm schon, hör auf zu weinen, wir können auch an einem anderen Tag auf den Spielplatz gehen.«

Versuchen Sie es mit: »So ein Pech aber auch! Du wärst jetzt echt gerne auf den Spielplatz gegangen, oder?«

Alexander tobt. Sie stehen an der Supermarktkasse, und er will unbedingt, dass Sie ihm einen Lutscher kaufen.

Statt zu sagen: »Alexander, hör auf, so ein Theater zu machen! Du bekommst keinen Lutscher.«

Versuchen Sie es mit: »Klar, du ärgerst dich, weil Mama dir keinen Lutscher kauft.«

Als Luisa aus der Schule kommt, ist sie traurig, aber sie kann nicht erklären, warum.

Statt zu sagen: »Luisa, komm, wir machen etwas Lustiges. Sollen wir Prinzessinnen spielen?«

Versuchen Sie es mit: »Du bist ein bisschen traurig, oder?« – »Ja, ein bisschen.« – »Ja, das sehe ich an deinem Gesicht.«

Natürlich wird ein einziger empathischer Kommentar nicht ausreichen, um den Tobsuchtsanfall eines Kindes an der Supermarktkasse schlagartig zu beenden. Sie müssen beharrlich sein. Es empfiehlt sich, dem Kind mehrere solcher Bemerkungen anzubieten und es gleichzeitig zu trösten und zu beruhigen. Mit dem ersten einfühlsamen Kommentar gewinnen wir seine Aufmerksamkeit, aber es braucht noch weitere vier oder fünf, oder eben so viele, wie nötig sind, damit sich das Kind spürbar besser fühlt.

Empathie drückt sich nicht nur in Worten aus. Ein verständnisvoller Blick, ein Streicheln, ein Kuss oder eine Umarmung sagen manchmal viel mehr als Worte. Scheuen Sie sich nicht, Ihr Kind im Umgang mit seinen Gefühlen auch durch körperliche Zuwendung zu unterstützen. Wenn Sie es in den Arm nehmen, ihm einen Kuss geben oder es fest an sich drücken, wird ihm das helfen, sich verstanden zu fühlen und sich zu beruhigen.

Und hier noch ein letzter Rat: Um einem Kind empathisch zuzuhören, müssen wir uns von unserer Erwachsenenwelt lösen und uns von unseren Dogmen und Vorurteilen freimachen. Versetzen Sie sich in die Situation Ihres Kindes, in seinen kindlichen Kopf hinein und versuchen Sie sich vorzustellen, wie es sich fühlt. Wie würden Sie sich an seiner Stelle fühlen? Nehmen wir ein Beispiel: Versuchen Sie einmal, sich vorzustellen, was Sie empfinden würden, wenn der Mensch, der Ihnen auf der ganzen Welt der liebste ist, etwa Ihr Mann oder Ihre Frau, jeden Abend mit einer kleineren, zarteren Ausgabe Ihrer selbst Zärtlichkeiten austauschen würde. Genau so fühlt sich ein Kind, wenn es feststellt, dass seine Mutter oder sein Vater, der Mensch, der ihm auf der Welt der allerliebste ist, von jetzt auf gleich mehr Zeit mit seinem neugeborenen Brüderchen verbringt. Meinen Sie nicht, sie würden es auch ein klein bisschen hassen?

Zur Erinnerung

Die Empathie ist ein sehr kostbares Werkzeug, um dem Kind Sicherheit und ein gutes Selbstwertgefühl zu vermitteln. Alle Emotionen sind wichtig und wertvoll. Wenn Sie einem Kind mit Anteilnahme zuhören, wird ihm das helfen, seine Gefühle zu identifizieren und seine emotionale Intelligenz zu verbessern. Außerdem ist das Einfühlungsvermögen nützlich, wenn Sie Ihrem Kind helfen wollen, sich mit dem Unabänderlichen abzufinden und sich in Situationen der übermächtigen Angst, Wut oder Frustration zu beruhigen. Eine empathische Reaktion kann einem Kind, das dazu nicht selbst in der Lage ist, helfen, die intensiven Emotionen wieder zu beruhigen.

4.

POSITIVE REGELN UND VERHALTENSWEISEN VERSTÄRKEN

Entmutige nie jemanden, der Fortschritte macht, auch wenn sie noch so langsam sind.

PLATON

In den letzten beiden Kapiteln haben wir gesehen, dass Geduld, Verständnis und Empathie bei der Erziehung entscheidend sind, damit unsere Kinder ein gutes Selbstwertgefühl entwickeln. Damit ist die Erziehungsarbeit jedoch noch nicht beendet. Alle Eltern können vermutlich nachempfinden, dass ihr Kind Lust hat, zu spielen und Dinge auszuprobieren. Das bedeutet aber nicht, dass sie einverstanden sind, wenn es an den Vorhängen herumturnt. Genauso haben Eltern, die grundsätzlich der Meinung sind, dass ihre Kinder selbst lernen sollen, zu anderen in Beziehung zu treten, dennoch das Bedürfnis einzugreifen, wenn sie sehen, dass ihr Kind ein anderes Kind an den Haaren zieht, um an sein Spielzeug zu kommen. Und es ist auch normal, dass Eltern ihre Kinder nach und nach ermutigen, den ganzen Weg vom

Supermarkt nach Hause zu laufen, ohne getragen zu werden: weil sie ihnen helfen wollen, jeden Tag ein bisschen widerstandsfähiger zu werden, oder einfach, weil das Kind verstehen soll, dass auch Papa und Mama müde werden, wenn sie es die ganze Zeit tragen. Es ist also sehr wichtig, verständnisvoll zu sein, doch es ist auch wichtig, dass man dem Kind dabei hilft, Hindernisse zu überwinden und die Bedürfnisse der anderen sowie Regeln des Miteinanders zu verstehen. Ersteres trägt zum Selbstwertgefühl des Kindes bei, Letzteres unterstützt es dabei, **Vertrauen aufzubauen**. Beides sind unverzichtbare Voraussetzungen dafür, dass es dem Kind gut geht.

In den nächsten Kapiteln werden wir uns mit der Frage beschäftigen, wie Sie Ihrem Kind helfen können, die Regeln zu verstehen und zu befolgen, die Sie in Ihrer Familie für wichtig halten und die Ausdruck Ihrer Werte und Überzeugungen sind. Wir wissen, dass Regeln von Kultur zu Kultur unterschiedlich sein können. Ich sehe es gern, wenn meine Kinder barfuß laufen, doch in anderen Familien gibt es die Regel, dass alle Hausschuhe tragen. Man könnte sagen, dass es so viele Regeln wie Eltern gibt – aber immer ist derselbe Teil des Gehirns dafür zuständig, diese Vorschriften zu verinnerlichen, damit das Kind seine Wünsche befriedigen kann, ohne gegen die Normen der Gesellschaft oder der Familie zu verstoßen, in der es lebt. Damit das Gehirn solche Normen erfolgreich verinnerlichen und das Kind seine Ziele erreichen kann, ohne gegen die »Spielregeln« zu verstoßen, müssen zwei Bedingungen erfüllt sein: Zum einen ist es wichtig, Regeln aufzustellen, die Grenzen setzen, und dafür zu sorgen, dass diese Grenzen auch eingehalten werden. Und zum anderen ist es wichtig, den Kindern zu zeigen, welche Verhaltensweisen angemessen sind, und sie dabei zu unterstützen, dass sein Gehirn diese Verhaltensweisen positiv einordnet.

Wir werden weiter unten noch darüber sprechen, wie man Grenzen setzen und für ihre Einhaltung sorgen kann. In diesem Kapitel werde ich Ihnen erklären, wie Sie Ihrem Kind mit einigen wenigen Strategien, die ebenso einfach wie wirksam sind, helfen können, ein paar Regeln und Verhaltensweisen kennenzulernen und zu verinnerlichen, die seiner Entwicklung zugutekommen.

Ein gutes Vorbild sein

Kinder entwickeln einen beträchtlichen Teil ihrer intellektuellen und emotionalen Fertigkeiten durch Beobachtung und Nachahmung. Wenn Sie mehrere Kinder haben, erinnern Sie sich bestimmt an unzählige Situationen, in denen das kleine Geschwister das größere nachgeahmt hat. Und beide ahmen Sie nach, im Guten wie im Schlechten. Diese Art der Nachahmung ist eine ganz frühe Form des Lernens und der zerebralen Entwicklung. Ein Zebrafohlen läuft nur deshalb vor dem Löwen weg, weil die anderen Zebras das auch so machen. Auf genau dieselbe Weise entwickeln Kinder Angst vor Spinnen, wenn sie ihre Mutter oder ihren Vater beim Anblick einer Spinne erschrocken aufschreien sehen. Das Gehirn verfügt über eine Neuronenschaltung, deren vorrangiges Ziel darin besteht, durch Beobachtung zu lernen. Jedes Mal, wenn ein Baby beobachtet, dass sein Vater seinen Namen sagt, beginnt es sich mittels dieser Schaltung, den sogenannten »Spiegelneuronen«, vorzustellen, wie seine eigenen Lippen und seine Zunge dieselben Laute formen. Wenn das Kind sieht, dass seine Mutter andere Menschen respektiert und in schwierigen Situationen nicht die Ruhe verliert oder, im Gegenteil, dass sie die Nerven verliert und andere von oben herab behandelt, stellt sein Gehirn, als würde es das Gesehene spiegeln, sich vor, dass es sich ebenso verhält. Die Spiegelneuronen probieren viele unserer Verhaltensweisen stillschweigend aus und programmieren das Gehirn des Kindes so, dass es darauf vorbereitet ist, sie in vergleichbaren Situationen zu reproduzieren.

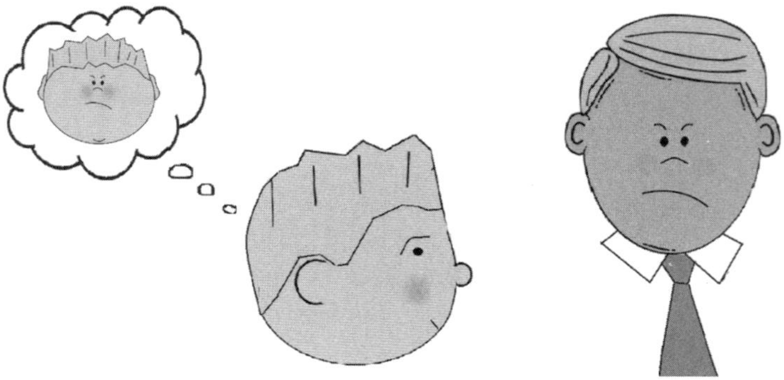

Wenn das Kind sieht, dass sein Vater frustriert und verärgert ist, stellt sein Gehirn sich vor, dass es selbst verärgert ist.

Die erste Lektion über die Förderung angemessener Verhaltensweisen ist also die, dass Sie dem Kind gute Vorbilder zur Verfügung stellen müssen, die es nachahmen kann. Es hilft wenig, dass wir mit aller Kraft versuchen, unserem Kind positives Denken beizubringen, wenn die Kommentare, die es von uns zu hören bekommt, immer nur pessimistisch sind. Es ist praktisch unmöglich, ein Kind zum Respekt gegenüber anderen zu erziehen, wenn es mitanhört, wie seine Eltern ständig aneinander und an anderen Menschen herumnörgeln. Vor allem in einem Entwicklungsbereich sind gute Vorbilder entscheidend für das kindliche Lernen: beim Umgang mit Ärger und Frust. Die Studien, die gezeigt haben, dass Kinder durch die Beobachtung ihrer Eltern lernen, sich zu ärgern und mit ihrer Wut umzugehen, sind so zahlreich, dass es mir unmöglich scheint, eine einzelne herauszupicken. Zusammenfassend kann ich Ihnen aber sagen, dass die Forschung seit Albert Banduras ersten Studien darüber, wie das kindliche Verhalten durch die Beobachtung erwachsener Vorbilder beeinflusst wird, zahllose Ergebnisse erbracht hat, die darauf hinweisen, dass Jungen sich mehr nach ihren Vätern und Mädchen sich mehr nach ihren Müttern richten und dass wir durch unser Verhalten einen enormen Einfluss auf unsere Kinder und Schüler ausüben. Eine einzige geringschätzige Reaktion – eine Bemerkung wie: »Du hast ja keine Ahnung« – genügt, damit das betreffende Kind beginnt, seine kleineren Geschwister oder seine Mitschüler mit derselben Geringschätzung zu behandeln. Ein einziges zorniges Donnerwetter genügt, damit ein dreijähriges Kind es sich zur Gewohnheit macht, seine kleinen Freunde und Freundinnen in der Kita anzuschreien, wenn es wütend ist. Die Studien weisen sogar darauf hin, dass Jungen und Mädchen, die mit harter Hand erzogen worden sind, im Lauf ihres Lebens mit größerer Wahrscheinlichkeit in Schlägereien geraten, von der Schule fliegen, Drogen nehmen oder ungewollt schwanger werden (denn es gehören immer zwei dazu, auch wenn das Mädchen diejenige ist, die schwanger wird). Und das ist nur logisch: Ihre Eltern haben ihnen den Kontrollverlust in unzähligen Situationen vorgelebt.

Ich will mich aber nicht nur mit den negativen Beispielen befassen; *Modelling,* also den Kindern durch unser Vorbild etwas beizubringen, ist in erster Linie eine Gelegenheit, Ihren Kindern positive Kompetenzen vor Augen zu führen. Wenn Sie möchten, dass Ihr Kind stark genug ist, um sich gegen Missbrauch zu wehren, dann dürfen Sie sich nicht ein ums andere Mal von Ihrem Chef, Ihrer Schwester oder Ihrem Partner herumschubsen lassen. Wenn Ihnen daran gelegen ist, dass Ihr Kind ehrlich ist, dann müssen auch Sie ihm und anderen Menschen gegenüber ehrlich sein. Wenn es Ihnen wichtig ist, dass es Fisch isst, dann müssen Sie selbst tüchtig zugreifen, wenn Seelachs auf den Tisch kommt. Und wenn Sie wollen, dass es Spaß hat und glücklich ist, dann müssen Sie selbst beginnen, die kleinen und großen Momente, die das Leben Ihnen schenkt, zu genießen. Ich lade Sie also ein, dass Sie Ihr Elternsein als eine Chance wahrnehmen, Ihr besseres Ich zum Vorschein kommen zu lassen. Alle Väter, alle Mütter und alle Pädagoginnen und Pädagogen in Schule und Kindertagesstätte haben die Verantwortung, durch ihr Vorbild zu erziehen, und deshalb können Sie diese Gelegenheit zu Ihrem eigenen Besten nutzen. Zeigen Sie Ihrem Kind, wie sich Ihr besseres Ich verhält, zeigen Sie ihm, wie Sie Ihre Rechte verteidigen und im Beruf, in Ihren sozialen Beziehungen oder in Ihrem Streben nach Glück Ihre Ziele erreichen. Ich kann Ihnen versichern, dass das Gehirn Ihres Kindes das, was Ihr Vorbild es lehrt, aufsaugen wird wie ein Schwamm.

Ihr besseres Ich zu sein heißt nicht, dass Sie so tun müssen, als seien Sie perfekt, denn das sind Sie nicht und das ist niemand. Haben Sie keine Angst, sich so zu zeigen, wie Sie sind. Meine Kinder haben mich lachen und weinen sehen, sie haben miterlebt, wie ich mich geärgert, um Verzeihung gebeten, mich geirrt und Recht gehabt habe. Ich will nichts verheimlichen, sondern mich zeigen, wie ich bin. Und doch versuche ich auch, das komplette Verhaltensrepertoire, über das ich als menschliches Wesen verfüge, zu ihrem Besten einzusetzen. Wenn ich traurig bin, dann demonstriere ich ihnen, dass es gut ist, seine Gefühle zu zeigen und um Hilfe zu bitten. Wenn ich ärgerlich bin, versuche ich, dies in angemessener Form zu äußern und ihnen zu vermitteln, dass auch ihr Papa, genau wie alle anderen Leute, ein Recht hat, sauer zu sein. Und wenn ich fröhlich bin oder positive Emotionen spüre, lasse ich sie auch daran teilhaben. In Sachen Gesundheit habe ich versucht mich zu bessern, um ihnen ein gutes Vorbild zu sein. Zwei Wochen nach der Geburt meines ersten Kindes habe ich das Rauchen aufgegeben. Ich war Kettenraucher, und niemand aus meinem Umfeld glaubte, dass ich es jemals schaffen würde, damit aufzuhören. Doch als ich mir bewusst machte, wie sehr ich mein Kind durch mein Beispiel beeinflusse, wurde mir eines klar: Ich wollte auf keinen Fall, dass sein Gehirn das Bild seines Zigaretten rauchenden Vaters abspeicherte.

Ich dachte einen Tag darüber nach, und dann hörte ich von jetzt auf gleich auf: ohne Pflaster oder andere Medikamente. Meine einzige Motivation war der Wunsch, meinen Kindern ein gutes Vorbild zu sein. Ihr Kind betrachtet Sie als sein Vorbild. Zeigen Sie sich ihm von Ihrer besten Seite.

Gewünschtes Verhalten positiv verstärken

Ich erlebe es immer häufiger, dass Eltern, nachdem sie ein Buch über die Montessoripädagogik gelesen oder mit einem Freund gesprochen haben, der keine psychologischen oder neurologischen Vorkenntnisse besitzt, Vorbehalte gegen die positive Verstärkung äußern. Einer verbreiteten Vorstellung zufolge wird ein Kind, das für ein gewünschtes Verhalten belohnt oder gelobt wird, entweder von dieser positiven Verstärkung abhängig (es tut nur das, wovon man ihm sagt, dass es gut ist) oder narzisstisch (es denkt, dass es immer alles richtig macht). Und in der Tat weisen manche Studien darauf hin, dass ein Kind, wenn wir sein Wohlverhalten undifferenziert verstärken, sich am Ende womöglich für eine Art Gott hält oder dass es allzu sehr von der Bewertung anderer abhängig wird, wenn wir es für jede Kleinigkeit loben oder belohnen, die es richtig macht. Wie Sie sich denken können, sind auf diesem genau wie auf vielen anderen Gebieten vor allem die Extreme von Übel, und natürlich kann ständiges Loben für das Selbstwertgefühl eines Kindes von Nachteil sein. Andererseits aber weisen sämtliche Studien darauf hin, dass Verstärker, die im richtigen Moment und im richtigen Maß eingesetzt werden, bei der Erziehung eine wesentliche Rolle spielen. Wenn Sie wissen, wann und wie Sie bestimmte Verhaltensweisen verstärken müssen, versichere ich Ihnen, dass Sie die Schlacht schon zu 90 Prozent gewonnen haben, und dass die Erziehung Ihrer Kinder dann für alle Beteiligten unendlich viel befriedigender verlaufen wird. Und zwar, weil wir Eltern einfach darauf angewiesen sind, dass die Kinder sich nach und nach einige Verhaltensweisen aneignen; und auch, weil die Kinder sich in aller Regel sicherer fühlen, wenn sie die Spielregeln kennen und sich nach ihnen richten können. Verstärken bedeutet, ein Verhalten zu festigen, und ist nicht etwa ein »behavioristisches« Zerrbild von Erziehung, sondern eine völlig natürliche Tendenz. Fakt ist, dass man ohne Verstärker nicht erziehen kann, weil wir das Verhalten unserer Kinder schon durch ganz spontane Reaktionen verstärken etwa dadurch, dass wir es anlächeln, wenn es uns voller Stolz etwas zeigt, oder dass wir ein zufriedenes Gesicht machen, wenn es etwas Neues gelernt hat. Es gibt ganz unterschiedliche Arten von Verstärkern: von materiellen Belohnungen wie einem Spielzeug bis hin zu einem Lächeln, auch wenn etliche Studien darauf hinweisen, dass materielle Belohnungen als Verstärker nur sehr wenig (oder sogar das Gegenteil) bewirken, die einfachen Gesten dagegen sehr viel. Das Interessanteste am Konzept der Verstärkung ist nicht das, was Sie tun oder was Ihr Kind tut, sondern das, was in seinem Gehirn passiert, wenn es belohnt wird. Jedes Mal, wenn ein Kind sich bestätigt fühlt, schütten einige sehr spezielle Nervenzellen in der Hirnregion, die die Motivation steuert, eine Substanz aus, die wir unter dem Namen Dopamin kennen. Dank dieser Substanz kann das kindliche Gehirn einen Zusammenhang zwischen dem betreffenden Verhalten und dem Gefühl der Befriedigung oder Belohnung herstellen. Ganz einfach ausgedrückt kann man sagen, dass die Befriedigung Dopamin produziert und dass das Dopamin eine Verknüpfung zwischen zwei Vorstellungen oder zwei Neuronen ermöglicht. Ich gebe Ihnen ein sehr anschauliches Beispiel, damit Sie es wirklich verstehen: Wenn Ihr Kind eines schönen Tages aus Neugier eine Schachtel aufmacht, die Sie im Küchenschrank aufbewahren, und in dieser Schachtel Schokoladenkekse entdeckt, dann wird sein

Gehirn im selben Augenblick eine große Befriedigung verspüren. Diese Befriedigung bewirkt beim Kind, dass es diesen Akt im Besonderen und das Herumstöbern im Allgemeinen mit dem *Gefühl der Befriedigung* in Zusammenhang bringen wird. Und so entsteht fast sofort eine Verknüpfung zwischen den Neuronen, die bei Hunger aktiv sind, und jenen, die die Keksschachtel repräsentieren.

Dieser einfache Sachverhalt, den ich Ihnen soeben beschrieben habe, ist der Grundmechanismus des Lernens. Dank der Belohnung, die es bekommen hat, hat das Kind **gelernt**, dass die Schachtel einen Haufen Schokoladenkekse enthält, die sein Bedürfnis nach Zucker stillen können. Das ist ein sehr wirkungsvoller Ansatz, weil alle Eltern, die versuchen, ihr Kind zu erziehen, letztendlich genau das wollen: dass es lernt, beziehungsweise dass es in seinem Gehirn Verknüpfungen herstellt, die es ihm ermöglichen, selbstbestimmt zu leben, seine Ziele zu erreichen und glücklich zu sein. Ihr Kind wird Gewohnheiten, Denkweisen, Grundsätze, Werte und Kenntnisse von Ihnen lernen. Wenn es Ihnen gelingt, solche Verhaltensweisen, die ihm Ihrer Meinung nach guttun, mit der Belohnung zu verbinden, die darin besteht, dass es Zufriedenheit oder Anerkennung verspürt, verhelfen Sie ihm zu einem angemessen, motivierten Verhalten.

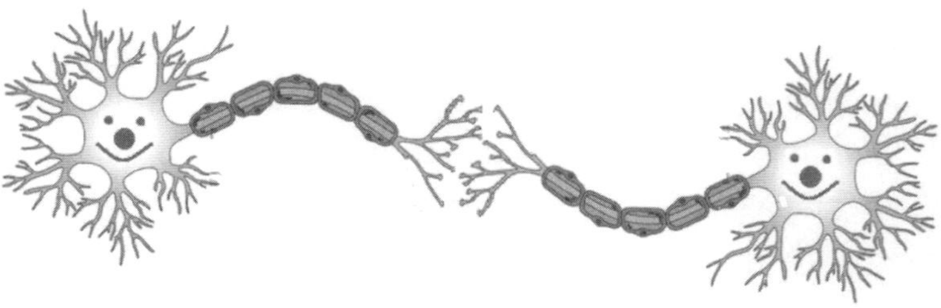

Wenn ich die Keksschachtel öffne,
stille ich meinen Hunger und es geht mir gut.

Die Anwendungsmöglichkeiten dieses Grundprinzips sind nahezu unbegrenzt: Sie können Ihrem Kind helfen, sauber zu werden, seine Lust am Lesen wecken, es zu positivem Denken oder zur Selbständigkeit (etwa beim Essen oder Sich-Anziehen) animieren und sogar Verhaltensauffälligkeiten vorbeugen. Wenn es Ihnen gelingt, die positiven Verhaltensweisen Ihres Kindes angemessen zu verstärken, werden Sie feststellen, dass es spürbar seltener wütend oder frustriert wird, weil sein Gehirn schon vorher weiß, was im jeweiligen Augenblick angemessen oder nicht angemessen ist. Fangen wir also an!

Verstärken – aber wie?

Es gibt viele Methoden der Verstärkung; einige zeigen Wirkung, andere nicht und manche sind sogar kontraproduktiv. Wenn Sie Ihr Kind belohnen, müssen Sie auf *Verhältnismäßigkeit* achten. Für das kindliche Gehirn ergibt es nicht den geringsten Sinn, wenn Sie es dafür, dass es auf Ihre Bitte hin den Fernseher ausschaltet, mit einer *Star-Wars*-Figur belohnen. Oder wenn Sie die Tatsache, dass es ohne Protest gebadet hat, mit einem dürren »sehr gut« quittieren. Die wirkungsvollsten Belohnungen sind die, die zu dem betreffenden Verhalten *passen*, das heißt: Wenn das Kind auf Ihre Bitte hin ohne Murren in die Badewanne steigt, können Sie dieses Verhalten am besten dadurch verstärken, dass Sie die Wanne bis obenhin mit Schaum füllen oder mit ihm zusammen baden. Und wenn es den Fernseher ausgeschaltet hat, bestünde die beste Verstärkung darin, ihm eine Alternative zum Fernsehen anzubieten und beispielsweise eine Kissenschlacht zu veranstalten.

Die Art der Verstärker oder der Belohnungen, die wir auswählen, ist auch deshalb so wichtig, weil manche nicht zielführend oder sogar kontraproduktiv, andere dagegen für das Kind befriedigender und daher wirkungsvoller sind. Materielle Verstärker sind, anders, als Sie vielleicht meinen, für das Kind in der Regel weniger attraktiv und daher weniger wirkungsvoll als emotionale Verstärker. Die *Star-Wars*-Figur ist also, um dies noch einmal in aller Deutlichkeit zu sagen, weniger wirkungsvoll als die Kissenschlacht, obwohl man das Gegenteil erwarten könnte. Hierfür gibt es zwei Gründe. Erstens ist es für das Gehirn leichter, Verbindungen zwischen benachbarten Neuronengruppen herzustellen, will sagen: Es kann ein sozial angemessenes Verhalten (den Fernseher auszuschalten) besser mit einer sozialen Aktivität (der Kissenschlacht) als mit einem materiellen Gegenstand (der *Star-Wars*-Figur) in Verbindung bringen. Zweitens ruft das Spielen mit einem Erwachsenen eine andere emotionale Reaktion hervor als die Spielzeugfigur. Es ist effektiver, wenn es darum geht, die Dopamin ausschüttenden Neuronen zu aktivieren, und deshalb auch besser geeignet, das gewünschte Verhalten zu verstärken. Wie die nachfolgende Abbildung veranschaulicht, ist die Zahl der Verknüpfungen – die Verbindung, die zwischen den Neuronen entsteht – im zweiten Fall größer als im ersten.

Materielle Belohnung	**Emotionale oder soziale Verstärkung**

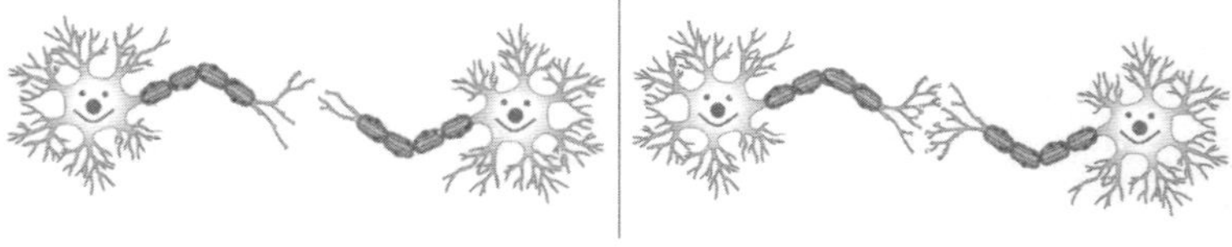

Wenn ich gehorche, → bekomme ich etwas, das ich haben will.	Wenn ich gehorche, → fühle ich mich zufrieden.

Der Nachteil materieller Belohnungen besteht jedoch nicht nur darin, dass sie wenig bewirken. Jedes Mal, wenn Sie ein Verhalten Ihres Kindes verstärken, vermitteln Sie ihm eine Botschaft und erziehen es zu bestimmten Werten. Wenn es einer Aufforderung folgt oder hilft und Sie daraufhin mit ihm spielen oder sich bei ihm bedanken, dann versteht es, dass kooperatives Verhalten Gemeinschaft stiftet, und das ist ein wichtiger Wert. Wenn Sie ihm dagegen ein Spielzeug kaufen, weil es etwas gut gemacht hat, wird es den Eindruck gewinnen, dass es im Leben wichtig ist, Dinge zu besitzen. Und dann wird es, wenn es größer ist, vermutlich viele Dinge haben müssen, um Zufriedenheit und Anerkennung zu verspüren. Das bedeutet, dass Sie Ihr Kind auf diese Weise – es sei denn, es würde Millionär und könnte es sich leisten, immer seinen Launen nachzugeben und sich zu kaufen, was es gerade braucht, um sich besonders oder wichtig zu fühlen – höchstwahrscheinlich darauf programmieren, sich wertlos und unglücklich zu fühlen. Und selbst wenn Sie sicher wären, dass Ihr Kind später einmal nur so im Geld schwimmt, ist der Einsatz von materiellen Verstärkern dennoch eine schlechte Strategie, weil Ihr Kind durch diese langsamer lernt und den Wert von Zuneigung und wechselseitiger Hilfe nicht wirklich verstehen wird. Meiner Meinung nach gilt folgende Faustregel: Je weniger materielle Verstärker Sie einsetzen, desto besser!

Mit dem Essen ist es ähnlich. Wenn Sie Ihr Kind daran gewöhnen, dass es nach jedem wunschgemäßen Verhalten eine Leckerei, vielleicht etwas Süßes oder eine Tüte Pommes, bekommt, dann erweisen Sie ihm einen schlechten (und folgenschweren) Dienst. Süßigkeiten und fetthaltige Lebensmittel können den Zuckerspiegel rasch ansteigen lassen und so einen Effekt hervorrufen, der für das kindliche Gehirn wirklich angenehm ist. Neurochemisch betrachtet ist der Zuckerschub, den ein Stück Schokolade bewirkt, nicht leicht zu übertreffen, und wenn das Kind größer wird und sich zufrieden fühlen will, kann es sein, dass sein Gehirn nach etwas Süßem oder einem anderen Produkt verlangt, um diese Zuckerabhängigkeit, die wir in ihm erzeugt haben, zu befriedigen. Wenn Sie nicht wollen, dass Ihr Kind Genussmittel braucht, um sich wohlzufühlen, empfehle ich Ihnen, es nicht mit Leckereien zu belohnen. In manchen Fällen kann man kindliches Verhalten mit Aktivitäten verstärken, die auch etwas Süßes beinhalten. So können wir unser Kind im Sommer zum Beispiel mit einem Ausflug in die Eisdiele belohnen: einer Aktivität, bei der der Spaziergang mit dem Papa oder der Mama genauso wichtig ist wie das Eis.

Als Faustregel aber rate ich Ihnen, das Verhalten Ihres Kindes durch eine soziale Belohnung zu verstärken, das heißt, sich bei ihm zu bedanken, es zu loben, es mit einer kleinen Extraverantwortung auszuzeichnen, wie etwa Ihre Post öffnen zu dürfen, oder ihm Ihre Zeit zu schenken, sich mit ihm auf den Boden zu setzen und das zu spielen, was es am liebsten mag. Die folgende Tabelle ordnet die verschiedenen Formen der Belohnung nach Wirksamkeit und Unwirksamkeit.

Wirksame Belohnungen	**Weniger wirksame Belohnungen**
• mit dem Kind Zeit verbringen und spielen, was es möchte • ihm Verantwortung übertragen (ihm z. B. den Schlüsselbund anvertrauen) • ihm etwas Besonderes erlauben (dass es z. B. entscheidet, was es zum Abendbrot gibt) • ihm sagen, dass es das gut gemacht hat • es beglückwünschen • sich bei ihm bedanken	• Spielzeug und andere materielle Belohnungen • Essen • ihm sagen, dass es das gut gemacht hat, aber noch besser kann • es vor anderen Leuten so lange beglückwünschen, bis ihm das peinlich wird

Es ist sehr wichtig, dass Sie bei der Wahl der Belohnungen den Geschmack und die Vorlieben Ihres Kindes berücksichtigen. Die einen Kinder helfen ihren Eltern gerne beim Kochen, die anderen lieber beim Autowaschen. Für manche Kinder kann es der wirkungsvollste Verstärker sein, mit ihrer Mutter zu malen, für andere, mit Papa oder Mama eine schöne Geschichte zu lesen.

Auf keinen Fall aber dürfen Sie vergessen, dass die Belohnung für Ihr Kind nicht der Antrieb, sondern eine angenehme Folgeerscheinung sein sollte, die ihm hilft, positives Verhalten zu wiederholen und sich von sich aus dazu zu motivieren. Es hilft wenig, wenn das Kind den Tisch abräumt und dafür als Gegenleistung erwartet, dass seine Mama mit ihm malt, denn auf diese Weise wird es nicht lernen, dass es wichtig, sondern nur, dass es nützlich ist, seiner Verantwortung nachzukommen. Deshalb müssen Sie daran denken, dass Verstärker erst im Nachhinein eingesetzt werden, nachdem das Kind etwas Konstruktives beigetragen hat (»Du hast aber toll das Geschirr abgeräumt! Komm, wir lesen zwei Geschichten!«), und dass es nicht ratsam ist, sie als eine Art Gegenleistung in Aussicht

»Du hast aber toll das Geschirr abgeräumt! Komm, wir lesen zwei Geschichten!«

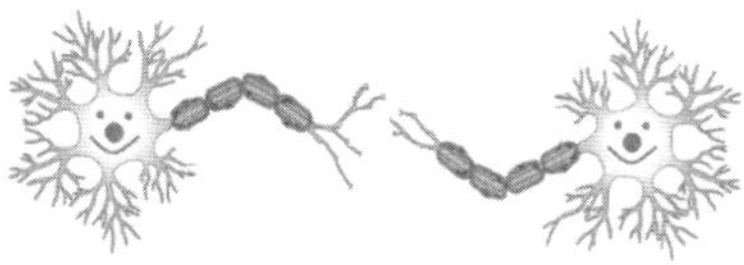

Wenn ich meine Aufgabe erledige, fühle ich mich gut.

»Wenn du lieb bist und das Geschirr abräumst, lesen wir zwei Geschichten!«

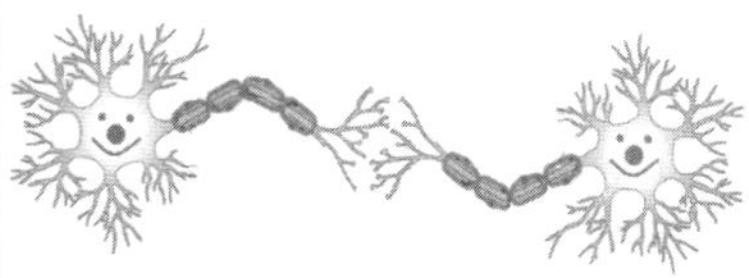

Wenn es eine Belohnung gibt, erledige ich meine Aufgabe.

zu stellen (»Wenn du lieb bist und das Geschirr abräumst, lesen wir zwei Geschichten!«). Für das Gehirn des Kindes ist dieser Unterschied, so klein er auch scheinen mag, von enormer Bedeutung, weil es zwei verschiedene Dinge lernt. Außerdem baut das Kind im ersten Fall Vertrauen und Zufriedenheit auf, während es im zweiten Fall den Eindruck gewinnt, dass seine Eltern ihm nicht vertrauen, sondern es eher wie einen Esel behandeln, dem man eine Mohrrübe vor die Nase halten muss, damit er sich wunschgemäß verhält.

Verstärken – aber wann?

1. **Dann, wenn es nötig ist.** Als erstes sollten Sie wissen, dass Verstärkungen etwas ganz Natürliches sind, das im Leben einfach passiert. Wenn ein Kind herumstöbert und etwas Interessantes findet, verspürt es Befriedigung. Wenn es mit seinem kleinen Bruder spricht, der erst wenige Monate alt ist, und der Kleine es ansieht, verspürt es Befriedigung; und auch das Baby fühlt sich bei der Interaktion mit dem älteren Geschwister wohl, weil es zu einem anderen Menschenwesen in Beziehung tritt. Wir müssen nicht jede Kleinigkeit belohnen und honorieren, die unser Kind tut, denn anerkennende Worte können sich abnutzen, wenn man sie im Übermaß einsetzt. Am besten ist es, dann zu loben, wenn wir einen Fortschritt feststellen – eine neue und positive Verhaltensweise, beispielsweise, dass das Kind sich Mühe gibt oder sich konzentriert, einen Fehler wiedergutmacht oder seine Freude teilen will.

2. **Sofort.** Wir wissen, dass die Belohnung desto wirkungsvoller ist, je rascher sie auf das betreffende Verhalten folgt. Das Gehirn arbeitet in Sekundenbruchteilen, will sagen: Wenn ein Zusammenhang zwischen zwei Verhaltensweisen hergestellt werden

soll, zum Beispiel zwischen dem Wegräumen der Spielsachen und einem Gefühl der Befriedigung oder dem dankbaren Lächeln der Mutter, müssen diese beiden Erfahrungen möglichst dicht aufeinanderfolgen.

3. **Nach und nach.** Manchmal kann ein Verstärker nicht sofort eingesetzt werden, weil gewisse Herausforderungen und Vorhaben größere Belohnungen erfordern. Nehmen wir einmal an, Sie hätten Ihrem Kind das Ziel gesetzt, eine ganze Woche lang seine Schmutzwäsche jeden Tag in den Wäschekorb zu legen. Für ein Kind kann das eine große Herausforderung sein, aber wir können ihm helfen, Erfolg zu haben und zufrieden zu sein: zum Beispiel, indem wir Kreidestriche auf eine Tafel malen oder ein lachendes Gesicht auf ein Blatt Papier zeichnen und immer dann neben den Wäschekorb legen, wenn es seine Aufgabe erfüllt hat. Auf diese Weise sorgen wir nicht nur dafür, dass sich das Kind bei jedem wunschgemäßen Verhalten belohnt und gelobt fühlt: Durch solche kleinen und erreichbaren Befriedigungen lernt das Kind außerdem, sich die Wartezeit bis zur abschließenden Belohnung in kürzere Etappen einzuteilen. Das ist für das Gehirn alles andere als einfach, aber diese Fertigkeit unterscheidet Menschen, die ihre Ziele zu erreichen vermögen, von solchen, die dazu nicht in der Lage sind. Sie können Ihrem Kind also einen großen Gefallen tun, wenn Sie ihm beibringen, langfristige Projekte in kleine Etappenziele zu unterteilen.

4. **Dann, wenn das Kind etwas besser macht.** Der vielleicht häufigste Fehler, den ich bei der Kindererziehung beobachtet habe, ist, dass Eltern nicht in der Lage sind, Veränderungen zu honorieren. Wir Eltern geraten oft in Situationen, die uns nicht gefallen. Geschwister, die sich hauen, ein Kind, das seine Mitschüler beißt

> oder eines, das sich einfach nicht anziehen will, wenn wir es dazu auffordern. Was das betrifft, gebe ich Ihnen jetzt einen Rat, der das Gewicht Ihres Kindes in Gold wert ist: Warten Sie nicht, bis sich Ihr Kind wunschgemäß verhält. Belohnen Sie Ihr Kind schon dann, wenn es die Dinge ein bisschen besser oder ein bisschen weniger schlecht macht als am Vortag.

Seit 15 Jahren arbeite ich mit Patienten, die schwere und sehr schwere Verhaltensprobleme haben, und ich kann Ihnen versichern, dass es in all diesen Fällen ein Patentrezept gibt, das diesen Menschen hilft, ihr Verhalten zu verbessern, nämlich: kleine Fortschritte zu bemerken und zu würdigen. Natürlich wäre es wunderbar, wenn sich ein Mensch von heute auf morgen ändern könnte. Wenn wir zu einem zweijährigen Kind sagen könnten: »Jakob, ich will, dass du dir das Beißen abgewöhnst«, und Jakob sein Benehmen sofort ändern würde. Doch wir wissen, dass das Gehirn so nicht funktioniert. Das Gehirn verändert sich nach und nach über Wiederholungen und allmähliche Annäherungen. In diesem Zusammenhang sage ich gerne, dass das Herbeiführen von Veränderungen im Gehirn eines Kindes ungefähr so ist, wie einen neuen Weg über eine Wiese zu bahnen. Ein Kind, das sich daran gewöhnen soll, den neuen Weg zu benutzen, muss es zuallererst einmal schaffen, seinen Fuß nicht auf den alten Weg zu setzen. Dann muss es weiter in die Richtung gehen, die wir ihm weisen. Drittens muss es den neuen Weg über Tage und Wochen hinweg viele Male gehen, damit das Gras plattgetreten wird und schließlich ein Pfad entsteht. Und viertens muss es darauf vertrauen, dass das Gras den alten Weg, auf den wir nicht zurückkehren wollen, wieder zuwuchert. Vor diesem Hintergrund gibt es kein besseres Mittel, ein Kind zu einem bestimmten Verhalten zu motivieren, als es zu verstärken, sobald das Kind auch nur seinen Fuß auf den Weg setzt, auf dem es gehen soll.

Pseudoverstärker

Pseudoverstärker sind alle diejenigen Formen der Anerkennung, Belohnung oder Verstärkung, hinter denen sich eine Falle verbirgt und die mithin kontraproduktiv sind.

1. **Verstärker, die eine Unzufriedenheit erkennen lassen.** Wenn wir eine positive Situation nutzen, um Unzufriedenheit zu äußern oder noch etwas mehr zu verlangen, wird das Gehirn des Kindes keine Befriedigung, die als Verstärker dienen könnte, sondern Frustration verspüren. Wenn Lottas Mama zum Beispiel zu ihr sagt: »Du hast alles aufgeräumt, aber ich musste es dir dreimal sagen«, wird das Kind den Tadel spüren und lernen, dass sich die Mühe nicht lohnt.

2. **Verstärker, die nachtragend sind oder Schuldgefühle wecken.** Wenn Ihr Kind sich beim Anziehen wunschgemäß verhält und Sie daraufhin etwas zu ihm sagen wie: »Sehr gut, Paul, heute hast du dich allein angezogen, nicht wie sonst«, dann wird sein Gehirn sofort die Last des Vorwurfs spüren, und die Verstärkung hat ihre Wirkung völlig verfehlt.

3. **Verstärker, die eine Verpflichtung nach sich ziehen.** Wenn wir zu einem Kind sagen: »Sehr gut, Anna, ich erwarte, dass du das ab jetzt immer so machst«, dann wird sein Gehirn sofort erkennen, dass dieser Kommentar eigentlich kein Lob, sondern eine Forderung darstellt. Und dann wird es keine Befriedigung, sondern Frustration verspüren.

Die folgende Abbildung veranschaulicht, was Pseudoverstärker im Gehirn des Kindes auslösen.

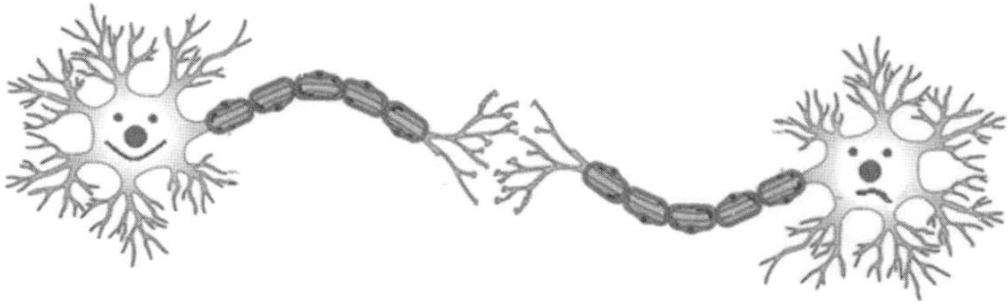

Wenn ich mir Mühe gebe oder mich gut benehme,
→ fühle ich mich traurig und frustriert.

Wie Sie sehen können, besteht der unmittelbare Effekt darin, dass sich das Kind traurig oder frustriert fühlt. Das bedeutet kurzfristig dass der Verstärker nicht wirkt, weil das Gehirn des Kindes keine Befriedigung verspürt. Es ist also durchaus möglich, dass es eine Weile dauern wird, bis sich das Kind wieder einmal wunschgemäß verhält.

Statt zu sagen …

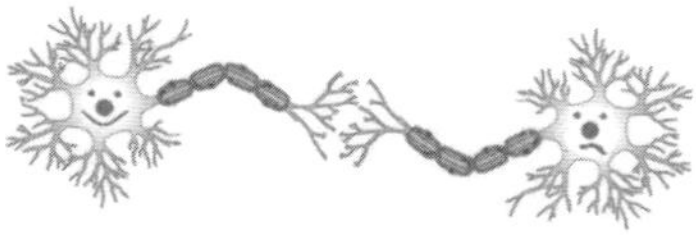

»Das hast du sehr gut gemacht, aber du kannst es noch besser.«

»Sehr gut, du hast dich ganz allein angezogen. Nicht wie sonst.«

»Alicia, das hast du sehr gut gemacht, das machst du ab jetzt immer so!«

Versuchen Sie es mit …

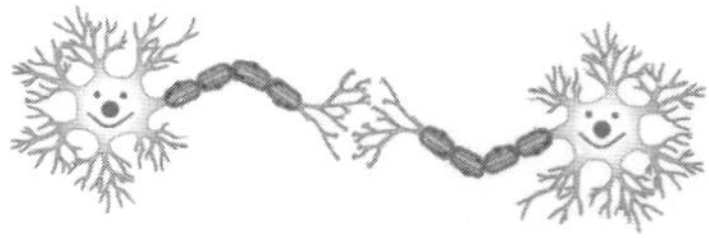

»Das hast du genial hingekriegt!«

»Du hast dich allein angezogen, aber hallo, das hast du ganz toll gemacht!«

»Alicia, du bist eine Superheldin!«

Auf lange Sicht bringt der regelmäßige Einsatz solcher Pseudoverstärker das Kind dazu, emotional auf Distanz zu gehen, weil die Unzufriedenheit, die diese vergifteten Pfeile auslösen, eine emotionale Entfremdung zwischen dem Kind und seinen Eltern verursacht.

Zur Erinnerung

Eine der wichtigsten Eigenschaften erfolgreich erziehender Eltern besteht darin, dass sie das Verhalten Ihres Kindes, das den sozialen Regeln entspricht, durch positive Verstärker festigen oder durch Motivation hervorrufen können. Sie brauchen das Verhalten Ihres Kindes jedoch nicht ständig zu loben; in den meisten Fällen ist seine eigene Befriedigung Verstärkung genug. Der beste Zeitpunkt, Verstärker einzusetzen, ist dann, wenn es etwas Neues gelernt hat oder wenn es in einem bestimmten Verhalten Fortschritte gemacht hat. Und was das Allerwichtigste ist: Verstärken Sie das Verhalten Ihres Kindes durch Anerkennung, Zeit und Zuneigung und nicht durch materielle Belohnungen oder Leckereien!

5.

ALTERNATIVEN ZUR BESTRAFUNG

Hilf anderen, ihre Träume zu verwirklichen,
und du wirst deine eigenen verwirklichen.

LES BROWN

Stellen Sie sich das Gehirn Ihres Kindes wie einen alten Zug mit zwei Dampflokomotiven vor, einer vorne und einer hinten. Die vordere zieht den Zug in Richtung eines positiven Verhaltens, das es ihm ermöglichen wird, im Leben seine Ziele zu erreichen. Die hintere zieht den Zug in Richtung eines negativen Verhaltens, mit dem es sich Probleme und Kummer einhandeln wird. Und jetzt stellen Sie sich bitte vor, dass jedes Wort, das Sie zu Ihrem Kind sagen, ein Holzscheit ist. Unter welchen der beiden Kessel wollen Sie dieses Holzscheit legen? Unter den Kessel der Lokomotive, die in Richtung Zufriedenheit fährt, oder unter den der Lokomotive, deren Zielbahnhof Unzufriedenheit heißt? Frustrierte Eltern machen allzu oft den Fehler, dass sie ihr ganzes Augenmerk auf die ungünstigen Verhaltensweisen ihrer Kinder richten. Und in der

Schule ist es genauso. Manche Lehrerinnen oder Lehrer achten vor lauter Verzweiflung über die mangelnde Kooperation einiger Kinder nur noch auf deren problematisches Benehmen. Wenn wir uns auf das Negative fokussieren, dann ist das so, als würden wir ein Holzscheit unter den Kessel der Lokomotive legen, die in Richtung Probleme fährt. Vielleicht haben Sie das Gefühl, Sie müssten die negativen Verhaltensweisen Ihres Kindes im Blick behalten, damit sie sich nicht wiederholen. Aber in vielen Fällen führt dies nur dazu, dass Sie sein unerwünschtes Verhalten befeuern. Wie Sie im vorigen Kapitel gesehen haben, besteht die beste Strategie, ein Kind zu positivem Verhalten zu motivieren, darin, uns auf das zu konzentrieren, was es gut macht. Wie aber können wir uns auf sein positives Verhalten konzentrieren und gleichzeitig das negative korrigieren? Dafür brauchen wir Alternativen zur Bestrafung.

Warum Strafen nicht funktionieren

Ein Kind zu bestrafen – ihm etwa das Fahrradfahren zu verbieten oder ihm zu sagen, dass es ein Angsthase oder ein Quälgeist ist –, zeitigt drei negative Konsequenzen, die alle Eltern und Erzieher vermeiden sollten. Die erste Konsequenz ist die, dass man dem Kind beibringt, die Bestrafung als gültige Reaktionsform gegenüber anderen einzusetzen. Was hat ein Kind davon, dass es sich wie ein Quälgeist fühlt – und was hat ein Kind oder was hat die Welt davon, dass es nicht Fahrrad fahren darf? Ganz sicher gar nichts. Das Kind wird womöglich nur eines lernen: dass es auf andere losgehen darf, wenn es frustriert ist, und dass ein Teil des angerichteten Schadens dadurch wiedergutgemacht wird, dass sich jemand schlecht fühlt. Ich weiß nicht, was Sie von diesen beiden Botschaften halten, aber für mich steht fest, dass sie sehr weit von den Werten entfernt sind, die ich meinen Kindern vermitteln möchte.

Die zweite Negativkonsequenz aus einer Bestrafung ist die, dass sie den Eindruck von Schuld erweckt. Normalerweise wird die Strafe dann beendet, wenn das Kind anfängt zu weinen oder wenn genug Zeit verstrichen ist, in der es sich schlecht fühlt. In diesem Augenblick, wenn das Kind weint oder wenn seine Würde zerbricht und es um Verzeihung bittet, hebt der Vater oder die Mutter die Strafe normalerweise auf. Ganz schnell lernt ein Kind so, dass wenn es sich wegen einer Sache, die es nicht tun sollte, schlecht fühlt, Mama und Papa ihm verzeihen und es wieder liebhaben. Dieser ebenso einfache wie furchtbare Mechanismus ist der Ursprung des kindlichen Schuldgefühls, das einige Erwachsene ihr Leben lang begleitet. Und als wäre das nicht schon genug, trägt die Strafe obendrein nicht einmal dazu bei, dass das Kind das, was es durch sein schlechtes Verhalten gelernt hat, wieder vergisst, mit anderen Worten: Ein Kind, das bestraft wird, weil es ein anderes Kind geschlagen hat, wird den Schlag dennoch als befriedigende Erfahrung abspeichern. Aus diesen Gründen ist es viel wirkungsvoller, in der Erziehung Grenzen zu setzen, denn Grenzsetzungen sorgen dafür, dass unerwünschtes Verhalten gar nicht erst entsteht. Die folgende Abbildung veranschaulicht, welche ungünstigen Verknüpfungen im Gehirn eines Kindes entstehen können, wenn es für unerwünschtes Verhalten bestraft wird.

Die letzte und meiner Ansicht nach schlimmste Konsequenz von Bestrafung ist das, was das Kind dabei über sich selbst lernt. Wenn wir ein Kind bestrafen, weil es einer Anweisung nicht gefolgt ist, oder wenn wir ihm sagen, dass es frech ist, dann benutzt sein Gehirn diese Information, um ein »Selbstkonzept« zu entwickeln. Jedes Mal, wenn wir dem Kind einen Satz sagen, der mit »Du bist« beginnt, lagert sein Gehirn diese Daten im sogenannten

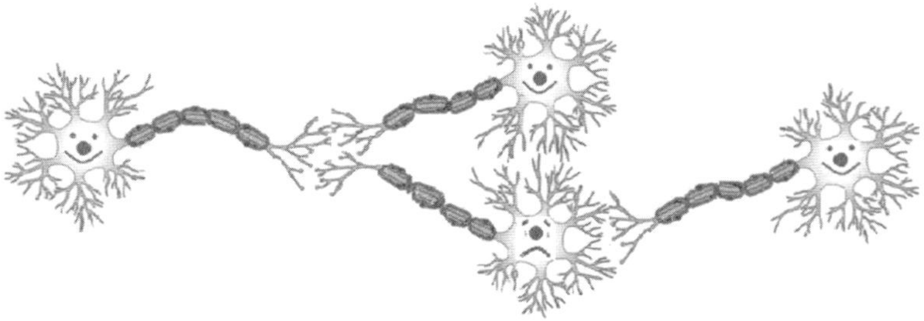

Wenn ich haue, bekomme ich was ich will. →

Wenn ich bekomme, was ich will, fühle ich mich schuldig. →

Wenn ich mich schuldig fühle, vergeben mir meine Eltern und ich fühle mich wieder gut.

»Hippocampus« ein. Dieser Bereich des Gehirns ist dafür zuständig, alle Kenntnisse über die Welt und über sich selbst abzuspeichern, die das Kind befähigen, im Leben Entscheidungen zu treffen. Wenn ein Kind zum Beispiel weiß, dass ein fröhlicher Hund mit dem Schwanz wedelt, wird es sich dazu entschließen, einen Hund, der mit dem Schwanz wedelt, zu streicheln. Wenn es weiß, dass man im Sommer Eis isst, wird es seine Mama an einem heißen Tag um ein herrlich kaltes Eis bitten. Genauso wird ein Kind, das sich für tapfer oder lieb hält, dementsprechend handeln, und ein Kind, dem von seinen Eltern oder Lehrern gesagt wird, dass es frech ist, wird diese Information abspeichern und sich in seinem Verhalten danach richten. Ein Kind, das sich selbst für ungezogen, quengelig, egoistisch oder faul hält, hat keinen anderen Ausweg, als sich mit seinem Verhalten sein Leben lang auf das zu beziehen, was es über sich selbst weiß. So gesehen gibt es wenige Dinge, die dem Selbstkonzept und den Möglichkeiten eines Kindes einen so großen Schaden zufügen können wie solche Negativbotschaften über sich selbst, die sein Gedächtnis sich einprägt.

HIPPOCAMPUS

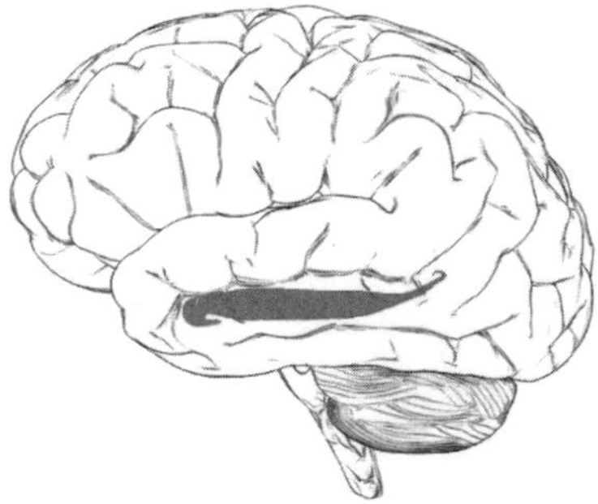

Wissen über die Welt

- Meine Lehrerin heißt Sonia.
- Im Sommer essen wir Eis.
- Hunde wedeln mit dem Schwanz, wenn sie fröhlich sind.

Wissen über sich selbst

- Ich bin ein Angsthase.
- Ich bin ein Quälgeist.
- Ich bin egoistisch.
- Ich bin tapfer.
- Ich kann warten.
- Ich kann teilen.

Pseudostrafen

Ein weiterer Grund dafür, warum Strafen ihre Wirkung verfehlen können, sind die »Pseudostrafen«, wie ich sie nenne. Eine Pseudostrafe ist eine Warnung, Zurechtweisung oder Bestrafung im klassischsten Sinne des Wortes, die das Kind aber nicht etwa davon abbringt, etwas zu tun, sondern es im Gegenteil nur noch mehr dazu motiviert. Pseudostrafen kommen dann zustande, wenn ein Kind, das von seinen Eltern normalerweise nicht genügend Aufmerksamkeit erhält – weil sie wenig Zeit mit ihm verbringen, weil sie nicht in der Lage sind, seine positiven Verhaltensweisen zu verstärken –, lernt, dass seine Eltern es beachten, wenn es etwas falsch macht. So wird der kleine Hugo vielleicht lernen, dass seine Mutter mit ihm schimpft, wenn er sein Brüderchen haut. Für ein Kind, das sich einsam fühlt, ist es viel besser, geschimpft zu werden, als gar nicht beachtet zu werden, und deshalb wird Hugo sein Brüderchen wieder und wieder schlagen. In diesem Fall wird seine Mutter sehr gut daran tun, eine andere Strategie anzuwenden. Sie kann Hugo zum Beispiel loben, wenn er es geschafft hat, sein Brüderchen eine Weile in Ruhe zu lassen. Oder sie kann sich jeden Tag, nachdem sie den Kleinen ins Bett gebracht hat, ein bisschen Zeit nur für Hugo nehmen. Natürlich darf die Mutter nicht zulassen, dass das Kind seinem kleinen Bruder wehtut, aber sie kann sich, statt immer nur auf das Negative hinzuweisen, dazu entschließen, positives Verhalten zu belohnen. Auf diese Weise kann jeder Vater und jede Mutter Pseudobestrafungen vermeiden und den Spieß umdrehen, das heißt, auf das Positive achten, statt das Negative in den Vordergrund zu rücken.

Wie Sie sehen, gibt es viele Gründe, weshalb eine Bestrafung eine zumeist eher plumpe und primitive Strategie der Kindererziehung darstellt. Auch wenn Strafen gelegentlich ihren Zweck erfüllen, ziehen sie doch immer negative Konsequenzen nach sich. Natürlich sollten wir unseren Kindern nicht beibringen, dass sie alles tun dürfen, was sie wollen. Ein Kind dafür zu bestrafen, dass es ein anderes Kind geschlagen hat, ist vermutlich viel besser, als gar nichts zu tun. Ich will damit nur sagen, dass es andere, weniger schädliche und wirkungsvollere Strategien gibt als Strafen. Im Folgenden werden

Pseudostrafe | **Positive Verstärkung**

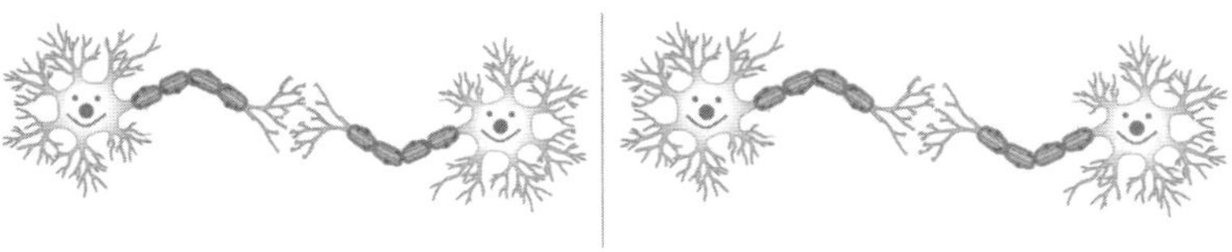

Wenn ich mich schlecht benehme, → beachten sie mich.

Wenn ich mich gut benehme, → beachten sie mich.

Sie feststellen, dass es viele Alternativen gibt, mit deren Hilfe Sie das Verhalten Ihrer Kinder auf sehr viel konstruktivere und positivere Weise korrigieren können als durch Bestrafung.

Helfen Sie dem Kind, es zu schaffen

Der Zweck einer Bestrafung besteht in der Regel darin, dass das Kind etwas lernt und seine Ziele erreicht. Stellen Sie sich vor, Sie wären ein Kardiologe und würden bei einer Routineuntersuchung feststellen, dass Ihre beste Freundin ein Herzleiden hat. Wenn sie keinen Sport treibt und ihre Ernährung nicht umstellt, droht ein Infarkt, der ihre Gesundheit gefährdet. Was würden Sie in einer solchen Situation tun? Würden Sie den Infarkt abwarten und ihr dann Vorhaltungen machen, weil sie sich falsch ernährt und zu wenig bewegt hat, oder würden Sie vorher mit ihr sprechen und ihr helfen, ein paar Kilo abzunehmen und sich gesünder zu ernähren? Wenn Sie ein guter Freund sind, liegt die Antwort auf der Hand: Natürlich würden Sie Ihrer Freundin nach Kräften helfen, ihre Krankheit zu besiegen. Ein guter Vater oder eine gute Mutter hat noch mehr Grund als ein guter Freund, nicht abzuwarten, bis ein Unglück geschieht, sondern etwas zu unternehmen, damit das eigene Kind seine Ziele erreicht und sich gut fühlt. Wenn Sie wissen, dass Ihr Sohn Lukas dazu neigt, seine Schwester zu beißen, wenn er frustriert ist, dann warten Sie nicht den Ernstfall ab, sondern helfen Sie Lukas, das Beißen zu unterlassen: Setzen Sie sich neben ihn und unterstützen sie ihn dabei, sich zu beherrschen, sobald Sie merken, dass er frustriert ist. Wenn Simon nicht kommt, obwohl sein Vater ihn ruft, kann sein Vater natürlich bleiben, wo er ist, weiterrufen und immer ärgerlicher werden. Oder er kann sich entschließen, zu seinem Sohn hinzugehen, ihn sanft bei der

Hand zu nehmen und gemeinsam mit ihm an den Ort zu gehen, wohin er ihn eigentlich hatte rufen wollen. Mit der ersten Methode ist die beiderseitige Unzufriedenheit schon vorprogrammiert; mit etwas Nachhelfen aber werden sich am Ende beide besser fühlen und ihren Platz einnehmen: der Vater als Herr der Situation und Simon dort, wo sein Vater ihn haben wollte. Genauso haben wir die Wahl, wenn Rosa beim Essen trödelt, ob wir ärgerlich werden oder ihr helfen, den Teller mehr oder weniger schnell leerzuessen. Wir können ihr das Fleisch in kleinere Stücke schneiden, ihr einen Löffel geben oder ihr auch erlauben, etwas übrigzulassen, wenn die Kleine wenigstens einen Teil der Portion geschafft hat.

Es hat noch einen weiteren Vorteil, wenn wir dem Kind helfen, Fehler zu vermeiden: Auf diese Weise begünstigen wir das sogenannte »fehlerfreie Lernen«. Diese Technik, die entworfen wurde, um Menschen mit Gedächtnisproblemen beim Lernen zu helfen, geht von der Annahme aus, dass jeder Mensch schneller lernt, wenn er etwas gleich beim ersten Mal richtig macht. Wenn Sie Ihr Kind also dabei unterstützen, eine Sache richtig zu machen, bei der es normalerweise einen Fehlschlag zu erwarten hätte, ermöglichen Sie ihm, sie schneller zu beherrschen.

Zeigen Sie Konsequenzen auf

Im echten Leben hat alles, was wir tun, Konsequenzen. Wenn wir zu spät zu einem Vorstellungsgespräch kommen, hinterlassen wir möglicherweise einen schlechten Eindruck und werden nicht eingestellt. Wenn wir zu schnell fahren, ist es gut möglich, dass wir ein Bußgeld zahlen müssen, und wenn wir uns beim Kochen große Mühe geben, wird das Essen höchstwahrscheinlich köstlich schmecken. Bei dem Stichwort Konsequenzen denken viele Eltern unwillkürlich an eine Bestrafung, doch in aller Regel erübrigt sich diese, weil das Leben ausreichend natürliche Konsequenzen zu bieten hat, die dem Kind zeigen, mit welchen Verhaltensweisen es die besten Resultate erzielt. Erziehungsarbeit kann auch einfach sein: Manchmal müssen Eltern ihrem Kind lediglich anhand einiger Grundregeln verdeutlichen, welche Konsequenzen sein Handeln hat. Stellen wir uns vor, dass es bei Martin zu Hause immer Streit und Ärger gibt, weil er im Spielzimmer regelmäßig ein einziges Chaos hinterlässt. Seine Eltern könnten die Regel aufstellen, dass er immer erst dann ein anderes Spielzeug aus dem Regal nehmen darf, wenn er das, was er nicht mehr braucht, wieder zurückgelegt hat. Auf diese Weise wird das Kind nicht mit einem Spielverbot bestraft: Es kann auf einem Bein herumhüpfen, Purzelbäume schlagen oder so tun, als wäre es ein Amazonaskrokodil. Das Einzige, was Martin nicht tun darf, ist, das nächste Spielzeug schon hervorzuziehen, ehe er das vorige weggeräumt hat.

Ich erinnere mich, dass meine Frau und ich vor ein paar Monaten der Verzweiflung nahe waren, weil eines unserer Kinder so langsam aß, dass es mitunter geschlagene eineinhalb Stunden vor einem Teller Gemüse, einer Tortilla und einem Glas Milch zubrachte. Wenn es endlich bettfertig war, war es auch für uns Zeit, uns schlafen zu legen. Unser Sohn ist kein unartiges Kind und auch kein schlechter Esser, er nimmt sich einfach nur gerne Zeit, denkt sich ständig Sachen aus und redet am liebsten pausenlos. Wir wollten ihm helfen, in einem vernünftigen Zeitfenster mit dem Essen fertigzuwerden, aber alle unsere Versuche waren vergeblich. Monatelang überlegten wir hin und her, wie wir ihn unterstützen könnten, bis uns eines Tages klar wurde, dass es etwas gab, das für ihn noch kostbarer war als das Gespräch beim Abendessen: das Vorlesen vor dem Schlafengehen. Wenn wir an die Sinnhaftigkeit von Strafen geglaubt hätten, hätten wir ihm gesagt, dass er bis zu einer bestimmten Uhrzeit mit dem Essen fertig sein müsse, sonst würden wir ihm nichts vorlesen. Stattdessen stellten wir eine Regel auf: Ab sofort würde das Vorlesen 45 Minuten nach dem Beginn des Abendessens anfangen. Das ist mehr als genug Zeit, um in aller Ruhe zu Abend zu essen. Wir erklärten den Kindern, dass das Vorlesen zur festgesetzten Zeit beginnen würde, ganz gleich, ob sie dann im Bett waren oder nicht. Am ersten Abend nach Inkrafttreten der neuen Regel lief alles wie immer, nur, dass ich mich genau 45 Minuten nach Beginn des Abendessens auf das Bett meines Sohnes setzte und die Geschichte vom kleinen Bären vorlas. Er wollte es nicht glauben, und seine Schwester genauso wenig. Sie wurden furchtbar wütend auf mich und verlangten unter Schluchzen und Tobsuchtsanfällen, ich solle die Geschichte noch einmal von vorne vorlesen.

Sie können sich denken, dass ich das nicht getan habe. Ich wusste, dass sie diese kleine Frustration verkraften würden. Am nächsten Tag hatten sie in 35 Minuten zu Abend gegessen, und wir lasen die Geschichte über den Bären und zwei weitere Geschichten – eine positive Konsequenz daraus, dass sie pünktlich mit dem Essen fertig geworden waren. Seit diesem Abend fangen wir tagtäglich plus/minus 45 Minuten, nachdem wir uns zu Tisch gesetzt haben, mit dem Vorlesen an. Manchmal warten wir noch ein oder zwei Minuten, weil jemand noch mal Pipi machen muss oder sich nicht gründlich genug die Zähne geputzt hat, aber im Großen und Ganzen erscheinen wir alle rechtzeitig zu unserer Verabredung mit den Gutenachtgeschichten. Genauso können auch Sie für die Aufgaben, denen sich Ihre Kinder am häufigsten verweigern, natürliche Konsequenzen festlegen. In der Regel wird das Kind sich an diese Konsequenzen anpassen – und das ist, wie Sie selbst sehen werden, weit wirkungsvoller und erzeugt weniger Schuldgefühle als eine Bestrafung.

Ändern Sie den Blickwinkel

Wie Sie aus dem vorherigen Kapitel vermutlich noch wissen, ist Verstärken viel wirkungsvoller als Bestrafen. Deshalb ist die Strategie, die ich Ihnen jetzt vorstelle, besonders hilfreich. Um sie anzuwenden, müssen Sie in Sachen Belohnung und Bestrafung lediglich Ihren eigenen Blickwinkel ändern. Nehmen wir einmal an, Teresa hat die Angewohnheit, ihre Schwester zu ärgern. Als Gegenmaßnahme würden viele Eltern in einer solchen Situation eine Regel aufstellen: Wenn Teresa ihre Schwester ärgert, darf sie nach dem Snack keinen Zeichentrickfilm sehen. Für Kinder in diesem Alter ist eine solche Konsequenz bis zu einem gewissen Punkt gerecht. Dennoch gibt es wirkungsvollere Alternativen, denn wenn Teresas Eltern diese Regel anwenden, legen sie den Schwerpunkt vor allem auf das Ärgern und auf den Regelverstoß, der zu Frustration führt. Wenn wir hingegen die erwähnte Strategie verfolgen und den Blickwinkel ändern, können wir den Spieß umdrehen, das heißt, praktisch dasselbe tun, dabei aber eine viel positivere Fokussierung vornehmen. Die neue Regel könnte wie folgt lauten: Kinder, die sich gut benehmen, dürfen nach dem Snack noch einen Zeichentrickfilm sehen. Auf diese Weise liegt der Schwerpunkt auf dem guten Benehmen und die Regelbefolgung wird mit einem Gefühl der Zufriedenheit verknüpft. Das ist ein einfacher, aber sehr wirkungsvoller Ansatz, der allerdings auch von den erfahrensten Eltern zuweilen vergessen wird. Versuchen Sie, ihn zu beherzigen und immer eine positive Perspektive einzunehmen, wenn Sie Konsequenzen festlegen; und wenn Sie merken, dass Sie in irgendeinem Kontext immer häufiger zu Bestrafungen greifen, dann denken Sie daran, dass Sie den Spieß umdrehen und die Regel so verändern können, dass Ihr Kind all seine Aufmerksamkeit (und mithin den Teil seines Gehirns, der den Willen kontrolliert) auf das positive Verhalten richtet.

Handlungen wiedergutmachen

Eine weitere Grundregel bei der Korrektur unangemessener Verhaltensweisen ist die, dass Handlungen, bei denen andere Menschen oder Dinge zu Schaden gekommen sind, wiedergutgemacht werden. Für unsere Handlungen Wiedergutmachung zu leisten ist ein Akt der Verantwortung und obendrein sehr wirkungsvoll, weil die Wiedergutmachung sich als natürliche Konsequenz aus der betreffenden Handlung ergibt. Ich erinnere mich an eine Mutter, die mir sehr bedrückt erzählte, dass ihr Sohn Moritz die Angewohnheit habe, Spielsachen mit nach Hause zu bringen, die seinen Freunden gehörten. Wenn sie sich dann peinlich berührt bei den Eltern der anderen Kinder erkundigte, ob diese ihrem Sohn das betreffende Spielzeug geschenkt hätten, lautete die Antwort in der Regel nein, woraufhin die Mutter das Spielzeug persönlich zurückbrachte und sich bei den betreffenden Eltern entschuldigte. Ich empfahl ihr, was mir das Nächstliegende zu sein schien: dass das Kind selbst Verantwortung für sein Handeln übernahm. Etwa einen Monat später traf ich mich erneut mit der besagten Mutter und fragte sie, wie die Sache weitergegangen sei. Ein paar Tage nach unserem letzten Gespräch, so berichtete sie, sei Moritz bei einem Freund zu Besuch gewesen und habe danach ein paar Sticker bei sich gehabt. Zu Hause stellte sich heraus, dass die Sticker nicht ihm gehörten, und die Mutter eröffnete ihrem Sohn, dass er sie am nächsten Tag zurückbringen und sich entschuldigen müsse. Als sie am darauffolgenden Tag vor dem Haus des anderen Kindes standen, fing Moritz an zu weinen und sich zu winden und bettelte, dass seine Mutter die Sticker zurückgeben solle. Seine Mutter, eine sehr sanfte und sehr besonnene Frau, antwortete, dass sie ihm helfen würde. Moritz beruhigte sich ein bisschen und fühlte sich mutiger, weil er wusste, dass seine Mutter bei ihm war: Er gab die Sticker zurück und entschuldigte sich.

Seither sind mehrere Monate vergangen, und es ist nie wieder vorgekommen, dass Moritz von irgendwoher Spielzeug mit nach Hause gebracht hat. Inzwischen bittet er seine Mutter um die Erlaubnis, einige von seinen Spielsachen von zu Hause mitzunehmen und in wechselseitigem Einvernehmen gegen Spielsachen einzutauschen, die seinen Freunden gehören.

Konsequenzen festzulegen ist in der Regel einfacher und weniger traumatisch als in Moritz' Fall. Wenn ein Kind seinen Bruder schlägt, heißt Wiedergutmachung, dass es sich entschuldigt und ihm vielleicht einen Kuss gibt. Wenn einem Kind Essen auf den Boden fällt, soll es das Heruntergefallene aufkehren und in den Mülleimer bringen, und wenn es im Spiel oder aus Ungeschicklichkeit sein Milchglas umstößt, ist es besser – statt mit ihm zu schimpfen oder ihm genervt zu sagen, dass es besser aufpassen soll –, mit ihm gemeinsam einen Lappen zu holen und ihm oder ihr zu zeigen, wie man die verschüttete Milch aufwischt. Sein Gehirn wird auf diese Weise schneller lernen, vorsichtig mit den Dingen umzugehen, und es wird keine traumatische, sondern eine anregende Erfahrung sein. Und außerdem, wie ich immer zu meinen Kindern sage: »Wieso soll ich das wegmachen? Ich habe es nicht umgeworfen, und außerdem hast du auch zwei Hände!«

Zur Erinnerung

Eine Bestrafung ist die unangenehmste und unpädagogischste Konsequenz, mit der sie auf das Verhalten Ihres Kindes reagieren können. Manche Kinder suchen den Konflikt oder die Bestrafung, weil sie wollen, dass ihre Eltern ihnen mehr Aufmerksamkeit schenken. Vergessen Sie nie, dass alle Kinder eine große Portion an Zuwendung und Zeit zum gemeinsamen Spielen von ihren Eltern brauchen.

Wenn Sie mit Ihrem Kind schimpfen, bestrafen Sie es nur für seine Bedürfnisse und verstärken seine unerwünschten Verhaltensweisen. Suchen Sie nach wirkungsvollen Alternativen, damit Sie nicht in die Dynamik des unangemessenen Verhaltens hineingezogen werden. Legen Sie klare Konsequenzen fest, bestehen Sie darauf, dass Ihr Kind Handlungen, durch die andere Menschen oder Dinge zu Schaden gekommen sind, wiedergutmacht, und vor allem: Helfen Sie ihm dabei, die Dinge wieder in Ordnung zu bringen, wenn Sie spüren, dass die Stimmung kippt. Denken Sie daran, dass ein guter Freund nicht an der Haustür wartet, bis Sie kommen, um ihn zu begrüßen, sondern dass er Ihnen auf halbem Weg entgegenkommt. Auch Sie können Ihrem Kind auf halbem Weg entgegenkommen und ihm helfen, das zu tun, was Sie von ihm erwarten. Seien Sie nicht verärgert oder frustriert, sondern sorgen Sie dafür, dass es sich wie ein Held fühlt!

6.

UNAUFGEREGT GRENZEN SETZEN

Ein disziplinierter Geist führt zum Glück,
ein undisziplinierter zum Leid.

DALAI LAMA

Grenzen waren in der Pädagogik schon immer ein umstrittenes Thema. Pädagogische Strömungen und Eltern in aller Welt sind entschlossen, Grenzen und Regeln auf ein Minimum zu reduzieren. Die Ersten, die nicht damit einverstanden sind, wenn ihnen in der Erziehung Grenzen gesetzt werden, sind die Kinder selbst. Es gibt keinen besseren Weg, mit der dunkelsten Seite jedes beliebigen Kindes Bekanntschaft zu schließen, als ihm eine Grenze zu setzen, mit der es nicht gerechnet hat. Selbst das sanftmütigste Kind kann sich in einen kleinen Teufel verwandeln, wenn es die Frustration erlebt, eine Grenze einhalten zu müssen, die vorher nicht da war. Deshalb fällt es natürlich vielen Eltern und pädagogischen Fachkräften schwer und kostet sie große Mühe, Grenzen zu formulieren und deren Einhaltung durchzusetzen. Die Panik vor der Auseinandersetzung mit dem wütenden Kind oder der Schmerz darüber, es leiden zu sehen, hat pädagogische Theorien hervorgebracht, die auf einem Minimum an Grenzsetzungen basieren. Nach meiner Erfahrung und aus Sicht führender Pädagogen ist dies jedoch ein großer Fehler.

Als Neuropsychologe kann ich jedem Vater und jeder Mutter, jedem Erzieher und jeder Erzieherin garantieren, dass Grenzen für die Entwicklung des Gehirns eine wesentliche Rolle spielen. Das lässt sich dadurch belegen, dass eine komplette Gehirnregion ausschließlich dafür vorgesehen ist, Grenzen zu ziehen, durchzusetzen und dem Menschen dabei zu helfen, Frustrationserlebnisse zu verkraften, die mit der Einhaltung dieser Grenzen einhergehen. Ja mehr noch, diese Region, von der ich spreche, der »präfrontale« Teil des Gehirns, ist ohne jeden Zweifel von allen Gehirnregionen diejenige, die am nötigsten dafür ist, glücklich zu werden. Wenn ich mit einem Patienten zu tun habe, bei dem diese Region beschädigt ist, dann sitze ich vor einem Menschen, der außerstande ist, seine Wut zu bezähmen, der die Grenzen anderer Menschen missachtet und der auch die gesellschaftlichen Regeln, die er einhalten müsste, um seine Ziele zu erreichen, nicht respektieren kann.

Das Gehirn des Menschen hat Jahrmillionen darauf verwandt, diese Strukturen der Grenzsetzung zu entwickeln, weil sie, in grauer Vorzeit nicht anders als jetzt, seine Chancen erhöhen, zu überleben und mit anderen Menschen eine Gesellschaft zu bilden.

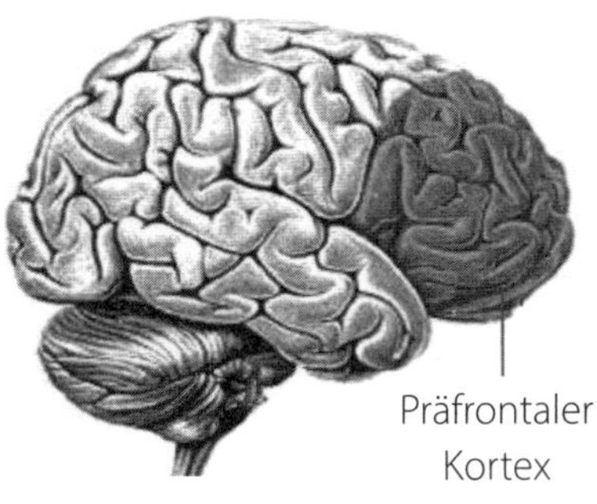

Präfrontaler Kortex

- Normen verinnerlichen
- Selbstbeherrschung
- Planen
- Organisieren
- Probleme lösen
- Fehler erkennen

Manche Eltern geben sich viel Mühe, das Setzen von Grenzen zu verurteilen, ohne sich bewusst zu machen, wie unangemessen es ist, dem Kind jedes Mal seinen Willen zu lassen, wenn es bei Tisch nicht essen, wenn es nicht laufen, sondern getragen werden oder wenn es *jetzt sofort* gestillt werden will. Auch Eltern müssen ihre eigenen Bedürfnisse und Wünsche formulieren und durchsetzen, damit ihr Kind die Erfahrung macht, dass Grenzen normal sind und zum Leben dazugehören. Nehmen wir das vielleicht umstrittenste Beispiel: das Stillen. Ab dem dritten oder vierten Lebensmonat ist das Kind, ohne unruhig zu werden, in der Lage, eine kleine Weile zu warten, bis seine Mutter ihm die Brust gibt. Das heißt, dass die Mutter das Stillen ihres Säuglings bis zu einem gewissen Grad planen kann. Wenn sie eine Autofahrt plant, kann sie dem Kind die Brust geben, ehe sie losfährt, damit das Kind nicht während der Fahrt Hunger bekommt. Wenn sie auf den Bus wartet, kann sie in aller Ruhe warten, bis sie bequem im Bus sitzt, ehe sie ihren Säugling stillt. Zweifellos ist das Stillen nach Bedarf die beste Option – und doch verträgt es sich nicht mit dem Anliegen, dem Kind beizubringen, dass er oder sie in bestimmten Situationen auch einen Moment lang warten kann.

Bei der Erziehung spielen Grenzen eine entscheidende Rolle, denn sie sind bedeutsam für die Entwicklung des Kindes. Wir wissen, dass sein akademischer und gesellschaftlicher Erfolg maßgeblich von seiner Fähigkeit abhängt, selbst Grenzen zu setzen und sie zu kontrollieren. Jedes Lehrerkollegium wird Ihnen sagen, dass die Kinder von heute Grenzen noch nötiger brauchen als Liebe oder Zuneigung. Selbst eine so verbreitete Störung wie ADS ist großenteils durch den Mangel an Grenzen verursacht. Wir werden weiter unten noch darüber sprechen, inwiefern Grenzen die intellektuelle und emotionale Entwicklung des Kindes fördern und dem Aufmerksamkeitsdefizit und anderen Syndromen vorbeugen können.

In diesem Kapitel erkläre ich Ihnen, nachdem ich Sie nun hoffentlich davon überzeugt habe, dass das Gehirn des Kindes dringend auf die Fähigkeit angewiesen ist, Grenzen zu verinnerlichen und einzuhalten, wie Sie Grenzen ziehen und durchsetzen können, die sich positiv auf seine Entwicklung auswirken. Ganz ohne Drama, weder für Sie noch für Ihr Kind.

Die richtige innere Einstellung

Ich möchte, dass Sie sich eine Szene vorstellen, die Sie vielleicht schon einmal erlebt haben: Stellen Sie sich vor, dass ein Kind von etwa einem Jahr sich dem Schrank unter der Spüle nähert. Es setzt sich hin, öffnet die Tür und entdeckt eine faszinierende Welt aus Reinigungsmitteln, Waschpulver und Spülmaschinentabs. Was würden Sie in dieser Situation tun? Ganz ohne Zweifel würden Sie dem Kind das Produkt, das es schon in die Hand genommen hat, wegnehmen, die Tür schließen und das Kind vom Schrank wegbringen, oder nicht? Also gut. Ich möchte, dass Sie sich diese Szene einprägen und sich in aller Deutlichkeit an dieses Gefühl der ruhigen Bestimmtheit erinnern, das Sie erfüllt hat, als Sie sich vorgestellt haben, wie Ihr Kind nach der Putzmittelflasche greift. Genau diese Einstellung brauchen Sie, um wirkungsvoll und unaufgeregt Grenzen zu setzen. Die Gewissheit, dass das, was Sie da tun, gut für Ihr Kind ist. Die Überzeugung, dass es nichts zu diskutieren gibt und dass Sie sicher sind, wie die Situation zu beenden ist. Wenn Ihr Kind vorhat, ein anderes Kind zu schlagen, aus zu großer Höhe von etwas herunterspringen oder ohne Lätzchen zu essen, muss Ihre Reaktion genauso unmittelbar, klar und sicher sein, wie wenn es nach der Flasche mit dem Putzmittel greift. Sie dürfen einfach nicht zulassen, dass etwas geschieht, von dem Sie nicht wollen, dass es geschieht.

Unangemessenen Verhaltensweisen Grenzen zu setzen ist deshalb so wichtig, weil wir auf diese Weise verhindern, dass im Gehirn unseres Kindes neuronale Verknüpfungen entstehen, die seiner intellektuellen, emotionalen und sozialen Entwicklung nicht zuträglich sind. Nehmen wir ein Beispiel: Wenn ein Kind das Spielzeug eines anderen Kindes haben will, kann es sein, dass es sich entschließt, dem anderen Kind wehzutun, um seinen Willen durchzusetzen. In diesem Fall verspürt das Kind Zufriedenheit darüber, das Gewünschte erreicht zu haben, obwohl es dabei eine sehr wichtige soziale Regel bricht. Wenn wir eine Grenze setzen und dafür sorgen, dass das Kind das Spielzeug nicht bekommt, dann verhindern wir, dass diese Verknüpfung entsteht und das Kind sein Verhalten wiederholt.

Wenn wir Grenzen setzen, unterbinden wir nicht nur unerwünschte Verhaltensweisen und helfen dem Kind so, sich besser zu beherrschen. Wir ermuntern es überdies, nach Alternativen Ausschau zu halten und dadurch flexibler und anpassungsfähiger zu werden.

Ohne Grenzen	**Mit Grenzen**

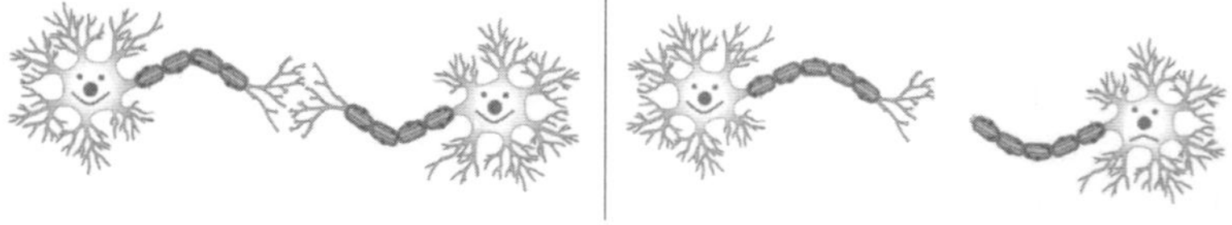

Wenn ich Gewalt anwende, → bekomme ich, was ich will. Ich werde wieder Gewalt anwenden.	Wenn ich Gewalt anwende, → bekomme ich nicht, was ich will. Ich werde nicht wieder Gewalt anwenden.

Wann wir damit beginnen sollten, Grenzen zu setzen

Grenzen gehören, auch wenn dies vielen Eltern nicht bewusst ist, vom Moment der Geburt an zum Leben eines Kindes und es ist wichtig, dass es sich nach und nach an sie gewöhnt. Solange das Kind noch im Mutterleib ist, nimmt es keine Grenzen wahr. Es ist eins mit seiner Mutter und durch keinerlei Schranken von ihr getrennt. Vielleicht ist diese grenzenlose Verschmelzung und Entspannung, die wir in der Gebärmutter fühlen, der Grund dafür, dass es vielen Erwachsenen schwerfällt, Grenzen zu akzeptieren. Doch das ist das Gesetz des Lebens. Außerhalb des Mutterleibs sind die Dinge anders. Auch wenn bei der Entbindung alles gut geht und Mutter und Kind das Glück haben, in den Stunden gleich nach der Geburt nah beieinander zu bleiben und Hautkontakt zu halten, kommt doch irgendwann – wenn die Mutter auf die Toilette und, wenig später, wenn sie unter die Dusche gehen muss – der Augenblick der ersten Trennung. Bei diesen Verrichtungen kann die Mutter nicht bei ihrem Kind bleiben. Und das sind nur die ersten von vielen weiteren Momenten, in denen das Kind, ganz gleich, wie es sich anstellt, nicht das bekommen wird, was es will. In diesen ersten Stunden entstehen die Grenzen ganz von allein, und sie sind unvermeidlich.

Die frühesten Gelegenheiten, bei denen Eltern ihren Kindern Grenzen setzen müssen, ergeben sich in der Regel dann, wenn das Kind etwas mobiler wird. Es kann sein, dass Sie Ihr Kind auf dem Arm haben und es auf den Boden gesetzt werden will oder dass es sich hin und her wälzt, während Sie ihm die Windel wechseln möchten. In solchen Situationen ist es wichtig, dass Sie sich an die Regel mit der Putzmittelflasche erinnern. Halten Sie es in dem betreffenden Moment für angebracht, Ihr Kind auf den Boden zu setzen? Halten Sie es für machbar, einem Kind, das sich ständig hin und her wälzt, eine frische Windel anzuziehen? Wenn Sie diese beiden Fragen mit nein beantworten, dann rate ich Ihnen, sich die Szene mit der Putzmittelflasche zu vergegenwärtigen und Ihr Kind ruhig und liebevoll, aber bestimmt, in die Schranken zu weisen. Natürlich können Sie ihm auch gerne dabei zusehen, wie es sich tausendundein Mal herumwälzt oder etwas in Augenschein nimmt, das auf dem Boden liegt, aber wenn Sie ihm zum betreffenden Zeitpunkt wirklich eine frische Windel anziehen oder es irgendwohin tragen wollen und müssen, dann sollten Sie versuchen, ruhig und bestimmt eine Grenze zu setzen und sanft zu ihm zu sagen: »Jetzt nicht«, oder: »Warte ein bisschen«. Auf diese Weise bahnen Sie im Gehirn Ihres Kindes eine Verknüpfung an, die ihm sein Leben lang von Nutzen sein wird.

Sie werden im weiteren Verlauf des Buches noch erfahren, warum es für das Gehirn des Kindes so wichtig ist, warten zu können. Einstweilen wollen wir uns mit der Information zufriedengeben, dass es für seine emotionale und intellektuelle Entwicklung entscheidend ist. Manchmal ist Grenzen zu setzen mehr, als dem Kind einfach nur zu sagen, dass es bitte ein wenig warten soll, bis es seinen Willen bekommt. Je größer das Kind ist, desto häufiger treten Situationen auf, in denen man das »Jetzt nicht« durch ein klares »Nein« ersetzen muss. Das Prinzip ist jedoch dasselbe. Je bestimmter, klarer, ruhiger

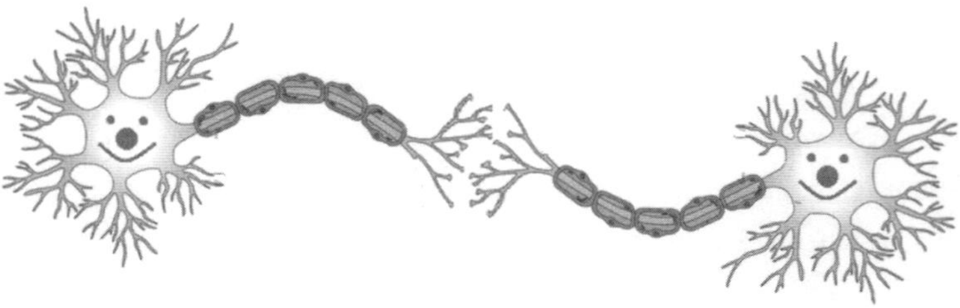

Obwohl ich jetzt etwas haben will,
bin ich in der Lage, ein bisschen zu warten.

und liebevoller Ihnen dieses »Nein« über die Lippen kommt, desto besser wird Ihr Kind es verstehen. Nehmen wir einmal an, Ihr Kind hätte sich mit dem Frühstück sehr beeilt und wollte jetzt noch ein paar Zeichentrickepisoden anschauen, ehe es in die Schule geht. Klammheimlich stiehlt es sich ins Wohnzimmer und schaltet den Fernseher ein. Bei Ihnen zu Hause gibt es aber eine sehr klare Regel, die besagt, dass die Kinder an Schultagen morgens kein Fernsehen schauen dürfen. Natürlich ist Ihr Kind früh aufgestanden und hat in Windeseile gefrühstückt, doch das ändert nichts an dieser Regel. In diesem Fall können Sie wortlos den Fernseher ausschalten, oder Sie können zu Ihrem Kind hingehen, es loben, weil es so schnell gefrühstückt hat, und ihm liebevoll erklären, dass es zwar nicht fernsehen darf, dass sie sich aber fünf Minuten mit ihm zusammen hinsetzen und ihm eine Geschichte vorlesen können. Wie Sie sehen, wird die Regel in beiden Fällen eingehalten, doch die Art und Weise, wie sie durchgesetzt wird, hat sehr unterschiedliche Konsequenzen. Im ersten Fall wird Ihr Kind höchstwahrscheinlich wütend auf Sie werden, während es Ihre Entscheidung im zweiten Fall aller Voraussicht nach respektieren und sich gerne auf Ihren Vorschlag einlassen wird. Was ich Ihnen auf diese Weise verdeutlichen will, ist, dass es viele Arten gibt, Grenzen zu setzen: Die einen können für schlechte Stimmung sorgen und die Beziehung zwischen Eltern und Kindern belasten, und die anderen können Konflikte im Vorfeld vermeiden und wechselseitiges Vertrauen aufbauen. Als nächstes werde ich Ihnen meine »sieben goldenen Regeln, um erfolgreich Grenzen zu setzen« vorstellen und Ihnen erklären, wie Sie Grenzen so setzen können, dass das Kind sie versteht und verinnerlicht, und wie Sie vermeiden können, dass dies für Ihr Kind oder auch für Sie zu einer traumatischen Erfahrung wird.

Sieben Regeln, um unaufgeregt Grenzen zu setzen

1. **Sofort.** Wenn Sie ein Verhalten beobachten, das Ihnen nicht gefällt oder das Sie für nicht angemessen halten, und sofort eine Grenze setzen, vermeiden Sie von Anfang an, dass sich im Gehirn des Kindes eine unerwünschte Verknüpfung bildet. Das wird Ihnen in der Zukunft viel Arbeit ersparen, weil Sie von vorneherein verhindern, dass sich das negative Verhalten entwickelt.

2. **Vorher.** Wenn Sie sehen, dass Ihr Kind im Begriff ist, etwas zu tun, von dem Sie glauben, dass es gefährlich oder seiner Entwicklung abträglich ist, versuchen Sie es schon im Vorfeld daran zu hindern. Genau wie bei der ersten Regel kann es weit wirkungsvoller sein, ein unerwünschtes Verhalten schon im Vorfeld zu verhindern, als eine bereits erworbene Gewohnheit immer wieder zu korrigieren. Auf diese Weise können Sie sich viel Mühe ersparen.

3. **Immer.** Wenn man ein Kind dazu gebracht hat, ein unangemessenes Verhalten abzulegen, heißt das nicht, dass dieses Verhalten nie wieder bei ihm auftreten wird. Kinder sind von Natur aus neugierig und hartnäckig. Entscheidende Voraussetzung dafür, dass ein Kind Grenzen anerkennt, ist, dass es diese Grenzen jederzeit klar vor Augen hat.

4. **Konsequent.** Es hilft nichts, dass der Vater dem Kind verbietet, morgens im Fernsehen Zeichentrickfilme zu schauen, wenn seine Mutter es ihm hin und wieder erlaubt. Sie und Ihre Partnerin oder Ihr Partner müssen sich darin einig sein, welche Normen und Regeln für die Entwicklung Ihres Kindes wichtig sind.

5. **Ruhig.** Das Geheimnis des wirkungsvollen Grenzensetzens besteht zu einem Teil darin, dass die Eltern sich nicht aus der Ruhe bringen lassen. Wenn wir ein Kind anschreien oder wenn ein Elternteil nervös wird, aktivieren wir den Teil des kindlichen Gehirns, der den für den Umgang mit Grenzen zuständigen Bereich der Großhirnrinde praktisch ausschaltet. Dann wird das Kind nicht in der Lage sein, das, was Sie ihm beibringen wollen, zu hören, zu verstehen oder zu lernen.

6. **Überzeugt.** Wenn wir jemanden anleiten, dann muss sich der betreffende Mensch darauf verlassen können, dass wir wissen, wohin die Reise geht. Wenn Ihr Kind sieht, dass Sie eine klare Vorstellung davon haben, was es tun darf und was nicht, dann wird es ruhiger und eher bereit sein, die Regeln, die Sie ihm vorgeben, zu befolgen. Sie werden weniger mit ihm diskutieren müssen, weil es weiß, dass Sie Ihre Meinung nicht so schnell ändern.

7. **Liebevoll.** Wenn wir eine Grenze liebevoll aufzeigen, dann versteht das Kind voll und ganz, dass es sich nicht um eine Schikane, sondern einfach um eine Regel handelt, die befolgt werden muss. Seine Frustration wird deutlich geringer sein und Sie können die Grenze durchsetzen, ohne dass Ihre Beziehung darunter leidet.

Wie Sie sehen, muss es nicht immer zu einem Konflikt ausarten, wenn man einem Kind Grenzen setzt. Manchmal können Sie sogar dafür sorgen, dass es dem Kind Spaß macht. Wenn Jonas zum Beispiel wegläuft, weil er sich nicht die Schuhe anziehen lassen will, können wir rufen: »He, du Frechdachs!«, ihn an den Knöcheln packen und ihm lachend sagen, dass er uns nicht entkommt, ehe wir ihm die Schuhe angezogen haben. Wenn Mia etwas auf den Boden wirft und es nicht aufheben will, können Sie natürlich ein strenges

Gesicht machen. Sie können aber auch mit ihr über den Teppich rollen, sie kitzeln, ihr sagen, dass sie ein »kleines Monster« ist und dann am Ende das Spielzeug, das sie auf den Boden geworfen hat, mit ihr zusammen aufheben. Wenn wir unserem Kind Grenzen setzen, dann nicht, weil wir ein Drama inszenieren, sondern weil wir erreichen wollen, dass es nicht aus dem Rahmen fällt, den wir ihm vorgegeben haben. Wenn Sie die Sache spielerisch angehen, nehmen Sie Druck aus dem Kessel, verhindern, dass das Kind sich schuldig fühlt und helfen ihm, das zu tun, worum Sie es bitten. Außerdem ist dies eine hervorragende Gelegenheit, mit ihm zu spielen und auf diese Weise die Bindung zwischen Ihnen zu stärken, statt sie zu untergraben.

Die verschiedenen Arten von Grenzen

Sicherlich ist Ihnen an dem einen oder anderen Punkt dieses Kapitels der Gedanke gekommen, dass diese Sache mit den Grenzen sich ziemlich kalt und streng anhört. Man hat den Eindruck, jede zu Hause aufgestellte Regel wäre ein Dogma, gegen das unter keinen Umständen verstoßen werden darf. Nichts ist weiter von der Wirklichkeit entfernt. Bisher habe ich versucht Ihnen zu zeigen, wie Sie Grenzen setzen können, wenn Sie das wollen. Grenzen zu setzen hat jedoch noch einen anderen Aspekt, den wir berücksichtigen müssen: das Bedürfnis des Kindes, seine Ziele zu erreichen. Können Sie sich vorstellen, wie sich ein Kind fühlt, dem es nie, aber auch wirklich niemals gelingt, sich durchzusetzen? Ein solches Kind wäre ohne Zweifel sehr unsicher. So wichtig es ist, dass das Kind Regeln kennen und respektieren lernt, so wesentlich ist es auch, dass Sie ihm Erfahrungen ermöglichen, bei denen es sich in einer schwierigen Situation erfolgreich behauptet. Grenzen zu übertreten kann also mitunter genauso wichtig sein wie Grenzen geltend zu machen. Vor Kurzem bin ich auf eine Typologisierung von Grenzen gestoßen, die mir sehr treffend erscheint und die nahe an die typischen Grenzen herankommt, die wir Eltern oft unbewusst setzen. Diese Typen zu kennen und zu benennen, wird, wie ich glaube, vielen Eltern helfen, sie in der »echten« Welt besser zu handhaben.

- **Unverrückbare Grenzen.** Sie sind unverzichtbar, um die Sicherheit des Kindes zu gewährleisten: die Finger nicht in die Steckdose stecken, nur an der Hand eines Erwachsenen über die Straße gehen, nicht allein irgendwo hochklettern, nicht aus der Putzmittelflasche trinken und viele andere Regeln des gesunden Menschenverstandes, die fast alle Eltern ihren Kindern perfekt vermittelt haben.

- **Grenzen, die für das Wohl des Kindes wichtig sind.** Sie müssen immer oder fast immer durchgesetzt werden, weil sie für die Entwicklung und das Wohl des Kindes wichtig sind. Dennoch sind einige sehr seltene Ausnahmen oder Relativierungen möglich. So kann man dem Kind beispielsweise erklären, dass es ein anderes Kind nicht schlagen darf, ihm aber gleichzeitig vermitteln, dass es ein Recht hat, sich zu wehren, wenn es angegriffen wird. Ebenso ist es wichtig, dass ein Kind täglich zu Mittag und zu Abend isst, aber es ist nur logisch, dass es das nicht tut, wenn es an dem betreffenden Tag Bauchweh hat. Viele dieser Grenzen haben mit den Werten der Eltern und mit den Normen der Gesellschaft zu tun: Man schlägt nicht, man spuckt nicht, man lügt nicht, man benutzt keine Kraftausdrücke, man isst nicht ständig Süßigkeiten, man sollte frühstücken, zu Mittag und zu Abend essen und so weiter.

- **Grenzen, die für das Zusammenleben wichtig sind.** Sie werden im Allgemeinen von den Eltern gesetzt, um für Ordnung zu sorgen und das Zusammenleben zu erleichtern. Diese Regeln müssen befolgt, können aber von den Eltern gelegentlich gelockert werden: etwa an den Wochenenden, in den Ferien, wenn Besuch da ist, wenn ein Regelverstoß uns notwendig erscheint oder wenn das Kind die befriedigende Erfahrung machen soll, sich durchzusetzen. Hier einige Beispiele: Man muss sich täglich waschen, man isst nicht im Wohnzimmer, nach dem Essen gibt es kein Eis, Süßigkeiten gibt es nur am Wochenende, man darf nur eine Stunde pro Tag fernsehen oder man muss sich die Zähne putzen.

Mithilfe von Grenzen, die das Kind in Ausnahmefällen mit unserer Erlaubnis überschreiten darf, können wir ihm beibringen, dass man im Leben flexibel sein sollte und dass einige Regeln situationsabhängig sind. Außerdem lässt sich das Familienleben so besser an die Gegebenheiten anpassen. Wenn wir den ganzen Samstag bei den Großeltern verbracht haben und uns am Abend spontan entscheiden, bei ihnen zu übernachten, werden wir uns weder die Zähne putzen noch im Schlafanzug schlafen. Regeln hin und wieder einmal zu brechen, hilft dem Gehirn unserer Kinder zu lernen, dass es wichtiger sein kann, einen Abend lang mit der Oma Bauernhof zu spielen, als sich immerzu an jede Regel zu halten. In den letzten drei Kapiteln haben Sie den Umgang mit drei Werkzeugen kennengelernt, die es Ihnen leichter machen, Ihr Kind zu motivieren, und die ihm vermitteln, welche Verhaltensweisen angemessen sind und welche nicht.

Vielleicht haben Sie irgendwo gelesen oder einen Freund sagen hören, dass es nicht gut sei, Kindern Grenzen zu setzen oder ihr Verhalten zu verstärken. Die Neurowissenschaft würde Ihrem Freund allerdings widersprechen und die Auffassung vertreten, dass jedes der besagten Werkzeuge nützlich ist und es dem Kind ermöglicht, ein Fundament an Regeln zu legen, die für seine Entwicklung äußerst wichtig sind. Es gehört ohne jeden Zweifel zu Ihrer Verantwortung als Vater oder Mutter, dass Sie Ihren Kindern beibringen, wie weit sie gehen und wie sie in ihrem Leben ihre Ziele erreichen können. Das Beste an Grenzen und Verstärkern ist, dass sie bei richtiger Anwendung von Anfang an dafür sorgen, dass das Gehirn des Kindes angemessene Gewohnheiten ausprägt und dass wir ihm, statt Zwang auszuüben und immer wieder über dieselben Themen zu diskutieren, so die Chance geben, in seinem Reifungsprozess voranzuschreiten.

Zur Erinnerung

Zu den wichtigsten Aufgaben von Eltern, die die intellektuelle und emotionale Entwicklung ihres Kindes fördern wollen, gehört es, dass sie ihm helfen, Grenzen kennen und respektieren zu lernen. Fühlen Sie sich nicht schuldig, weil Sie Grenzen setzen. Jeder Mensch stößt vom Moment seiner Geburt an auf Grenzen: Sie sind ein Teil seines Lebens. Versuchen Sie, Grenzen schon zu setzen, bevor ein unerwünschtes Verhalten auftritt oder wenigstens, bevor es zur Gewohnheit wird. Setzen Sie mit derselben ruhigen und liebevollen Überzeugung Grenzen, mit der Sie Ihrem Kind einen Kuss geben. Auf diese Weise werden Sie ihm helfen, einen Teil seines Gehirns zu entwickeln, der, wie Sie noch sehen werden, maßgeblich dafür verantwortlich ist, dass es im Leben seine Pläne verwirklicht und glücklich wird.

7.

KOMMUNIKATION

Den größten Einfluss auf die Erziehung haben die Gespräche, die zu Hause geführt werden.

WILLIAM TEMPLE

Ein gutes Gespräch erlaubt es zwei Menschen, miteinander in Verbindung zu treten. Und eine gute Kommunikation zwischen Eltern und Kindern erlaubt es dem Kind, Ideen, Emotionen und Denkstile miteinander in Verbindung zu bringen. Wenn Sie damit gerechnet haben, dass ich Ihnen an dieser Stelle komplexe Techniken und Übungen vorstelle, um das Gehirn Ihres Kindes zu stimulieren, muss ich Sie wohl enttäuschen. Es ist viel einfacher, als Sie denken, zum Geist Ihres Kindes vorzudringen. Jeden Tag vollbringen Väter und Mütter in den Küchen, Schlaf- oder Badezimmern in Millionen Haushalten aller Welt das Wunder, ihren Kindern bei der Herstellung neuronaler Verknüpfungen zu helfen, mit denen sie ihr intellektuelles und emotionales Potenzial entfalten. Das gelingt ihnen mit einer Methode, die so einfach wie wirkungsvoll ist: der Kommunikation.

Wir wissen aus unzähligen Studien, dass die Kommunikation zwischen Eltern und Kindern in den ersten Lebensjahren die Hauptrolle bei der intellektuellen Entwicklung des Kindes spielt. Gedächtnis, Konzentration, Abstraktion, Umgebungswahrnehmung, Selbstregulation und natürlich das Sprachvermögen können sich nur über die Kommunikation entfalten. Das Gehirn des Kindes ist darauf programmiert, alle typischen intellektuellen Kompetenzen des Menschen zu erwerben, aber wenn die Eltern es nicht durch Gespräche stimulieren, wird es sich nie voll entwickeln. So ist zum Beispiel die Fähigkeit, Wörter zu verstehen und zu artikulieren, jedem Menschen angeboren, und doch kann das Kind diese Fähigkeit nicht allein aufbauen. Es braucht die Anregung eines Erwachsenen, um sich dieses Werkzeug anzueignen. Weder Cervantes noch Shakespeare hätten ihre berühmten Werke verfassen können, wenn sie nicht zuvor mit der Hilfe ihres Vaters und ihrer Mutter sprechen gelernt hätten. Und auch die Intelligenz ist eine Fähigkeit, die sich hauptsächlich durch die Gespräche zwischen Eltern und Kindern entwickelt. Wenn Einstein von einer Gruppe Schimpansen großgezogen worden wäre, hätte er nie sprechen gelernt und seine schier grenzenlose Denkfähigkeit wäre im begrenzten Reich der Zweige und Bananen verkümmert.

Sie werden das gesamte Buch hindurch immer wieder auf Beispiele für wirkungsvolle Arten der Kommunikation treffen; Kommunikationsstile, die zur Mitarbeit anregen, das wechselseitige Vertrauen fördern, die Gedächtnisorganisation verbessern oder dem Kind helfen, positives Denken zu praktizieren. In den vorangegangenen Kapiteln konnten Sie erfahren, wie die empathische Kommunikation oder andere Gesprächsformen wünschenswerte Verhaltensweisen verstärken und liebevoll Grenzen setzen und dadurch dazu beitragen kann, dass das Kind soziale Normen verinnerlicht und lernt, seine Affekte zu zügeln, wenn sie mit ihm durchzugehen drohen. In diesem Kapitel wollen wir uns mit einer sehr konkreten Kommunikationstechnik befassen, mit der Sie es schaffen, wirkungsvoller mit dem Gehirn Ihres Kindes in Verbindung zu treten. Mit dieser sehr einfachen Technik wird es Ihnen leichter fallen, Ihr Kind zu führen, weil ihr größter Vorteil darin besteht, dass sie dem Kind die Zusammenarbeit mit dem Erwachsenen erleichtert.

Kooperative Kommunikation

Ich werde Sie nun bitten, sich eine denkbar alltägliche Situation mit Ihrem Partner oder Ihrer Partnerin vorzustellen. Die Küche ist ein einziges Chaos, und eigentlich sind Sie mit Aufräumen an der Reihe. Doch Sie sind heute faul und haben offen gestanden einfach keine Lust dazu. Ich möchte, dass Sie sich die beiden Beispiele durchlesen und sich überlegen, in welchem der beiden Fälle Sie vermutlich eher bereit wären das zu tun, worum Ihr Partner oder Ihre Partnerin Sie bittet:

Beispiel A
»Die Küche ist ein Saustall. Ich warte jetzt seit einer halben Stunde darauf, dass du sie endlich aufräumst, aber du rührst keinen Finger. Du sitzt einfach nur da und guckst Fernsehen. Räum jetzt sofort die Küche auf!«

Beispiel B
»Schatz, hast du gesehen, dass in der Küche ein ziemliches Chaos herrscht? Das ist ein bisschen blöd, weil wir nicht mehr genug Geschirr fürs Abendessen haben. Was meinst du, sollen wir den Fernseher ausschalten und sie aufräumen? Hilfst du mir?«

Im ersten Beispiel haben wir es mit einem inquisitorischen Kommunikationsstil und im zweiten Beispiel mit einem Stil zu tun, den wir als »kooperative Kommunikation« bezeichnen. Die kooperative Kommunikation ist ein Kommunikationsstil, der auf der Forschungsarbeit von Elaine Reese, Robyn Fivush und anderen Wissenschaftlerinnen und Wissenschaftlern zurückgeht, die sich auf die Kommunikation zwischen Eltern und Kindern spezialisiert haben. Dieser Kommunikationsstil erhöht die Wahrscheinlichkeit, dass das Kind bei jeder Aufgabe, die wir Erwachsenen ihm vorschlagen, mit uns zusammenarbeitet. Wir können ihn einsetzen, wenn wir wollen, dass das Kind sich zum Abendessen an den Tisch setzt, das Spielzimmer aufräumt oder uns einfach besser zuhört, wenn wir ihm etwas erklären. Diese Kommunikationstechnik ist in der professionellen Arbeit mit Menschen mit geistiger Behinderung und in der Arbeit mit Kindern weit verbreitet, die unter einer Verhaltensstörung, einem Aufmerksamkeitsdefizit oder kognitiven Beeinträchtigungen leiden. Wir wissen auch, dass diese Gesprächstechnik, unabhängig davon, welchen Kommunikationsstil die betreffende Person im Lauf ihres Lebens entwickelt hat, durch Training erworben werden kann. Das machen sich viele Fachleute zunutze. Überdies gibt es Studien, in denen sichtbar wurde, dass sich, indem man verschiedene Elterngruppen in solchen Techniken geschult hat wie die, die ich Ihnen jetzt zeigen werde, die Kommunikation zwischen Eltern und Kindern verbesserte.

Die kooperative Kommunikation funktioniert nicht zu hundert Prozent: Es besteht immer die Möglichkeit, dass das Kind nicht kooperieren will. Trotzdem zeigt sich, dass dieser Kommunikationsstil die Zusammenarbeit des Kindes mit dem Erwachsenen beträchtlich verbessert. Der eigentliche Vorteil besteht dabei garnicht darin, dass das Kind besser mitmacht, sondern dass es das Denken der Erwachsenen besser nachvollziehen kann. Im Folgenden beschreibe ich Ihnen in aller Kürze die vier wichtigsten Merkmale dieser Kommunikationsform.

Machen Sie aus der Aufgabe ein Teamprojekt

Die Wirksamkeit der kooperativen Kommunikation beruht darauf, dass man das Kind zur Mitarbeit motiviert und aus Aufgaben Teamprojekte macht. Wenn das Kind Gesellschaft hat, fühlt sich eine Aufgabe angenehmer und einfacher an, als wenn es sie allein erledigen soll. Freundinnen gehen zusammen auf die Toilette, Jungen fällt es in der Gruppe leichter, mit Mädchen zu sprechen, und Eltern verabreden sich mit anderen Eltern, um an der Schule ihrer Kinder Verbesserungen durchzusetzen. Jeder und jede von uns wird sich an eine Aufgabe, die nicht ganz leicht zu sein scheint, eher heranwagen, wenn wir uns begleitet fühlen. Die Aufforderung »Zieh deinen Schlafanzug an!« klingt für ein Kind viel schwieriger und einsamer als die Einladung »Komm, wir ziehen den Schlafanzug an«. Es ist nur eine Frage der Formulierung. Sie müssen sich nicht wirklich den Schlafanzug anziehen. Sie müssen dem Kind die Botschaft nur so vermitteln, dass es versteht, dass die Aufgabe lösbar ist.

Bitten Sie das Kind um seine Mitarbeit

Der zweite Vorteil der kooperativen Kommunikation besteht darin, dass das Kind eher ja sagen wird, wenn es versteht, dass ein Erwachsener es um seine Mitarbeit bittet. Dieses Phänomen lässt sich ganz einfach erklären: Der Mensch ist ein soziales Wesen. Er ist gerne in Gesellschaft und genießt es, Hilfe zu bekommen und anderen Hilfe anzubieten. Das ist genetisch bedingt. Studien haben gezeigt, dass wir schon im Alter von eineinhalb Jahren den Impuls verspüren, dem zu Hilfe zu kommen, der es braucht. Ein Kind dieses Alters kann einem anderen Menschen einen Gegenstand reichen, an den er nicht herankommt, und wenn es älter wird, ist es in der Lage, jemanden zu trösten, der traurig ist, und zu helfen, wann immer es kann oder darum gebeten wird. Unter den Mitgliedern ein und derselben Familie ist diese Tendenz sogar noch stärker ausgeprägt. Ihr Kind *will* Ihnen helfen, es *will* bei Ihnen sein, und das führt dazu, dass es eher auf Sie hören wird, wenn Sie es um seine Mitarbeit bitten oder ihm Ihre Mitarbeit anbieten. Wenn Sie wollen, dass Ihr Kind seine Spielsachen aufräumt, sagen Sie nicht zu ihm: »Räum deine Spielsachen auf!«, sondern versuchen es stattdessen mit: »Hilfst du mir beim Aufräumen?«.

Helfen Sie ihm beim Denken

Manchmal fällt Kindern das Mitarbeiten einfach deshalb schwer, weil sie nicht dasselbe denken wie ihre Eltern. Wenn sich das Abendessen hinzieht und Sie den Kindern versprochen haben, ihnen vor dem Schlafengehen noch eine ganz besondere Geschichte vorzulesen, kann es sein, dass Sie nervös werden. Dann drängen Sie die Kinder, die gerade völlig glücklich ins Essen vertieft sind, zur Eile. In solchen Fällen ist es mitunter sehr nützlich, die Aufmerksamkeit der Kinder auf das zu lenken, was Ihnen Sorgen bereitet. Sie können zum Beispiel zu ihnen sagen: »Passt mal auf, es ist schon ziemlich spät und wenn wir uns nicht beeilen, schaffen wir es heute nicht mehr, die ganze Geschichte zu lesen.«, oder: »Schau mal, dein kleiner Bruder ist sehr müde, weil er kein Mittagsschläfchen gemacht hat. Spiel jetzt besser nicht mehr mit ihm, weil er jetzt auch wegen Kleinigkeiten schnell anfängt zu weinen.« Sie können dem Kind auch Fragen stellen, die ihm helfen, sich an Ihre Stelle zu versetzen, zum Beispiel: »Hast du eine Idee, wie wir die Sache regeln können?«, oder: »Was meinst du?«. Wenn es Ihnen gelingt, das Kind an Ihren Überlegungen teilhaben zu lassen, wird es besser verstehen, wie Sie sich fühlen und was Sie von ihm brauchen, und dann erhöht sich die Wahrscheinlichkeit, dass es mit Ihnen zusammenarbeitet.

Lassen Sie ihm Freiraum

Ich weiß, dass sich das für viele Eltern verrückt anhören wird, aber tatsächlich ist es wahrscheinlicher, dass ein Kind tut, was wir von ihm wollen, wenn wir ihm keine direkten Anweisungen geben, sondern ihm ein gewisses Maß an Freiheit einräumen. Wir alle haben lieber eine Wahl und reagieren gereizt, wenn wir uns zu irgendetwas gezwungen fühlen. Kinder sind da nicht anders. Sie kooperieren besser, wenn wir ihnen Freiräume lassen. Was schon viel ausmacht, ist, dass die Kinder gar nicht wütend werden und mit uns diskutieren können, solange sie entscheiden, was sie tun wollen. Aber sie kooperieren auch deshalb besser, weil sie sich respektiert und geschätzt fühlen, wenn man ihnen Freiheiten lässt. Statt zu Ihrem Kind zu sagen: »Leg die schmutzige Wäsche in den Wäschekorb und zieh dir den Schlafanzug an«, versuchen Sie es einmal mit einer Frage: »Was möchtest du als Erstes tun: dir den Schlafanzug anziehen oder die schmutzige Wäsche in den Wäschekorb legen?« Auf diese Weise verwandelt sich eine Situation, die für ein Kind in der Regel schwierig ist, in einen positiven Moment. Sie können es entscheiden lassen, ob es zuerst die Suppe oder zuerst den Fisch essen will, ob es die Kinder- oder die Erwachsenenzahnpasta benutzen will, ob es in der Badewanne baden oder sich duschen will und so weiter – eine breite Palette an Auswahlmöglichkeiten, die bewirken, dass Ihr Kind besser kooperiert und gleichzeitig lernt, seine eigenen Entscheidungen zu treffen.

Zur Erinnerung

Verschiedene Kommunikationsstile können dort, wo das Kind mit dem Erwachsenen kooperieren soll, bessere oder schlechtere Resultate erzielen. Der wirkungsvollste Kommunikationsstil ist der, der eine Aufgabe in eine Teamarbeit verwandelt. Kinder kooperieren dann, wenn Erwachsene sie in ihre Überlegungen einbeziehen und ihnen das Gefühl geben, an der Entscheidung beteiligt zu sein. Die kooperative Kommunikation ist keine bombensichere Methode, aber die Wahrscheinlichkeit, dass das Kind sich in die Lage des Erwachsenen versetzt und mit ihm zusammenarbeitet, wird durch sie doch signifikant erhöht.

TEIL III

EMOTIONALE INTELLIGENZ

1.

UNTERSTÜTZUNG DER EMOTIONALEN INTELLIGENZ

Wenn Ihre emotionalen Fertigkeiten nicht entwickelt sind, wenn Sie sich Ihrer selbst nicht bewusst sind, wenn Sie nicht mit emotionalem Stress umgehen können, wenn es Ihnen in Ihren Beziehungen an Empathie und Affektivität fehlt, dann können Sie noch so intelligent sein: Sie werden es nicht sehr weit bringen.

DANIEL GOLEMAN

Wie Sie an den Blicken Ihres Kindes, seinem Lächeln, seinem Weinen und seinen Wutanfällen bereits feststellen konnten, ist das Gehirn eines Kindes etwas sehr viel Zarteres und Emotionaleres als ein Computer. Tatsächlich ist das emotionale Gehirn sogar der Hauptakteur in einem Kind, das sich von Freude und Zorn, von Wünschen und Ängsten leiten lässt. Genau deshalb ist es ein großer Vorteil, wenn Eltern in der Lage sind, die Gefühle des Kindes zu verstehen, mit ihnen zu interagieren und seine emotionale Entwicklung zu unterstützen, wenn sie wissen, wie.

Die Bedeutung des emotionalen Gehirns geht weit über die Rolle hinaus, die dieses in den ersten sechs Lebensjahren und während dieser Zeit in der Beziehung zwischen Eltern und Kind spielt. Dank einer Vielzahl an neueren Forschungsarbeiten wissen wir, dass das emotionale Gehirn auch das Leben eines Erwachsenen maßgeblich beeinflusst. Nehmen wir doch einmal Ihren Fall: Ich kenne Sie überhaupt nicht, und doch kann ich mir beim besten Willen nicht vorstellen, dass Sie als Vater oder Mutter keine intensiven Emotionen empfinden, wenn Ihr Neugeborenes die Augen öffnet und Sie zum ersten Mal ansieht, wenn es den Griff seiner winzigen Händchen um Ihren Finger schließt, wenn es seine ersten Schritte tut oder wenn es in Ihren Armen einschläft. Sobald ein Kind in unser Leben tritt, sind wir Eltern einem echten Feuerwerk an Emotionen ausgesetzt. In diesen kostbaren Momenten liegt die Wirkung von Emotionen auf der Hand – aber nur wenigen Menschen ist bewusst, inwiefern auch andere Aspekte ihres Lebens von ihrem emotionalen Gehirn beeinflusst werden. Das emotionale Gehirn ist an allen Handlungen Ihres alltäglichen Lebens beteiligt. Jedes Mal, wenn Sie ein Produkt kaufen, jeden Morgen, wenn Sie sich in einem öffentlichen Verkehrsmittel hierhin oder dorthin setzen, wenn Sie bei Gelb über die Ampel fahren oder doch lieber bremsen, oder wenn Sie entscheiden, was Sie zu Abend essen wollen, lässt Ihr emotionales Gehirn Sie wissen, wie es sich bei jeder dieser Alternativen fühlt. Selbst angesichts so wichtiger Lebensentscheidungen wie der, ob wir mit einem bestimmten Menschen unser Leben teilen, in der Firma ein Projekt vorschlagen oder ein Haus kaufen wollen, lässt sich das emotionale Gehirn nicht einschüchtern, sondern übt einen wachsenden und zuweilen übermächtigen Einfluss auf das rationale Gehirn aus. Wir wissen, dass ein Großteil der Entscheidungen, die wir in unserem Leben fällen, auf Emotionen und nur ein kleiner Anteil auf Vernunft basiert. So gesehen sind die Emotionen wie die dunkle Materie des

Universums: Man sieht sie in der Regel nicht, aber sie machen 70 Prozent der zerebralen Energie aus.

Wenn es eine Idee gibt, die in den letzten Jahrzehnten über den eigentlichen Bereich der Psychologie hinaus auf unser Leben übergegriffen hat, dann die, dass jeder Mensch nicht nur mit einer formalen oder rationalen, sondern obendrein mit einer emotionalen Intelligenz ausgestattet ist. Seit Daniel Goleman 1995 sein berühmtes Buch *EQ. Emotionale Intelligenz* veröffentlicht hat, haben sich der Begriff und seine Anwendung stetig weiterentwickelt. Laut Goleman gibt es neben der rationalen Intelligenz, die wir benutzen, um logische Probleme zu lösen, überdies eine emotionale Intelligenz, die uns hilft, unsere Ziele zu erreichen und uns mit uns und den anderen wohlzufühlen. Wie Sie bereits wissen, besitzt das menschliche Gehirn einen Verarbeitungsbereich, den wir als das »emotionale Gehirn« bezeichnen und der für die emotionale Seite des Menschen zuständig ist. Der Beitrag der emotionalen Intelligenz besteht im Wesentlichen darin, dass er die Gefühle und Emotionen des Menschen zur Geltung bringt. Kurzum, sich wohlzufühlen ist ein ebenso wichtiges Zeichen von Intelligenz wie die Lösung eines komplexen mathematischen Problems.

Nach Jahren der Forschung wissen wir, dass Menschen mit einem Mehr an emotionaler Intelligenz nicht nur glücklicher sind, sondern auch die besseren Entscheidungen treffen, geschäftlich erfolgreicher sind und größere Führungsqualitäten besitzen. Ein höheres Maß an emotionaler Intelligenz ist überall dort ein Vorteil, wo man mit anderen Menschen zu tun hat. Mir persönlich ist das klar. Und auch wenn wir bei uns zu Hause großen Wert auf eine ausgewogene Gehirnentwicklung legen, haben meine Frau und ich in Sachen Erziehung doch eine Schwäche für die emotionale Seite. Nicht, dass sie uns stärker anrühren würde, es ist nur einfach so, dass wir uns bewusst dafür entschieden haben, vor allem auf die emotionale Entwicklung unserer Kinder zu achten. Das ist zum Teil durch unsere Wertvorstellungen, zum Teil aber auch durch mein Wissen als Neuropsychologe zu erklären, dass das gesamte intellektuelle Gehirn auf dem emotionalen Gehirn aufbaut.

Da Sie nun wissen, wie wichtig die emotionale Intelligenz sowohl für das Wohlbefinden des Kindes als auch für seine Fähigkeit ist, zu anderen Menschen in Beziehung zu treten sowie seine Wünsche zu verwirklichen, wollen Sie vermutlich erfahren, wie Sie die Entwicklung seines emotionalen Gehirns unterstützen können. Das freut mich. In diesem dritten Teil des Buches werden wir gemeinsam einige Bestandteile dieser Intelligenz in Augenschein nehmen und ich werde Ihnen erklären, mit welchen Prinzipien und Strategien Sie das emotionale Gehirn Ihres Kindes stärken können.

2.

BINDUNG

Die Kindheit ist der Garten,
in dem wir spielen, wenn wir groß sind.

ANONYMUS

Wenn wir Psychologen von »Bindung« sprechen, meinen wir damit die Beziehung, die das Kind zu seinen Eltern und zu seiner Umgebung aufbaut. Die Welt eines Kindes ist klein. Jedes Kind weiß, dass Mama die Beste und Klügste ist und dass Papa lieber und stärker ist als alle anderen Papas auf der Welt. Für ein Kind sind seine Eltern der Himmel, die Erde und sein Stützpunkt im Universum. Von dieser Basis aus macht es sich ein Bild von der Welt, die es umgibt. Wenn Sie das Glück hatten, liebevolle Eltern zu haben, werden Sie die Welt als einen guten und sicheren Ort empfinden. Wenn ein Elternteil übertrieben autoritär, streng oder anspruchsvoll war, kann es sein, dass Sie sich für minderwertig und Ihre eigenen Probleme für unwichtig halten oder dass es Ihnen schwerfällt, mit sich selbst und mit anderen zufrieden zu sein. Viele Psychologen betrachten die Bindung zwischen Eltern und Kind als entscheidend für das Selbstwertgefühl. Wenn ein Kind sich sicher und bedingungslos geliebt fühlt, wächst es mit dem Gefühl auf, dass es ein wertvoller Mensch ist und es verdient hat, sich gut zu fühlen. Ihrem Kind zu einem guten Selbstwertgefühl zu verhelfen heißt, ihm die Chance auf ein glückliches Leben zu bieten. Denken Sie gut darüber nach: Die Welt ist voller Menschen, die alles haben und sich dennoch für unglücklich halten. Man kann einen großartigen Job, Freunde, eine wunderbare Partnerin, viel Geld oder eine fantastische Familie haben – doch wenn man sich selbst nicht achtet, wenn man sich selbst nicht mag, dann ist alles, was man erreicht hat, unwichtig, weil es nicht dazu beiträgt, dass man sich wirklich gut fühlt. Meiner Meinung nach gibt es nichts Wichtigeres, als einem Kind zu helfen, sich mit sich selbst wohlzufühlen. Deshalb werden wir in diesem Kapitel, das von der Erziehung des emotionalen Gehirns handelt, die entscheidenden Faktoren einer Beziehung ergründen, mit der Sie Ihrem Kind helfen können, ein gutes Selbstwertgefühl zu entwickeln.

Dass wir heute wissen, wie wichtig Bindung ist, verdanken wir den Experimenten eines US-amerikanischen Psychologen namens Harry Harlow. Dieser Wissenschaftler kam mit der festen Absicht an die Universität Wisconsin, kindliche Lernprozesse zu erforschen. Zu diesem Zweck wollte er mit Rhesusäffchen arbeiten, die dem Menschen viel ähnlicher sind als die üblichen Laborratten. Wie bei jedem Experiment galt es vor allem, sämtliche Variablen zu kontrollieren. Deshalb beschloss Dr. Harlow, exakt gleiche Käfige zu bauen, nach einem festen Stundenplan das Licht an- und auszuschalten, allen Tieren dieselben Nahrungs- und Trinkmengen zu verabreichen und, um unkontrollierbare Einflüsse vonseiten der Mütter zu vermeiden, alle Äffchen exakt im selben Augenblick von ihren Müttern zu trennen. Eigentlich hatte Harlow mit den Äffchen nur einige Lernexperimente durchführen wollen; dann aber stellte er fest, dass irgendetwas nicht stimmte. Die kleinen Affen, die keinen Kontakt zu ihrer Mutter hatten, begannen gravierende psychische Auffälligkeiten zu entwickeln.

Etwas mehr als ein Drittel aller Tiere kauerte sich in eine Ecke des Käfigs und wirkte apathisch oder traurig. Ein weiteres Drittel zeigte aggressive Verhaltensweisen, griff die Pfleger und andere Affen an, wirkte unruhig und lief unablässig im Käfig hin und her. Der Rest starb einfach, vor Kummer oder vor Angst. Diese Entdeckung war so bahnbrechend, dass Harlow den Rest seiner wissenschaftlichen Laufbahn damit zubrachte, die Bedeutung der Bindungsbeziehung zu erforschen. In einer seiner berühmtesten Studien legte er den Äffchen, die nicht bei ihrer Mutter sein konnten, eine Stoffpuppe in den Käfig, mit der sie die Nacht verbringen konnten. Faszinierenderweise schliefen die betreffenden Tiere eng an ihre Stoffpuppe gekuschelt und wiesen nur sehr geringe psychische Probleme auf. Vielleicht noch aufschlussreicher ist ein Experiment, mit dem Harlow nachweisen wollte, wie stark das Bedürfnis nach Bindung ist: Jeden Abend ließ er die Äffchen zwischen zwei Schlafkäfigen wählen. In dem einen befand sich eine Drahtattrappe, an der ein Fläschchen mit warmer Milch befestigt war, und in dem anderen befand sich die Stoffpuppe. Selbst wenn die Äffchen seit Stunden nicht gefüttert worden waren, entschied sich jedes einzelne von ihnen Abend für Abend, die Nacht bei seiner Stoffmama zu verbringen.

Die Bedeutung der Bindung für die Entwicklung des Kindes ist in einer Vielzahl an Studien untersucht worden. Nachdem ich Ihnen aber die Experimente mit den Äffchen beschrieben habe, dürfte Ihnen schon klar geworden sein, wie entscheidend sich die Mutter-Kind-Beziehung auf eine gesunde Entwicklung des emotionalen Gehirns auswirkt. Wir könnten sagen, dass die Geborgenheit, die das Kind fühlt, wenn es bei seinem Papa oder seiner Mama auf dem Arm ist, als Grundlage für die gesamte emotionale Entwicklung dient. Einem Kind, das ohne vertrauensvolle und sichere Bindung ins Leben startet, drohen später ernsthafte Schwierigkeiten, zu anderen und zur Welt in Beziehung zu treten.

Tatsache ist, dass Ihr Kind in dieser Hinsicht privilegiert ist. Ältere Generationen wussten nicht, wie wichtig Bindung für eine gesunde emotionale Entwicklung ist. Als Ihre eigenen Eltern Sie großgezogen haben, war das Bewusstsein für diese Thematik noch nicht so deutlich ausgeprägt, was auch damit zu tun hat, dass die Generation Ihrer Eltern unter völlig entgegengesetzten Vorzeichen erzogen worden ist. Als Ihre Großeltern Ihre Eltern großgezogen haben, herrschte in der Erziehung die Auffassung vor, dass Eltern vor allem die Verantwortung hätten, die Persönlichkeit ihrer Kinder zu stärken. Disziplin, eine harte Hand und eine minimale Portion Zuneigung waren das gängigste Rezept, um den Charakter des Kindes zu formen. Viele Kinder kamen schon in ganz jungen Jahren ins Internat, und die Väter, die in der damaligen Zeit große Autorität besaßen, warfen den Müttern vor, dass sie zu emotional seien. Zum Glück haben sich die Zeiten geändert: Heute wissen wir viel darüber, wie Sie Ihre Kinder dabei unterstützen können, sichere Bindungen und Vertrauen in die Welt aufzubauen.

Das Bindungshormon

Die echte Bindung innerhalb einer Familie entsteht nicht durch die Blutsverwandtschaft, sondern durch Zuneigung und wechselseitigen Respekt. Für das Kind beginnt die Bindung im Mutterleib. Wir wissen, dass der Fötus vom sechsten Schwangerschaftsmonat an die Stimme der Mutter erkennt, obwohl die erste Trennung erst bei der Geburt erfolgt. Bis zu diesem Moment war das Baby eins mit seiner Mutter und musste gar nicht wahrnehmen, dass sie existiert. Fakt ist, dass der Moment der Geburt für das Kind und für die Mutter eine sehr unterschiedliche Erfahrung sein kann. Die Mutter hat Bücher gelesen, Kurse besucht, mit ihrem Partner über ihre Hoffnungen und Träume gesprochen und vor allem monatelang darauf gewartet, ihr Kind endlich kennenzulernen. Das Baby dagegen hat keinerlei Vorstellung davon, was ihm bevorsteht. Es wartet auf nichts und fühlt auch nicht diese über Monate hinweg gewachsene Vorfreude auf die Begegnung mit einem ganz besonderen Menschen. Dennoch haben Mutter und Kind eines gemeinsam: das stärkste Zusammengehörigkeitsgefühl, das zwischen zwei Menschen überhaupt möglich ist. Vergessen Sie die Zeit, als Sie dachten, Sie müssten sterben, wenn Ihre Freundin Sie verlässt. Oder als Sie das Gefühl hatten, Sie und Ihr Partner seien eins, weil er Ihnen eine CD mit all Ihren Lieblingssongs gebrannt hat. Die Bindung zwischen einem Baby und seiner Mutter ist unvergleichlich, und die wunderbare Nähe im Moment der Niederkunft ist zumindest teilweise einem Hormon zu verdanken. Das während der Geburt ausgeschüttete Oxytocin sorgt unter anderem dafür, dass die Mutter die damit verbundenen Schmerzen ertragen kann, aber was Sie vielleicht noch nicht wissen: Es ist das Liebeshormon. Während der Geburt und in den darauffolgenden Stunden erreicht der Oxytocin-Spiegel im Gehirn der Mutter und in dem ihres Kindes seinen Höhepunkt. Auf diese Weise entsteht ein einzigartiges Bindungsgefühl zwischen dem Baby und seiner Mutter. In den darauffolgenden Monaten werden Mutter und Kind – insbesondere, wenn sie ihm die Brust oder das Trinkfläschchen gibt, es in den Armen hält, es ansieht oder ihm auch nur zärtliche Worte ins Ohr flüstert – Momente von großer Nähe und intensivem Körperkontakt erleben. Und auch die Väter können während dieser Zeit eine Beziehung zu ihrem Kind aufbauen, ihm zum Beispiel die Windeln wechseln, es anziehen oder die Aufgabe übernehmen, das Baby täglich zu baden. Der physische und der Blickkontakt werden die Bindung festigen und stärken, und wenn wir sie gut pflegen, hält sie ein Leben lang.

Sorgen Sie für eine sichere Umgebung

Ein Baby fühlt sich sicher, wenn sein Gehirn antizipiert, was geschehen wird. Routinen tragen viel dazu bei, dass ein Baby sich ruhig und geborgen fühlt. Wenn wir versuchen, es nach einem mehr oder weniger festen Stundenplan anzuziehen, zu füttern, zu baden oder ins Bett zu bringen, wird ihm das helfen, sich zu entspannen, besser zu essen oder schneller einzuschlafen. Wenn wir es in den ersten Monaten immer etwa zur gleichen Zeit umziehen oder ins Bett bringen und dabei sogar ungefähr dieselben Worte zu ihm sagen, wird auch das ihm helfen, sich sicherer zu fühlen. Es ist allerdings nicht notwendig und auch nicht ratsam, diese Routinen allzu rigide zu handhaben. Das Kind muss wissen, dass seine Umgebung sicher ist, aber ebenso wichtig ist es auch, dass es lernt, flexibel zu sein und sich auf Veränderungen einzustellen. Ruhige und flexible Routinen helfen dem Kind, sich in verschiedenen Situationen sicher und geborgen zu fühlen; starre Routinen dagegen können dazu führen, dass sein Gehirn sich von jeder kleinen Veränderung verunsichern lässt.

Kümmern Sie sich um seine Bedürfnisse

Klischees, Reisebüros und Hollywoodfilme wollen uns einreden, wir müssten mit unseren Kindern nach Disneyland fahren oder sie mit Geschenken überhäufen, um eine einzigartige Bindung zu ihnen aufzubauen. Nichts ist weiter von der Realität entfernt. Neben dem physischen Kontakt wird die Bindung zwischen Eltern und Kindern vor allem durch die Erfüllung der elementarsten Bedürfnisse aufgebaut: Das Kind zu stillen, ihm etwas zu essen zu machen, es anzuziehen, zu waschen, zu baden, in die Schule oder zum Arzt zu bringen, kurzum: Sich um seine Bedürfnisse zu kümmern ist der beste Weg, ihm ein Gefühl der Sicherheit und Bindung zu vermitteln. Vielleicht wirken diese Formen der Fürsorge ein wenig materiell, doch sie sind überlebensnotwendig, weil das Kind diese Bedürfnisse nicht selbst befriedigen kann. Deshalb erkennt das Gehirn des Kindes die Menschen wieder, die es mit den betreffenden Dingen versorgen, und entwickelt genau zu diesen Menschen eine Bindung. So gesehen ist es wichtig, dass Väter wie Mütter sich persönlich um ihre Kinder kümmern, denn es sind die einfachsten Gesten der Fürsorge, die dem Kind helfen, eine Beziehung basierend auf Liebe und Geborgenheit zu seinen Eltern und zu seiner Umgebung aufzubauen.

Suchen Sie weiterhin Körperkontakt

Nach und nach wird das Baby größer. Die Strecken, die es zurücklegen kann, ohne auf den Arm genommen zu werden, werden immer länger. Beim Essen und Einschlafen wird es immer selbstständiger, und es kann sogar schon eine Weile mit anderen Kindern spielen, ohne sich nach Ihnen umzuschauen. Können Sie sich vorstellen, dass er oder sie Ihnen eines Tages keinen Kuss mehr geben wird? Dass die Distanz zwischen Ihnen irgendwann so groß werden könnte, dass Ihre Tochter oder Ihr Sohn nicht mehr zu Besuch kommen wollen und Sie Ihre Enkel nicht mehr sehen? An diese Möglichkeit wollen Sie nicht einmal denken! Alle Väter und Mütter träumen davon, ein Leben lang eine ganz besondere Beziehung zu ihren Kindern zu haben. Eine solche Bindung lässt sich ebenso einfach herstellen wie pflegen. Auch wenn das Kind größer wird, braucht sein Gehirn weiterhin Oxytocin, das heißt, die Nähe seines Vaters oder seiner Mutter. Tatsächlich brauchen wir alle die Nähe der anderen, um uns sicher zu fühlen. Wer lässt sich nicht gerne umarmen?

Sie können viel dafür tun, damit Sie den Körperkontakt nicht verlieren und diese Beziehung zwischen Ihnen und Ihrem Kind, von der Sie immer geträumt haben, erhalten bleibt. Jedes Mal, wenn Sie Ihr Kind auf den Arm nehmen, ihm die Haare kämmen, es an sich drücken oder es an die Hand nehmen und zur Schule bringen, erzeugen Ihre beiden Gehirne Oxytocin, und das führt dazu, dass die Bindung zwischen Ihnen von Mal zu Mal enger wird. Einander zu helfen und zu unterstützen erzeugt ebenfalls Oxytocin, aber nichts vermag diese Bindung und dieses wechselseitige Vertrauen so gut zu festigen wie der Körperkontakt, und der lässt sich am besten dadurch erreichen, dass Sie mit Ihren Kindern spielen. Setzen Sie sich auf den Boden und lassen Sie zu, dass Ihre Kinder auf Ihnen herumklettern, sich an Sie kuscheln und Sie umarmen. Erfinden Sie Spiele, bei denen Sie und Ihre Kinder einander – natürlich nur ganz sanft! – packen, knuffen und beißen; meine Kinder spielen am liebsten »Umarmo-Saurus«: Bei diesem Spiel bin ich ein schrecklicher Saurier, der seine Kinder immer nur umarmen und an sich drücken will. Nehmen Sie sie auf den Schoß, um ihnen eine Geschichte nach der anderen vorzulesen, und verabschieden Sie sich jedes Mal, wenn Sie sie an der Schule absetzen oder das Haus verlassen und zur Arbeit gehen, mit einem Kuss und einer Umarmung, damit diese Zeichen der Zuneigung zu einer lieben Gewohnheit werden. Denken Sie daran: Diese kleinen Gesten sind wie Bausteine, aus denen der Palast Ihrer zukünftigen Beziehung bestehen wird.

Führen Sie gleichberechtigte Unterhaltungen

Alle Eltern möchten, dass ihre Kinder ihnen von ihren Erlebnissen, ihren Sorgen und ihren Freuden erzählen, und stellen ihnen, kaum dass sie aus der Schule kommen, alle möglichen Fragen. In der

Regel hat ein Kind nach dem sechsten Lebensjahr jedoch keine große Lust mehr, seine Mutter oder seinen Vater über alles zu »informieren«, was es den lieben langen Tag gemacht oder erlebt hat. Und niemand wird gerne ausgefragt oder mag das Gefühl, als Einziger sein Innerstes preiszugeben. Eine wirkungsvollere Strategie als die, Ihr Kind einem »Verhör« zu unterziehen, besteht darin, eine gleichberechtigte Unterhaltung mit ihm zu führen. Das ist nicht kompliziert: Sie müssen nur selbst von Ihren Erlebnissen, Sorgen und Freuden erzählen. Wenn Sie Ihre Kinder von der Schule abholen, wenn Sie selbst nach Hause kommen oder wenn Sie sich zum Abendessen an den Tisch setzen, können Sie eine Anekdote aus Ihrem Tagesablauf erzählen, um das Eis zu brechen. Das muss nichts Spektakuläres sein; es reichen schon Kleinigkeiten wie: »Auf der Arbeit hatten wir heute Makkaroni zum Mittagessen«, oder: »Heute Morgen habe ich auf dem Weg ins Büro einen Hund gesehen, der war *so* groß«. Wenn Sie Ihre Kinder an Ihren außerordentlichen Erlebnissen teilhaben lassen, dann wird Ihr Kind mit Ihnen das Gleiche tun. Und wenn Sie es nicht nur an Ihren Erlebnissen teilhaben lassen, sondern sich außerdem in seine Welt hineinversetzen können und sich Zeit nehmen, um mit ihm über die Dinge zu sprechen, die es wirklich interessieren – die Figuren aus seiner Lieblingszeichentrickserie zum Beispiel oder die Namen seiner Puppen –, dann wird Ihr Kind die Unterhaltung mit Ihnen genießen, weil es weiß, dass Ihre Beziehung auf Gleichheit und Gegenseitigkeit beruht.

Die Insel des Widerwillens

Im Kapitel über die Empathie haben wir von der »Inselrinde« gesprochen, einer Hirnregion, die zwischen zwei Furchen verborgen liegt und beim Austausch zwischen dem rationalen und dem emotionalen Gehirn eine entscheidende Rolle spielt. Eine der Hauptaufgaben der Inselrinde besteht darin, unangenehme Sinneswahrnehmungen zu verstehen und ihnen eine Bedeutung abzugewinnen, und sie wird vor allem dann aktiviert, wenn etwas stinkt oder widerlich schmeckt, wenn wir also zum Beispiel etwas Verdorbenes riechen oder kosten. Wenn diese Region aktiviert wird, empfinden wir Ekel. Wir drehen unwillkürlich den Kopf weg, rümpfen die Nase, um die Riechwege zu verschließen, und strecken die Zunge heraus, um den üblen Geschmack wieder loszuwerden. Das Merkwürdigste an der Inselrinde und der Grund, weshalb ich sie hier überhaupt zur Sprache bringe, ist, dass diese Region, wie wir seit einigen Jahren wissen, auch dann aktiviert wird, wenn ein Kind oder ein Erwachsener etwas als falsch oder ungerecht empfinden. Das leuchtet ein: Das Gefühl des Widerwillens, das uns von Dingen fernhält, die unserem Organismus schaden könnten, ähnelt dem Gefühl des Argwohns, das uns von Menschen fernhält, die unserer Psyche schaden könnten.

Wie jeder weiß, ist Lügen eine schlechte Strategie. Dennoch greifen viele Eltern zu kleinen Lügen, um zu erreichen, dass ihre Kinder einschlafen, den Teller leer essen oder Anweisungen folgen. Das können uralte Legenden sein wie die Schreckgestalt vom Schwarzen Mann oder kleine Unwahrheiten wie die, dass man dem Kind erzählt, das Geschäft habe schon geschlossen, weil man keine Lust hat, hinzugehen und ihm die versprochene Puppe zu kaufen. Wenn Sie die Nähe zu Ihrem Kind aufrechterhalten und ihm helfen wollen, sich selbst und der Welt zu vertrauen, dann sollten Sie Ihre Versprechen halten und nicht lügen, um Ihr Ziel zu erreichen. Das Gehirn erträgt keine Nähe zu jemandem, der lügt oder sein Wort bricht. Darauf reagiert es mit Widerwillen und Misstrauen. In der Eltern-Kind-Beziehung wird Wortbruch oder Unehrlichkeit letztlich dazu führen, dass sich das Kind in psychischer Hinsicht von seinen Eltern entfernt. Dagegen gelingt es Eltern, die ihr Wort halten und sich nicht hinter Lügen verstecken, eine dauerhaft Bindung aufzubauen. Und nicht nur das, wie einige Studien gezeigt haben, ist die Wahrscheinlichkeit, dass ein Kind eine Anweisung befolgt, doppelt so hoch, wenn das Kind der betreffenden Person vertraut, weil es weiß, dass sie ihr Wort hält. Eine gute Strategie für alle Väter und Mütter, die eine einzigartige und dauerhafte Beziehung zu ihren Kindern aufbauen wollen, besteht also ganz einfach darin, nicht wortbrüchig zu werden. Bemühen Sie sich, Vereinbarungen einzuhalten, und setzen Sie alles daran, Wort zu halten. Dazu müssen Sie nur eine einfache Regel befolgen: Versprechen Sie nichts, was Sie nicht halten können, und halten Sie, was Sie versprochen haben.

Lassen Sie Ihr Kind spüren, dass es ein wertvoller Mensch ist

Manchmal ist der Alltag von uns Eltern ein ständiger Kampf: »Trink deine Milch aus«, »Zieh dir die Schuhe an«, »Hör auf, deinen Bruder zu ärgern«, »Lass die Jacke an«, »Schalt den Fernseher aus« und so weiter. Eine Beziehung, bei der einer von beiden den ganzen Tag damit zubringt, dem anderen Anweisungen oder Befehle zu erteilen, hat natürlich keine große Zukunft. Ganz sicher sind Sie davon überzeugt, dass Ihr Kind ein wunderbarer Mensch ist. Deshalb ist es wichtig, dass Sie ihm das sagen und dass diese Botschaft in den Gesprächen mit Ihrem Kind präsenter ist als die Frage, ob es seine Jacke anhat oder nicht. Damit Ihnen das gelingt, werde ich Ihnen eine Faustregel mit auf den Weg geben, die alle Eltern im Umgang mit Ihren Kindern befolgen sollten:

> Am Ende des Tages soll die Zahl der positiven Dinge, die Sie zu Ihrem Kind gesagt haben, die Zahl der Befehle, Anweisungen oder Negativkommentare bei Weitem übersteigen.

Als ich erfuhr, dass ich Vater werden würde, habe ich mich gefragt, was mir am Vatersein wohl am meisten Freude machen würde. Und dann habe ich mir ausgemalt, wie ich von der Arbeit nach Hause komme und meine Kinder mir unter lautem Papa-Geschrei entgegenstürmen. Fünf Jahre später kann ich mit Genugtuung sagen, dass dieser Traum Wirklichkeit geworden ist. Wie ich das geschafft habe? Ich versuche, jedes meiner Kinder spüren zu lassen, dass sie wirklich wertvolle Menschen sind. Ich weiß, dass sie das sind, und ich weiß auch, dass Sie wissen, dass Ihre Kinder das sind, aber lassen Sie sie das auch wirklich spüren?

Um meinen Kindern das zu zeigen, halte ich mich an ein ganz einfaches Rezept. Ich sehe sie an wie einen echten Schatz. Ich lächle ihnen zu. Ich verbringe so viel Zeit mit ihnen, wie ich nur kann. Ich richte meine Pläne nach ihnen, damit sie wissen, dass das Zusammensein mit ihnen ein Privileg ist. Ich lasse sie erkennen und ich sage ihnen, wie entzückt ich von ihnen bin. Und (meine Geheimwaffe!): Jedes Mal, wenn ich nach Hause komme, lasse ich meinen Mantel fallen, setze mich auf den Boden und rufe aus voller Kehle und vollem Herzen ihre Namen. Dann kommen sie herbeigerannt, um mich zu begrüßen, und überschütten mich mit derselben Zuneigung, die auch ich ihnen gebe. Warten Sie nicht darauf, dass Ihre Kinder Sie vergöttern, sondern lassen Sie sie zuerst und an jedem Tag ihres Lebens spüren, dass sie etwas ganz Besonderes sind. Das ist das ganze Geheimnis einer Beziehung zu Ihren Kindern, wie Sie sie sich immer erträumt haben: täglich gemeinsam mit ihnen daran zu bauen.

Zur Erinnerung

Eine positive und sichere Bindung ist notwendig, damit sich das Gehirn eines Kindes entwickeln kann. Vertrauen in sich selbst und in die Welt, in der es lebt, ist die Grundlage für eine gute emotionale Intelligenz. Um das zu erreichen, sollten Sie Ihr Kind häufig umarmen und küssen, qualitativ wertvolle Zeit miteinander verbringen und gleichberechtigte Gespräche führen, sein Vertrauen nicht missbrauchen und es spüren lassen, dass es ein wertvoller und einzigartiger Mensch ist.

3.

VERTRAUEN

Mein Vater hat mir das größte Geschenk gemacht, das man einem Kind machen kann. Er hat an mich geglaubt.

JIM VALVANO

Vertrauen ist eines der vielleicht größten Geschenke, die Sie Ihrem Kind machen können. Nichts bringt einen Menschen weiter als der Glaube daran, dass er schaffen kann, was er sich vornimmt. Wie Roosevelt zu sagen pflegte: »Wenn du dir selbst etwas zutraust, hast du die Hälfte des Weges schon hinter dir.« Im vorigen Kapitel haben wir darüber gesprochen, wie eine gute Bindung dem Kind helfen kann, Selbstliebe zu entwickeln. Die andere Seite des Selbstwertgefühls ist das Vertrauen. Es ist schwierig, ein gutes Selbstwertgefühl zu entwickeln, wenn es nicht durch eine gute Dosis Vertrauen ergänzt wird.

Ein Kind, das mit Zuversicht aufwächst, wird zu einem Erwachsenen heranreifen, der sich mit sich selbst und mit anderen wohlfühlt, entscheidungssicher ist, herzlich lachen kann und die innere Kraft eines Menschen verspürt, der weiß, dass er alles zu erreichen vermag, was er sich im Leben vornimmt. Ich bin davon überzeugt, dass jede Mutter und jeder Vater, jeder Lehrer und jede Lehrerin will, dass ihre Kinder oder Schüler ein großes Selbstvertrauen entwickeln und es sich zutrauen, ihre Träume wahrwerden zu lassen. Dennoch sind es, wie Sie sicherlich bestätigen können, zuweilen wir Eltern und Pädagogen selbst, die im Gehirn des Kindes die Saat des Zweifels säen. In diesem Kapitel befassen wir uns mit solchen Verhaltensweisen, die das Vertrauen des Kindes stärken, und mit solchen, die einer vollen Entwicklung im Wege stehen.

Wir wissen, dass Vertrauen auch eine genetische Komponente hat. Auf dem 17. Chromosom liegt ein Gen, das jeden von uns darauf programmiert, mehr oder weniger Vertrauen zu entwickeln. Manche Kinder sind forsch, andere eher schüchtern. Manche dreijährigen Kinder trauen sich, eine entfernte Verwandte um einen Schluck Coca-Cola anzubetteln, und andere verstecken sich noch mit fünf Jahren vor ihrem Lieblingsonkel. Manche können energisch Nein sagen, während andere mit ihrer Meinung hinter dem Berg halten. Und es gibt Fünfjährige, die ein Fußballteam aufstellen, während andere es nicht einmal wagen, die Hand zu heben, um sich wählen zu lassen. Eines ist jedoch überraschend: Wenn die Umstände günstig sind, ist jedes Kind in der Lage, Vertrauen zu fassen. Wenn das Kind, das das Fußballteam aufgestellt hat, einmal nicht da ist, tritt garantiert ein anderes an seine Stelle. Wenn der große Bruder einmal nicht in der Nähe ist, wird das kleinere Geschwisterkind mutiger und übernimmt selbst Verantwortung. Und jedes Kind gewinnt an Selbstbewusstsein, wenn keine Eltern und keine Gleichaltrigen, sondern nur kleinere Kinder in Sichtweite sind. Das zeigt uns, dass alle Kinder imstande sind, ein hohes Maß an Selbstvertrauen zu entwickeln. Sie brauchen nur günstige Bedingungen, damit sie ihre Verantwortung und das Vertrauen ihrer Umgebung wahrnehmen können.

Das Vertrauen des Kindes stärken

Ich muss Ihnen nicht sagen, dass niemand verpflichtet ist, sein Kind in die Kita gehen zu lassen, und tatsächlich gibt es viele Eltern, die das nicht tun. Wobei ich gestehen muss, dass mir keine Statistik bekannt ist, die Auskunft darüber gibt, wie viele Kinder den ersten Kitatag nicht überstehen. Wenn Sie sich aufgrund Ihrer familiären Situation entschlossen haben, Ihr Kind in eine Einrichtung zu schicken, ist es ideal, es am ersten Tag zu begleiten oder der Kita im Vorfeld einen Schnupperbesuch abzustatten. Bei diesem kann das Kind sich eine Zeitlang in unserem Beisein umsehen, während wir mit den Erzieherinnen und Erziehern sprechen (dass wir es dabei die ganze Zeit im Auge behalten, sollte es möglichst nicht bemerken; vielmehr sollte der Eindruck entstehen, dass wir es gar nicht beachten, weil wir völlig darauf vertrauen, dass dies ein sicherer Ort ist). Nicht alle Einrichtungen bieten eine Eingewöhnung mit vielen Sicherheiten an, und ich muss zugeben, dass diese Strategie auch keine Garantie für eine geglückte Eingewöhnung darstellt. Heutzutage bemühen sich nahezu alle Kindertagesstätten um einen allmählichen Übergang, bei dem die erste Trennung auf eine oder zwei Stunden begrenzt ist. So stellt sich ein Kind nach dem anderen schrittweise und sicher auf die neue Umgebung ein. Was den Kindern dabei hilft, ist, zu spüren, dass ihre Eltern ruhig und gelassen sind, und natürlich nicht weinen oder ein erschrockenes Gesicht machen! Tatsache ist, dass diese erste Trennung praktisch für alle Väter und Mütter (und besonders für alle Kinder) eine bittere Pille ist. Doch wenn wir sie ruhig und vertrauensvoll in der Betreuung abgeben und mit einem breiten Lächeln und offenen Armen wieder abholen, können wir viel dazu beitragen, dass unsere Kinder sich so rasch wie möglich auf die neue Situation einstellen. Übertriebene Fürsorge und Behütung gehören zweifelsohne zu den Dingen, die dem Vertrauen des Kindes den größten Schaden zufügen. Ich weiß, dass es schwierig sein kann, nicht einzugreifen, wenn wir sehen, dass das Kind gleich stolpert, oder wenn wir das Gefühl haben, dass es mit einer Situation konfrontiert wird, in der es Hilfe brauchen könnte. Doch gerade in diesen Momenten ist es für das Gehirn des Kindes besonders wichtig, dass wir ihm etwas zutrauen. Wenn ein Kind eine Herausforderung annimmt und sich einer Situation stellt, der es womöglich nicht gewachsen ist, dann schaltet sein Hirn in den Bewältigungsmodus um.

Was das Vertrauen betrifft, gibt es im Gehirn vor allem zwei Hauptakteure: Da ist zunächst einmal die »Amygdala«. Diese Struktur ist einer der wichtigsten Teile des emotionalen Gehirns. Sie funktioniert wie ein Alarm, der immer dann aktiviert wird, wenn das Gehirn eine gefährliche Situation erkennt. Der zweite Hauptakteur ist der Frontallappen im rationalen Gehirn, der eine Kontrollfunktion ausübt und dem Kind die Möglichkeit gibt, seine Angst zu überwinden und weiterzumachen. Wenn Sie sich noch an die Lektion über das Grenzensetzen erinnern, dann können Sie sich das so vorstellen, dass der Frontallappen gewissermaßen in der Lage ist, der Angst Grenzen zu setzen. Das bedeutet also, dass diese beiden Gehirnteile sich immer dann, wenn eine in irgendeiner Form gefährliche Situation entsteht, einen Kampf liefern, um herauszufinden,

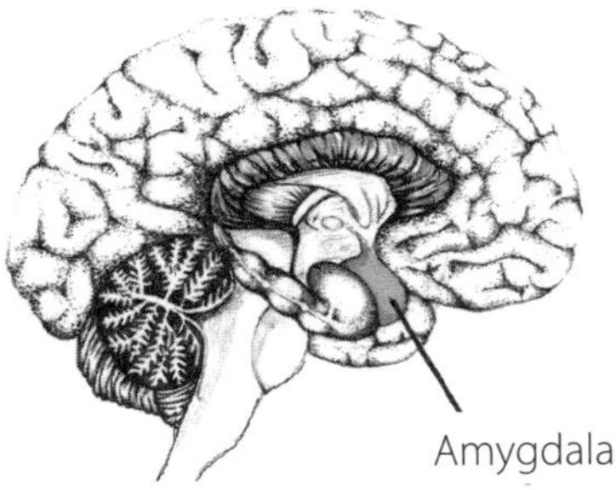

Amygdala

- Bedrohungen erkennen
- Warnsignal aktivieren
- Angst fühlen
- Angstgedächtnis

welcher von beiden der stärkere ist. Gewinnt die Amygdala, wird das Kind erschrocken zurückweichen. Gewinnt der Frontallappen, wird es seine Angst bezwingen.

Nehmen wir einmal an, ein Kind, das erst seit einigen Monaten laufen kann, müht sich ab, auf eine Parkbank zu klettern. In diesem Szenario gibt es drei mögliche Alternativen: 1.) dass der anwesende Elternteil nicht eingreift, 2.) dass er eingreift und dabei ruhig bleibt und 3.) dass er erschrocken eingreift. Wenn Papa oder Mama nichts tun, wird das Gehirn des Kindes wachsam bleiben, auch wenn das Kind stolpert oder sich ein bisschen ängstlich fühlt. Wenn seine Eltern intervenieren, nehmen sie dem Kind das Heft aus der Hand. Das ist für sein emotionales Gehirn eher beunruhigend, weil das Kind seine Angst nicht selbst kontrolliert, sondern lernt, dass es seinen Vater oder seine Mutter braucht, um sich wohlzufühlen. Und wenn seine Mama einen Schrei ausstößt, der Papa schnell herbeigelaufen kommt oder das Kind auf den Gesichtern seiner Eltern Zeichen von Angst entdeckt, wird sein Gehirn Alarm auslösen. Die Amygdala wird aktiviert und das Kind bekommt unverzüglich Angst.

Ich habe Angst, aber ich kontrolliere sie.	Mein Gehirn weiß, dass ich die Angst kontrollieren kann.
Ich habe Angst, aber ich kontrolliere sie nicht. Meine Eltern helfen mir immer.	Nur meine Eltern können meine Angst kontrollieren.
Ich habe Angst und meine Eltern haben Panik.	Ich muss Angst haben, denn die Welt ist gefährlich.

So gesehen ist unabhängig von den genetischen Ausgangsbedingungen das Vertrauen jedes Kindes durch das Zutrauen seiner Eltern bedingt. Wenn seine Eltern sich den lieben langen Tag Sorgen um seine Gesundheit, seine Sicherheit oder sein Wohlergehen machen, kann das Gehirn des Kindes nur zwei Dinge verstehen: dass die Welt gefährlich und dass es durchaus nicht in der Lage ist, allein mit dem Leben fertigzuwerden. Ein solches Kind wird angesichts jeder Herausforderung oder neuen Situation von seiner Amygdala ein Warnsignal empfangen, das es ängstlich werden und versuchen lässt, der Herausforderung auszuweichen und sich hinter dem Rock seiner Mutter zu verstecken. Kinder jedoch, denen ihre Eltern mehr zutrauen, werden in der Lage sein, ihre Bewältigungsmechanismen in Gang zu setzen und sogar in ungewissen Situationen daran festzuhalten.

Ich pflege Eltern eine Formel anzubieten, die sie daran erinnert, wie wichtig es ist, dass sie ihrem Kind etwas zutrauen, gerade in der Phase, in der sich sein eigenes Vertrauen entwickelt:

$$\mathbf{VK} = (\mathrm{ZEzK})^2$$

Vertrauen des Kindes ist gleich Zutrauen der Eltern zum Kind hoch zwei.

Eine alte Geschichte über das Vertrauen ist die von den zwei Geschwistern, fünf und sieben Jahre alt, die in einem brennenden Haus gefangen waren, nachdem ihre Mutter sie unverantwortlicherweise alleingelassen hatte. Sie bemerkten die Gefahr erst, als die Flammen schon an ihre Schlafzimmertür schlugen. Irgendwie gelang es ihnen, den Sicherheitsriegel ihres Fensters zu öffnen, die schwere Feuerleiter loszuhaken und auf die sichere Straße hinunterzuklettern. Als die Nachbarn und die Schaulustigen fragten, wie zwei so kleine Kinder eine solche Großtat hatten vollbringen können, antwortete der Feuerwehrmann, ohne zu zögern: »Weil keine Erwachsenen da waren, um ihnen zu sagen, dass sie das nicht alleine schaffen«.

Ich weiß, dass es schwierig sein kann, seinen Kindern etwas zuzutrauen. In den Augen der Eltern ist ein Kind ein abhängiges, schutzbedürftiges Wesen. Ich persönlich empfinde dies als den schwierigsten Teil meiner Bemühungen als Vater. Immer wenn ich diesbezüglich Zweifel habe, wende ich das erste Prinzip der Entwicklung des Gehirns an und warte ab, was passiert. Einmal, letztes Jahr im Frühsommer, fiel mir auf, dass es meinen älteren Kindern in bestimmten Spielplatzsituationen – vor allem, wenn sie von anderen Kindern umgeben waren – an Vertrauen mangelte. Ich sprach mit meiner Frau darüber und dachte ein paar Tage lang nach. Immer wieder kam mir das Prinzip in den Sinn, dass jedes Kind wie ein Baum ist, der sich voll entfalten muss. Dann begriff ich, dass sie nur eines von uns brauchten: etwas mehr Zutrauen. Also sprach ich wieder mit meiner Frau, und obwohl sie mich mit ihrem ganzen Beschützerinstinkt konfrontierte und ich schon fürchtete, für den Rest der Woche auf dem Sofa schlafen zu müssen, führten wir ein kleines Spielplatzexperiment durch. Normalerweise wären wir im Laufe des Nachmittags mehrmals zu unseren Kindern hingegangen, um ihnen den Pulli an- oder auszuziehen, ihnen zu sagen, dass sie nicht hierhin oder dorthin klettern sollen, oder mit ihnen zu spielen. An diesem Nachmittag jedoch beschlossen wir, uns während der gesamten Spielplatzzeit vollkommen zurückzuhalten. Es war großartig! Die Kinder kamen und gingen, baten um ihren Pulli, wenn ihnen kalt war, oder um Wasser, wenn sie Durst hatten. Sie trauten sich, in Höhen zu klettern, vor denen sie normalerweise Angst gehabt hätten, und scharten eine kleine Bande von Freunden sämtlicher Altersstufen um sich, mit denen sie herumliefen und spielten. Sie hatten so viel Spaß mit anderen Kindern wie schon lange nicht mehr. Ähnliches habe ich seither immer wieder erlebt: Wenn ich Vertrauen habe, mich ruhig verhalte und das Kind einfach gewähren lasse, passieren wunderbare Dinge, und in den allermeisten Fällen wird das Kind bestens zurechtkommen. Letzten Sommer haben wir eine sehr wichtige Lektion gelernt: Wenn es um Vertrauen geht, ist weniger mehr. In der folgenden Tabelle habe ich Ihnen einige Situationen zusammengestellt, in denen Sie Ihrem Kind besser freie Hand lassen, und einige andere, in denen Sie als Eltern unbedingt eingreifen sollten.

Situationen, in denen man das Kind nicht beschützen sollte:	**Situationen, in denen wir das Kind beschützen müssen:**
• Wenn es allein spielt und dabei Spaß hat. • Wenn es mit anderen Kindern spielt. • Wenn es mit anderen Erwachsenen interagiert. • Wenn es sich für ein Vorgehen entschieden hat (auch wenn dieses Vorgehen vielleicht nicht optimal ist). • Gefahr kleinerer Stöße oder Stürze. • Gefahr, einen kleinen Kratzer oder Schreck davonzutragen. • Kleinere Streitigkeiten mit Geschwistern oder Freunden.	• Verletzungs- oder Unfallgefahr • Lebensgefahr • Vergiftungsgefahr • Aggressive Verhaltensweisen • Missbrauchssituationen

Bieten Sie positive Botschaften an

Eine weitere gute Methode, das Vertrauen des Kindes zu stärken, besteht darin, ihm positive Botschaften anzubieten. Wie wir bereits im Teil über die Werkzeuge gesehen haben, helfen Negativbotschaften (»Du bist faul«, »Du machst das falsch«) dem Kind nicht, die Dinge besser zu machen, sondern können im Gegenteil sogar Ängstlichkeit hervorrufen und sein Selbstwertgefühl untergraben. Arbeiten Sie mit Verstärkern; vermitteln Sie Ihrem Kind jedes Mal eine positive Botschaft, wenn es über sich hinauswächst. Wenn es eine wirklich schwierige Aufgabe bewältigt hat, sehr konzentriert ist, sich Mühe gibt, Mut beweist oder einfach dann, wenn es etwas geschafft hat, das es im letzten Sommer noch nicht konnte. Wenn Sie Dinge zu ihm zu sagen wie »Du warst sehr tapfer« oder »Du hast dich sehr gut konzentriert«, wird ihm das helfen, sich selbst etwas zuzutrauen.

In diesem Zusammenhang sollten Sie wissen, dass es weniger wichtig ist, das Ergebnis zu belohnen, als die Einstellung des Kindes anzuerkennen. Wir wissen, dass, wenn wir ein Kind für ein gutes Ergebnis loben (zum Beispiel: »Dieses Puzzle hast du aber wirklich gut hinbekommen!«), die Neuronen in seinem Gehirn, die für das Einheimsen von Belohnungen zuständig sind, nach weiteren Aufgaben suchen, die das Kind gut bewältigen kann. Und zwar weil sie gelernt haben, dass ein gutes Ergebnis eine Belohnung nach sich zieht. Wenn dann das erhoffte Ergebnis ausbleibt, neigt das Kind ab sofort dazu, Aufgaben zu vermeiden, die komplexer sind oder ein gewisses Misserfolgsrisiko bergen. Es verspürt unverhältnismäßige Frustration und wird letztlich sogar versuchen, schwierigen Aufgaben ganz aus dem Weg zu gehen. Wenn man das Kind aber für andere Variablen lobt, die im Hinblick auf das, was in seinem Gehirn vor sich geht, interessanter sind – zum Beispiel dafür, wie gut es sich konzentriert hat oder wie einfallsreich es an die Lösung eines Problems herangegangen ist, wie viel Spaß es dabei gehabt oder wie viel Mühe es investiert hat –, dann passiert etwas anderes. Dann wird das Kind sich Aufgaben suchen, die ein bisschen schwieriger sind und mithin Gelegenheiten bieten, sich noch etwas mehr anzustrengen, über sich hinauszuwachsen und sich daran zu freuen, wie gut es denken, sich konzentrieren und Aufgaben lösen kann.

Bis Ende der 1970er-Jahre dachte man, das beste und einzige Mittel, ein Kind zu motivieren, bestehe darin, es für sein Bemühen zu loben. Viele Studien haben nach der wirkungsvollsten Botschaft oder Formel gesucht, um die Motivation und das Vertrauen des Kindes zu stärken. Heute wissen wir, dass es kein Patentrezept gibt, weil die Fertigkeiten, die ein Kind nutzt, um ein Ziel zu erreichen, von Kind zu Kind und von Situation zu Situation unterschiedlich sind. Entscheidend ist, dass man die Fertigkeit hervorhebt, die das Kind in dem betreffenden Moment angewandt hat. Und dass man es auch dann lobt, wenn es Hilfsmittel einsetzt, die es normalerweise nicht benutzt. Damit Ihnen das gelingt, müssen Sie Ihr Kind nur aufmerksam beobachten, wenn es an eine Aufgabe herangeht, und sich einige einfache Fragen stellen: Wie hat es das Kind geschafft, dieses Kästchen zu öffnen? Mit Ausdauer? Einfallsreichtum? Wie hat es sich verhalten, während es dieses Bild gemalt hat? Hat es auf die Details geachtet? War es konzentriert? Hat es sich bemüht, nicht über die Linie zu malen? Hat ihm das Malen Spaß gemacht? Im Grunde müssen Sie kein großes Tamtam veranstalten, wenn Sie das Verhalten Ihres Kindes verstärken wollen: Sein Gehirn weiß ja schon, wie es an die Sache herangegangen ist, und verspürt bereits die Befriedigung, es geschafft zu haben. Unter Umständen reicht es schon, wenn Sie nicht nur das Ergebnis würdigen, sondern es, je nachdem, dafür loben, dass es sich so viel Mühe gegeben, sich so gut konzentriert oder solche Ausdauer bewiesen hat.

Verantwortung

Verantwortung ist ein unverzichtbarer Teil unserer Existenz. So schön und kostbar uns das Leben auch vorkommen mag, lehrt uns die Natur doch auch, dass das Leben eine harte und grausame Seite hat: den Kampf ums Überleben. Es gibt kein Lebewesen, das nicht kämpfen oder sich um Nahrung und einen Unterschlupf kümmern müsste, um seine Existenz zu sichern. In meiner Sprechstunde habe ich es oft mit Erwachsenen zu tun, die ihre kleinen Alltagsverantwortungen als belastend empfinden. Zu arbeiten, zu kochen, Rechnungen zu bezahlen oder für ihre Kinder zu sorgen, ist ihnen schlichtweg zu viel. In solchen Fällen frage ich mich, bis zu welchem Grad diese Menschen zur Verantwortung erzogen worden sind. Verantwortung zu übernehmen, ist notwendig, um die großen und kleinen Aufgaben zu bewältigen, vor die das Leben uns stellt. Für viele Menschen hat das Wort »Verantwortung« einen strengen Klang.

Bei Vorträgen werde ich manchmal gefragt, ob es nicht zu hart wäre, einem Kind von zwei Jahren Verantwortung zu übertragen. Offen gestanden: Nein, das glaube ich nicht. Aus meiner Sicht bedeutet Verantwortung einfach, sich um sich selbst zu kümmern, und Kinder zur Verantwortung zu erziehen ist eine wunderbare Gelegenheit, ihnen beizubringen, wie sie im Leben zurechtkommen und für sich selbst sorgen können.

Verantwortung ist ein hervorragendes Mittel, das Vertrauen des Kindes aufzubauen. Jedes Kind kann selbst für viele Aufgaben Verantwortung übernehmen, die seine Erziehung und Versorgung betreffen. Je früher es damit beginnt, desto leichter wird es ihm fallen und desto mehr wird es sich auf seine eigenen Fähigkeiten verlassen. Und was das Interessanteste ist: Kinder lieben es, Verantwortung zu übernehmen. Für sie ist das eine Chance, Neues zu entdecken und ihre Umgebung beherrschen zu lernen. Sie können damit anfangen, sobald Ihr Kind zu laufen beginnt. Die Kinder können, und sollten meiner Meinung nach, genau wie in der Kita helfen, ihre Spielsachen aufzuräumen oder ihre gebrauchte Windel in den dafür vorgesehenen Eimer zu werfen. Weil die Kita bei uns gleich um die Ecke liegt, haben meine drei Kinder schon mit einem Jahr begonnen, zu Fuß dorthin zu gehen. Aus den drei Minuten, die ich brauche, um zwei Blöcke weiter zu laufen, werden in Babyschrittgeschwindigkeit leicht 15 oder zwanzig. Bis auf den heutigen Tag hat sich noch niemand beschwert. Das liegt nur teilweise daran, dass Kinder mit zwölf oder Monaten noch nicht sprechen können. Tatsache ist, dass ihnen ihr morgendlicher Spaziergang wirklich Spaß gemacht hat. Und wenn wir dann bei der Kita waren, sind sie immer selbst hineingegangen. Ich habe ihnen geholfen, ihnen Selbstvertrauen eingeflößt, sie an die Hand genommen und bis zur Tür gebracht. Aber sie waren diejenigen, die den Fuß über die Schwelle setzten. Denn es ist nicht meine Aufgabe, sie in den Gruppenraum hineinzutragen, sondern es ist ihre Aufgabe, hineinzugehen. Das sind nur Beispiele, die Ihnen zeigen sollen, dass Verantwortung etwas ist, was man Kindern schon ganz früh anhand kleiner Dinge beibringen kann. Wenn sie größer werden, können Sie sie daran gewöhnen, ihre schmutzige Wäsche in den Korb zu tun, nach dem Frühstück ihre Tasse in die Spülmaschine zu räumen oder kleinere Missgeschicke selbst zu beheben, zum Beispiel den Tisch abzuwischen, wenn sie ein Glas Milch umgestoßen haben. Mit Strafe hat das nichts zu tun. Es ist nur selbstverständlich, dass Ihre Kinder sich selbst um ihre Angelegenheiten kümmern, soweit sie eigenständig oder mit ein bisschen Hilfe dazu in der Lage sind – und mit genau dieser Selbstverständlichkeit sollte es auch von Ihnen gehandhabt werden. In jedem Alter gibt es eine Reihe von Aufgaben, die das Kind übernehmen kann: Aufgaben, die sein Selbstvertrauen stärken und durch die es lernt, im Haushalt mitzuhelfen. Ich kann Ihnen garantieren, dass Ihre Kinder es lieben werden, für bestimmte Dinge verantwortlich zu sein, und dass sie mit dem befriedigenden Gefühl heranwachsen werden, selbst für sich sorgen zu können.

Würdigen Sie die Gefühle und Entscheidungen des Kindes

Wir haben bereits über die zentrale Bedeutung der Empathie gesprochen, die dem Kind hilft zu verstehen, dass alle seine Gefühle wichtig und wertvoll sind. Zu wissen, dass wir in bestimmten Situationen ärgerlich, zufrieden oder frustriert sein dürfen, immer vorausgesetzt, wir respektieren die Rechte der anderen, stärkt das Selbstvertrauen. Ein weiterer Bereich, der für die Entwicklung des Selbstvertrauens wichtig ist und in dem wir Eltern zuweilen ins Schleudern geraten, sind Entscheidungen. In der Regel wollen wir Väter und Mütter unseren Kindern dabei helfen, gute Entscheidungen zu treffen. Typisch ist ein Dialog wie der folgende: »Paula, was wünschst du dir zum Geburtstag?« – »Ein Päckchen Erdbeerkaugummis, Mama« – »Aber Paula, das ist etwas ganz Kleines, du kannst dir ruhig etwas Größeres wünschen!« Dieses einfache Gespräch wiederholt sich in verschiedenen Variationen Jahr für Jahr, wenn das betreffende Datum herannaht, und das Ergebnis ist immer dasselbe. Das Mädchen, das von einem Päckchen Kaugummi geträumt hatte, wünscht sich am Ende eine Puppe, die sie eigentlich gar nicht haben will.

Viele Menschen sind unsicher, wenn es um Entscheidungen geht. Sie wissen nicht, was sie anziehen, was sie im Restaurant bestellen oder ob sie dieses oder jenes sagen sollen, und züchten sich so mit der Zeit einen regelrechten Garten aus Unentschlossenheit, Zweifeln oder Dilemmata heran. Ein Teil ihres Gehirns weiß immer genau, was er will, doch ein anderer Teil weckt Zweifel. So gesehen findet im Gehirn eine Art Diskussion zwischen dem rationalen und dem emotionalen Teil statt. Dabei ist der Zweifel praktisch nie auf der emotionalen, sondern immer auf der rationalen Seite angesiedelt. Tatsächlich wissen wir, dass die allermeisten Entscheidungen, ganz gleich, ob es um eine Bestellung im Restaurant, um die Partnerwahl oder um einen Hauskauf geht, vom emotionalen Gehirn getroffen werden. In den meisten Fällen übernimmt das rationale Gehirn lediglich die Aufgabe, sie zu rechtfertigen oder für eine aus dem Bauch heraus getroffene Entscheidung eine logische Begründung nachzuliefern. Es ist sogar erwiesen, dass die treffsichersten Entscheidungen häufiger aus dem emotionalen als aus dem rationalen Gehirn kommen. Und es ist auch erwiesen, dass diejenigen Personen, die ihre Alternativen von einem eher rationalen Standpunkt aus abwägen, in der Regel unsicherer sind und schlechtere Entscheidungen treffen. Um die Entscheidungsfähigkeit Ihres Kindes zu verbessern, sollten Sie daher aus all den genannten Gründen, und auch wenn Ihnen womöglich das Gegenteil richtig erscheint, zulassen, dass es seine eigenen Entscheidungen trifft und dabei seinen Instinkten folgt, und darauf vertrauen, dass es aus seinen Fehlern lernt. Natürlich wird es Fehler machen, wer tut das nicht? Doch statt zu versuchen, dies im Vorfeld zu verhindern, sollten Sie besser das Selbstvertrauen Ihres Kindes stärken und ihm dabei helfen, positive und negative Schlüsse aus seinen Fehlentscheidungen zu ziehen.

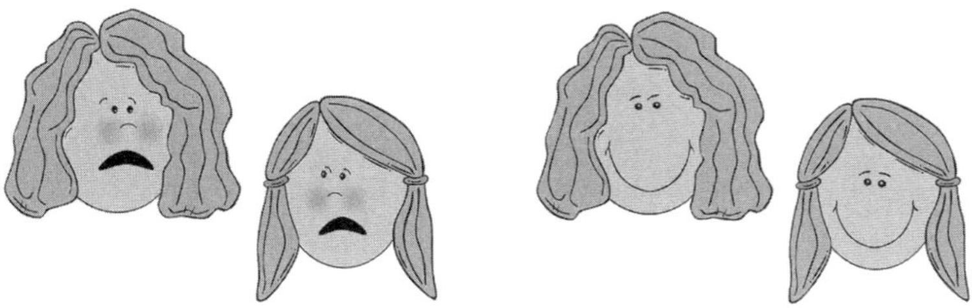

Zur Erinnerung

Vertrauen ist eines der größten Geschenke, die wir unseren Kindern machen können. Ein Kind, das mit dem Gefühl aufwächst, dass seine Eltern ihm vertrauen, wird zu einem Erwachsenen heranwachsen, der sich imstande fühlt, seine Ziele zu erreichen und seine Träume zu verwirklichen. Vermeiden Sie es, Ihr Kind allzu sehr zu behüten. Trauen Sie ihm etwas zu und glauben Sie an seine Fähigkeit, sich voll zu entwickeln.

Lassen Sie Ihr Kind Verantwortung übernehmen und bestärken Sie es in seinen Emotionen genauso wie bei seinen Entscheidungen. Denken Sie daran: Die klügste Methode, das Selbstvertrauen eines Kindes zu unterstützen, besteht darin, nicht nur Resultate zu würdigen, sondern es auch zu loben, wenn es mit Eifer, Konzentration oder Freude an eine schwierige Situation herangegangen ist.

4.

ANGSTFREI AUFWACHSEN

Die Wissenschaft hat noch kein Beruhigungsmittel hervorgebracht, das so wirksam wäre wie ein paar gütige Worte.

SIGMUND FREUD

Wesentlich in der Entwicklung der emotionalen Intelligenz ist der Erwerb der Fähigkeit, Ängste zu überwinden. Wie jeder Mensch während seiner Kindheit wird auch Ihr Kind Dinge erleben, die ihm vielleicht Angst machen. Ein Hundebiss, ein Schubser von einem seiner kleinen Spielkameraden oder ein Sturz aus einer gewissen Höhe können Erfahrungen sein, die in seinem Gehirn einen tiefen Eindruck hinterlassen und dazu führen, dass es sich in vergleichbaren Situationen unverhältnismäßig stark fürchtet. Wenn Sie wissen, wie Sie sich in solchen Situationen am besten verhalten, können Sie Ihrem Kind schon in der Kindheit dabei helfen, seine Angst zu bekämpfen. Vor allem aber können Sie es dabei unterstützen, ohne Ängste zu leben. Die Art und Weise, wie wir uns als Erwachsene unseren Ängsten stellen, ist maßgeblich davon beeinflusst, wie wir als Kinder gelernt haben, uns mit ihnen auseinanderzusetzen.

Viele Eltern wissen nicht, was sie tun sollen, wenn ihr Kind ein traumatisches Erlebnis hat. Manche werden nervös und schreien das

Kind an, was nur dazu führt, dass das Gehirn des Kindes die nächsthöhere Alarmstufe auslöst und die Erfahrung umso traumatischer wird. In anderen Fällen besteht die spontane Reaktion des Vaters oder der Mutter darin, dem Kind zu sagen, dass es sich beruhigen soll und dass doch alles gar nicht so schlimm ist. Mag sein, dass Sie sich das nicht vorstellen können, doch dieses Verhalten ist unter Umständen genauso schädlich wie das zuvor beschriebene. Für ein Kind, das hingefallen ist oder einen kleinen Schreck erlitten hat, kann es natürlich beruhigend sein, wenn man die Sache verharmlost und auf diese Weise die emotionale Belastung verringert. War der Schreck aber nicht ganz so klein und ist das kindliche Gehirn nicht imstande, ihn aus eigener Kraft zu überwinden, dann kann es passieren, dass die Angst in seinem Innern Wurzeln schlägt. Im Folgenden werde ich Ihnen zwei sehr einfache Strategien vorstellen, mit deren Hilfe es Ihrem Kind gelingen kann, solche Traumata zu überwinden und, was noch wichtiger ist, sich erfolgreich jeder Angst zu stellen, die ihm in seinem Leben begegnen wird.

Helfen Sie ihm, traumatische Erlebnisse zu integrieren

Wenn Sie sich noch erinnern, worum es im Kapitel *Gehirn-ABC für Eltern* ging, dann wissen Sie noch, dass es zwei Gehirnhälften gibt, wobei die linke eher rational und die rechte eher intuitiv ist. Ebendiese rechte Gehirnhälfte ist es auch, die traumatische Erlebnisse abspeichert. Wenn Sie an irgendeine traumatische Erfahrung aus Ihrem Leben zurückdenken, werden Sie feststellen, dass Sie die betreffenden Szenen zum Teil als Bilder im Gedächtnis haben. Soldaten, die aus dem Krieg zurückkehren, haben sogenannte *Flashbacks* von den Kampfhandlungen: plötzlich aufflackernde Bilder, die das

Gehirn nicht verarbeiten konnte. Ängste entstehen meist in der rechten Gehirnhälfte und leben als Bilder und Empfindungen in dieser eher intuitiven und visuellen Hemisphäre weiter. Minder schlimme traumatische Erlebnisse kann ein Kind selbst verstehen. Es kann zum Beispiel verstehen, dass ein Spielzeug kaputtgegangen ist, weil es auf den Boden gefallen ist. Erlebt ein Kind aber einen größeren Schreck, dann kann es geschehen, dass sein Gehirn diese Erfahrung nicht verarbeiten kann, und dann entsteht das, was wir als »irrationale Angst« bezeichnen. Nehmen wir zum Beispiel an, ein Hund läuft bellend auf Ihr Kind zu. Obwohl sein Herrchen ihn rechtzeitig zurückhalten kann, hat das Gehirn Ihres Kindes zwei sehr deutliche Eindrücke: erstens das Bild des angreifenden Hundes und zweitens ein Gefühl der Panik. Wenn diese Eindrücke sehr stark sind, werden sie sich dem Gehirn des Kindes womöglich für immer einprägen, wenn wir nichts dagegen unternehmen. In diesem Fall wird Ihr Kind eine irrationale Angst vor Hunden entwickeln. Sie haben aber die Möglichkeit, diese Eindrücke zu verwischen und die traumatischen Bilder in seinem Gehirn zu deaktivieren. Sie müssen Ihrem Kind lediglich helfen, über das, was es gesehen und empfunden hat, zu sprechen.

Wenn ein Mensch erschrickt und dann die Gelegenheit bekommt, über das Geschehene zu sprechen und es zu beschreiben, beginnt seine linke Hemisphäre (die für das Sprechen zuständig ist) mit der rechten Hemisphäre zu kommunizieren. Das ist ein einfaches Mittel, dafür zu sorgen, dass der verbale und logische Teil seines Gehirns dem visuellen und emotionalen hilft, die Erfahrung zu bewältigen. Diesen Prozess bezeichnen wir als die »Integration einer traumatischen Erfahrung«. Das Kind wird sich an das erinnern, was passiert ist, aber es wird nicht mehr dieselbe Angst empfinden. Es hat dieses unangenehme Erlebnis aus seiner Vergangenheit völlig normal integriert. Die folgende Abbildung veranschaulicht, wie dieser Prozess funktioniert.

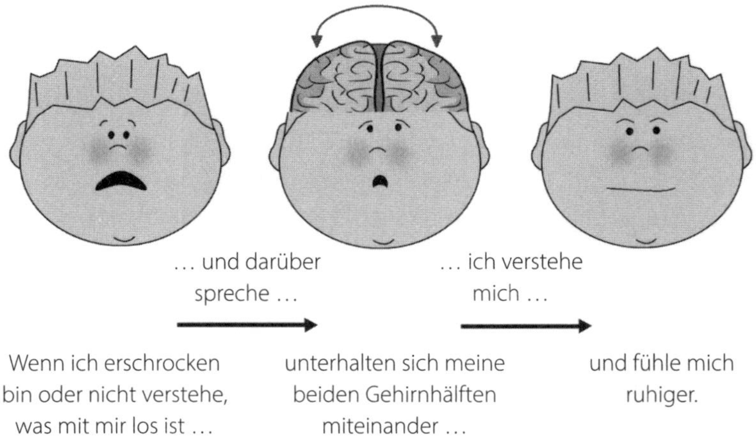

Mit einem Kind über eine traumatische Situation zu sprechen, erfordert Ruhe (mag sein, dass Sie genauso erschrocken sind wie Ihr Kind), Geduld (es kann eine ganze Weile dauern, bis sich das Kind beruhigt hat), ein bisschen Vertrauen (weil Sie im ersten Moment vielleicht anders reagiert und versucht hätten, Ihr Kind zu beruhigen) und, wie wir im Abschnitt über die Werkzeuge bereits gesehen haben, eine große Portion Empathie. Es ist nur natürlich, dass Sie spontan dazu neigen, die Situation herunterzuspielen. Wenn Sie Ihr Kind davon überzeugen können, dass es keinen Grund gibt, erschrocken zu sein, ist das schlussendlich auch für Sie selbst beruhigend. Sie müssen jedoch weder sich selbst noch Ihr Kind davon überzeugen, dass der Schreck nicht schlimm war: Sie müssen das Gehirn Ihres Kindes überzeugen. Nehmen wir ein Beispiel: Die kleine Clara kommt weinend aus der Kita. Ein älteres Kind hat dem Mädchen ihr Spielzeug weggenommen und sie so geschubst, dass sie hingefallen ist. Natürlich müssen Sie mit der Erzieherin sprechen, damit so etwas nicht wieder vorkommt, aber wie gehen Sie bis dahin mit dem Schreck um, den Clara davongetragen hat? Die folgende Tabelle stellt zwei sehr unterschiedliche Herangehensweisen nebeneinander.

Herunterspielen	**Dem Kind helfen, damit umzugehen**
M: Warum weinst du, Clara? C: Ein älteres Kind hat mich gehauen. M: Ach, schau, ist doch gar nicht schlimm … C: Es hat mich geschubst und ich bin hingefallen. M: Alles gut, es ist nichts passiert. Gleich geht's dir wieder besser. *(C weint weiter)* M: Na komm schon, beruhige dich. *(C weint weiter)* M: Komm schon, Clara. Du bist doch ein großes Mädchen! *(C schluchzt)* M: Du bist ein tapferes Mädchen. Und tapfere Mädchen weinen nicht! *(C wird still und schaut zu Boden)* M: Sehr gut! Siehst du, wie groß du schon bist? Komm, wir gehen nach Hause und ich mache dir einen Milchshake.	M: Warum weinst du, Clara? C: Ein älteres Kind hat mich gehauen. M: Bist du sehr erschrocken? C: Ja. M: Natürlich, weil es größer war als du … *(C weint weiter)* M: Und was hat das andere Kind genau gemacht? C: Es hat mich geschubst und ich bin hingefallen. M: Hat es sehr doll geschubst? C: *(trocknet sich die Tränden)* Ja. So, mit der Hand. M: Es hat dich ganz doll mit der Hand geschubst? C: Ja. *(weint nicht mehr)* M: Also, das wundert mich wirklich nicht, dass du erschrocken bist. Ich wäre auch erschrocken. Hat es dich auch böse angeguckt? C: Ja. Es guckt böse, es ist total gemein. M: Ja, es hat dir einen großen Schrecken eingejagt, stimmt's? C: Ja. M: Ich sehe, dass es dir schon besser geht. Ich werde mit deiner Erzieherin sprechen, damit dieses Kind dich nicht wieder haut. C: Ich gehe spielen.

Das erste Beispiel ist ein typischer Dialog zwischen einer Mutter und ihrer kleinen Tochter, wie wir ihn auf jedem beliebigen Spielplatz beobachten können. Die Mutter will die Sache herunterspielen und appelliert an die Tapferkeit des Mädchens, um sie davon zu überzeugen, dass sie sich beruhigen **muss**. Im zweiten Beispiel unterhält sich die Mutter eine ganze Weile über die verschiedenen Aspekte der Szene und analysiert die Bilder und Gefühle, die in Claras rechter Gehirnhälfte gefangen sind. Sie erkundigt sich, was genau das andere Kind getan hat, und interessiert sich dafür, wie groß es war und was für ein Gesicht es gemacht hat. Hier und da betont sie auch, wie heftig Clara erschrocken ist. An den Antworten des Mädchens erkennt man, dass es sich nach und nach beruhigt. Wie man sieht, erfordert die zweite Technik etwas mehr Zeit und Gespräch als der traditionelle Stil – doch sie ist ohne Zweifel der bessere Weg, um zu erreichen, dass sich das Gehirn des Kindes ruhig und sicher fühlt.

Nehmen wir ein anderes Beispiel. Simon hat bei seinem Onkel Markus zu Hause eine Szene aus einem Horrorfilm gesehen. In dieser Szene wird ein Mensch von einem Zombie verfolgt, der die Arme nach ihm ausstreckt, um ihn zu packen. Als sein Onkel Markus den Jungen am Abend wieder nach Hause bringt, erzählt er Ihnen, dass Simon sich sehr gefürchtet hat. Er versichert Ihnen, dass er versucht hat, ihn zu beruhigen, aber dass der Junge heftig erschrocken ist. An diesem Abend beschließen Sie, vor dem Zubettgehen mit Ihrem Sohn zu sprechen. Sehen wir uns den Unterschied zwischen der Vorgehensweise seines Onkels und der eines Elternteils an, das weiß, wie es seinem Kind helfen kann, eine traumatische Erfahrung zu integrieren.

Onkel Markus	**Vater**
(S weint) OM: Komm schon, Simon. Hab keine Angst. *(S weint immer noch)* OM: Aber der Zombie war doch gar nicht echt! *(S weint immer noch)* OM: Aber der macht doch gar nichts! *(S steckt den Kopf unter das Kissen)* OM: Schau, Simon. Der Zombie ist sehr dumm und macht gar nichts. *(S sieht nicht unter dem Kissen hervor und weint immer noch)* OM: Guck mal, ich bin der Zombie! Buuuuuuuuh! S: Ich will nicht gucken! OM: Aber ich mache doch nur Spaß! S: Das mag ich nicht! Ich will zu meiner Mama! OM: Na gut, ich bringe dich zu deiner Mama, aber nur, wenn du dich beruhigst. Sonst bekommt sie noch Angst. (S beruhigt sich, macht aber immer noch ein ängstliches Gesicht)	V: Onkel Markus hat mir gesagt, dass du dich gefürchtet hast. S: Ja. Da war ein Zombie. V: Und der hat dir Angst gemacht? S: Ja. *(fängt an zu weinen)* V: Na klar, Zombies können einem wirklich Angst machen. S: Ja. V: Und was hat er gemacht, dass er dir solche Angst eingejagt hat? S: *(schluchzend)* Er ist hinter einem Mann hergelaufen. V: Puh, das kann ich mir vorstellen, dass du da Angst hattest. S: Ja, er wollte ihn fangen. V: Und was hast du gemacht? S: Mir die Augen zugehalten. *(weint nicht mehr)* V: Klar, weil du das nicht sehen wolltest. S: Ja, weil mir das große Angst gemacht hat. V: Und wie hat er ausgesehen? S: Er war voller Blut und er hat so die Arme ausgestreckt. V: Und was noch? S: Und er hat so den Mund aufgerissen. Er war sehr dumm, der Zombie. *(lacht)* V: Na gut, anscheinend hast du dich ein bisschen beruhigt. Wir reden morgen weiter, ok? Und jetzt ab ins Bett, mein Großer!

Wenn man mit einem Kind über Dinge spricht, die ihm Angst gemacht haben, dann ist es wichtig, dass man dies sehr liebevoll tut. Das Kind muss spüren, dass wir ganz bei ihm sind und es genau verstehen, denn sonst wird es das Gefühl haben, dass wir es auslachen. Das heißt nicht, dass man die Dinge dramatisieren soll: Es reicht, wenn wir mit Ruhe und Empathie zuhören und versuchen nachzuempfinden, wie sich das Kind in diesem Moment gefühlt hat. Sehr wichtig ist auch, dass wir die Geschichte in den Tagen danach noch zwei- oder dreimal erwähnen und mit ihm besprechen. Je besser ein Kind die Bilder und Eindrücke verbal verarbeiten kann, desto besser wird es das Erlebnis integrieren. Ich kann Ihnen garantieren, dass, wenn ein kleines Kind traurig oder erschrocken ist, ihm nichts besser hilft, als mit einem Menschen zu reden, der es genau versteht. Soll ich Ihnen ein Geheimnis verraten? Uns Erwachsenen geht es nicht anders. Helfen Sie Ihrem Kind, traumatische Erfahrungen mit beiden Gehirnhälften zu verarbeiten, und es wird zu einem selbstsicheren Menschen ohne Ängste heranwachsen.

Helfen Sie dem Kind, sich seinen Ängsten zu stellen

Ängste sind ein natürlicher Bestandteil der kindlichen Entwicklung. So sehr Sie sich auch bemühen, Ihrem Kind traumatische Erfahrungen zu ersparen oder ihm, so wie ich es gerade beschrieben habe, bei der Integration dieser Erfahrungen zu helfen, wird es doch immer irgendeine Angst geben, die es auf die eine oder andere Weise einholt. Wenn das geschieht, dann gibt es eine Strategie, mit der das Kind nicht nur diese Kindheitsängste, sondern jede Angst, die es im Lauf seines Lebens spüren wird, zu überwinden lernt. Die Strategie besteht darin, sich seinen Ängsten zu stellen.

Es gibt zwei Emotionen, die man nur überwinden kann, wenn man sich ihnen stellt: Die erste ist die Angst und die zweite die Scham. Angst und Scham sind praktisch dasselbe. Wenn Sie einmal vom Pferd gefallen oder mit dem Fahrrad oder dem Motorrad gestürzt sind, dann werden Sie wissen, dass es nur eine Möglichkeit gibt, die Angst zu überwinden: wieder aufsitzen. Und es gibt wiederum zwei Arten von Ängsten, die instinktiven und die erworbenen. Instinktive Ängste sind die, die spontan im Kind aufsteigen, ohne dass sie durch eine vorherige Erfahrung hervorgerufen werden. Die meisten Menschen haben eine natürliche Angst vor Schlangen. Genauso können viele Kinder Angst vor Hunden, vor Wasser oder vor der Dunkelheit haben. Erworbene Ängste treten dann auf, wenn eine vorhergegangene Erfahrung uns so konditioniert hat, dass wir in einer ähnlichen Situation Angst fühlen. Wenn ein Kind auf einen Baum klettert und herunterfällt, kann es sein, dass es Höhenangst bekommt, und wenn ein Kind auf dem Spielplatz von einem anderen, älteren Kind mit Sand beworfen wird, kann es sein, dass es Angst vor der Begegnung mit unbekannten Kindern entwickelt.

Aufseiten der Eltern gibt es im Großen und Ganzen zwei allerdings einander diametral entgegengesetzte Reaktionen auf die kindliche Angst. Die einen beweisen Augenmaß: Sie beruhigen und trösten ihr Kind und lassen es spüren, dass sie es vor allem Bösen beschützen. Doch obwohl es notwendig ist, dass das Kind sich beschützt und geborgen fühlt, und obwohl alle Eltern gut daran tun, ihrem Kind zu zeigen, dass es in ihren Armen sicher ist, darf man es bei der Behütung nicht bewenden lassen. Tatsächlich ist es weder möglich noch wünschenswert, unsere Kinder immer zu beschützen. Andere Eltern entscheiden sich für eine Strategie, die eher auf Konfrontation ausgerichtet ist: Sie ermutigen ihr Kind, sich seinen Ängsten noch im selben Moment zu stellen, ohne zu bedenken, dass es sich vielleicht gerade fühlt wie ein Lamm inmitten eines Rudels

Wölfe. Im ersten Fall kann das Kind mangelndes Vertrauen und eine Tendenz entwickeln, Situationen zu vermeiden, die schwierig sind oder ein gewisses Maß an Mut erfordern. Im zweiten Fall kann die Taktik aufgehen, aber es kann auch geschehen, dass die Angst des Kindes noch größer wird. Deshalb ist diese kampfbetonte Herangehensweise ebenfalls nicht zu empfehlen. Stattdessen scheint wie so oft der goldene Mittelweg, also eine ausgewogene Mischung aus beiden die wirkungsvollste Strategie zu sein.

Mit Sicherheit lohnt es sich, dem Kind bei der Überwindung seiner Ängste zu helfen. Das gelingt am besten mit einer Herangehensweise, die in sieben Stufen von der Angst zum Vertrauen führt und bei der viele der in den ersten Kapiteln erwähnten Werkzeuge zum Einsatz kommen. Wir wollen diese sieben Stufen an einem praktischen Beispiel erläutern, das Ihnen helfen soll, diese Technik nachzuvollziehen und im Gedächtnis zu behalten: Laura ist vier Jahre alt. Sie liebt es, zu balancieren und zu klettern. Eines Tages balanciert sie in einer gewissen Höhe über ein Brett, ist unkonzentriert und fällt – nicht übermäßig hoch, denn das hätten Sie ihr gar nicht erlaubt, aber sie sehen an ihrem Gesicht, dass sie wirklich erschrocken ist. Sie wirkt plötzlich sehr ängstlich und sagt, dass sie auf keinen Fall wieder über dieses Brett laufen wird. Wir wollen einmal sehen, wie Laura diese »erworbene« Angst mit der Hilfe ihrer Mutter überwinden kann.

1. Setzen Sie Empathie ein, um das emotionale Gehirn des Kindes zu beruhigen, das einfach nur weglaufen möchte. Das kann ein bisschen dauern.	M: *(nimmt sie in die Arme)* Jetzt bist du aber ganz schön erschrocken! L: *(weint)* Jaaaaa! M: Na klar, du bist hingefallen und erschrocken. L: *(weint etwas weniger)* Jaaaaa! *(M zeigt weiter Empathie, bis Laura sich beruhigt)*
2. Lassen Sie die Angst des Kindes gelten und sprechen Sie mit ihm darüber, wie wichtig es ist, dass es sich dieser Angst stellt.	M: Du hast gesagt, dass du nicht wieder hinaufwillst, stimmt's? L: Ja. M: Das verstehe ich. Aber es ist wichtig, dass wir es wieder versuchen, damit du keine Angst hast. L: Ich will nicht.
3. Arbeiten Sie mit kooperativer Kommunikation, damit das Kind weiß, dass Sie diese Angst gemeinsam überwinden werden.	M: Ja, das denke ich mir. Ich glaube, wir könnten es zusammen versuchen. L: Ich habe Angst. M: Mama hilft dir. Wir machen das zusammen und ich halte dich die ganze Zeit an der Hand.
4. Versuchen Sie sich zu einigen, was Sie gemeinsam erreichen wollen.	M: Wir versuchen es zusammen, aber nur ein bisschen. L: Ich habe Angst. M: Weißt du, was wir machen? Du musst nur zwei Schritte gehen, und ich bin da und halte dich fest, einverstanden?

5. Fangen Sie erst an, wenn das Kind bereit ist, ohne Druck auszuüben und ohne den geringsten Zwang.	L: Na gut. Aber du hältst mich an der Hand. M: Ich werde dich nicht loslassen, gib mir deine Hand. So, jetzt kannst du den ersten Schritt machen.
6. Fragen Sie es, wie gut oder zufrieden es sich fühlt, und loben Sie es dafür, dass es seine Angst überwunden hat.	M: Sehr gut! Das hast du ganz allein geschafft, Mama hat dich nur an der Hand gehalten. Wie fühlst du dich? L: Ja, ich war sehr tapfer. M: Ja. Du siehst zufrieden aus. L: Ja, ich will es noch ein Stückchen weiter probieren.
7. Wiederholen Sie das Ganze an einem anderen Tag und in einem anderen Kontext, damit das Kind die Situation verallgemeinern kann.	

Sie müssen sich auf jeden Fall darüber im Klaren sein, dass diese sieben Stufen ein wenig Zeit erfordern. Andererseits: Was sind schon ein paar Minuten verglichen mit einem Leben ohne Ängste? Am längsten dauert es, dem Kind dabei zu helfen sich zu beruhigen. Doch diese drei oder vier Minuten, die Sie vielleicht investieren müssen, um Verbindung mit seinem emotionalen Gehirn aufzunehmen, sind der Schlüssel zur Tür der Tapferkeit. Außerdem bedenken Sie bitte, dass es, wie in Schritt 5 gezeigt, ganz entscheidend darauf ankommt, das Kind in keinem Moment zu zwingen. Wir dürfen es weder schieben noch hinter uns herzerren. Wir können bei ihm sein und es an der Hand halten, aber das Kind muss selbst den ersten Schritt tun oder sich allermindestens mit sanfter Bestimmtheit führen lassen. Im entgegengesetzten Fall würden wir genau den

Fluchtreflex auslösen, den das Kind doch eigentlich mit unserer Hilfe zu beherrschen lernen soll.

Zur Erinnerung

Wenn Eltern wissen, wie es geht, können sie ihrem Kind ohne Schwierigkeiten helfen, Ängste zu überwinden oder sie gar nicht erst entstehen zu lassen. Es braucht dazu nur ein bisschen Zeit, um mit dem Kind zu sprechen und mit Respekt und Verständnis auf seine Gefühle zu reagieren. Ein bisschen Zeit, bis das Kind sich beruhigt hat und so viel Hilfe, wie nötig, damit es sich seinen Ängsten stellt und sich tapfer fühlt. Es ist ein natürlicher Instinkt, einem angsterfüllten Kind beistehen und es beschützen zu wollen. Sie dürfen aber nicht vergessen, dass Sie die Wahl haben: Ziehen Sie es vor, gemeinsam mit ihm die Flucht zu ergreifen oder gemeinsam mit ihm ein Abenteuer zu bestehen? Wissenschaftliche Studien und der gesunde Menschenverstand sagen uns, dass die zweite Option Ihr Kind besser darauf vorbereiten wird, jede Art von Angst, die es in seinem Leben spüren wird, zu besiegen.

5.

SELBSTBEHAUPTUNG

Mach dir keine Sorgen, wenn
deine Kinder dir nicht zuhören …
Sie beobachten dich den ganzen Tag.

MUTTER TERESA

Ein gemeinsamer Wesenszug von Personen mit einer guten emotionalen Intelligenz besteht darin, dass sie sich selbst behaupten können. »Selbstbehauptung« heißt, dass ein Mensch in der Lage ist, auf respektvolle Weise zu sagen, was er denkt. Eine selbstbehauptende Person sagt deutlich und respektvoll, wenn sie etwas nicht möchte oder ihr etwas missfällt, und sie sagt ebenso deutlich und respektvoll, was sie möchte oder was ihr gefällt.

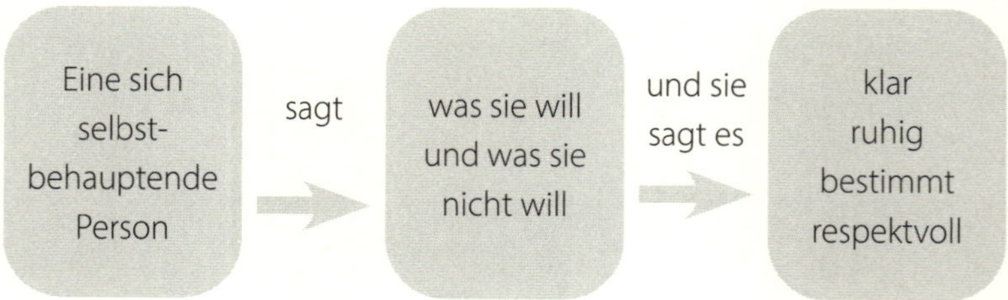

Selbstbehauptung ist eine Form der Kommunikation mit anderen, bei der wir uns unserer Rechte, unserer Ansichten und unserer Gefühle sicher sind und dies den anderen gegenüber auf respektvolle Weise äußern. Fraglos besteht die Aufgabe von Eltern oder Pädagogen, die Kinder dabei unterstützen wollen, sich mit sich selbst wohlzufühlen und ihre Ziele zu erreichen, zu einem beträchtlichen Teil darin, ihnen Selbstbehauptung beizubringen. Alle Fachleute sind sich einig, dass es große Vorteile hat, sich selbst behaupten zu können. Menschen, die für sich und ihre Interessen einstehen können, sind selbstsicherer, geraten seltener mit anderen in Konflikte und sind effizienter, wenn es darum geht, ihre Ziele zu erreichen.

Wenn ein Mensch sich und anderen vertraut, ist auch seine Selbstbehauptung in der Regel stärker ausgeprägt. Umgekehrt wächst das Vertrauen in sich selbst und in die Beziehungen zu anderen, wenn eine Person darin geübt ist, auf selbstbehauptende Weise zu kommunizieren. Das hat damit zu tun, dass selbstbehauptende Personen weniger Angst empfinden und ihr Gehirn geringere Mengen des Stresshormons Cortisol ausschüttet. Das Interessante ist, dass sich auch eine ängstliche Person entspannter fühlt und ihr Cortisolspiegel sinkt, wenn sie mit einer selbstbehauptenden Person spricht. Deshalb sind selbstbehauptende Menschen geborene Führungspersönlichkeiten. Und noch etwas sollten Sie über die Selbstbehauptung wissen: Alle Fachleute stimmen darin überein, dass ein Kind desto selbstsicherer werden wird, je früher Sie es dabei fördern, für sich und seine Interessen einzustehen. Im Folgenden werde ich Ihnen drei entscheidende Hilfsmittel vorstellen, die es Ihnen ermöglichen werden, Ihr Kind bei der Entwicklung eines selbstbehauptenden Kommunikationsstils zu unterstützen.

Seien Sie selbstbehauptend

Erinnern Sie sich noch an das Kapitel, in dem wir das Thema behandelt haben, wie Sie Ihr Kind zu angemessenem Verhalten motivieren können? Der Ausgangspunkt war einfach der, Ihrem Kind Beispiele zu geben, die es nachahmen kann. Dank der Spiegelneuronen erprobt und lernt das Gehirn des Kindes das Verhaltensrepertoire, das es bei seinen Eltern beobachtet. Für die Selbstbehauptung scheint die Beobachtung selbstbehauptender Verhaltensweisen bei den Eltern entscheidend zu sein, will sagen: Ein Kind, das beobachtet, dass sein Vater oder seine Mutter sich in kleinen zwischenmenschlichen Konflikten geradlinig und respektvoll verhält, wird auch selbst einen selbstbehauptenden Kommunikationsstil entwickeln. Einige Eltern sind im Umgang mit Außenstehenden wenig selbstbehauptend. Manche neigen zu Aggressivität, andere zu Passivität. Wenn Sie der ersten Gruppe angehören, tendieren Sie von Natur aus dazu, immer ihren Willen durchzusetzen, Ihre eigenen Rechte über die der anderen zu stellen und in Konfliktsituationen grob und rechthaberisch zu kommunizieren. Wenn Sie der zweiten Gruppe angehören, wird sich Ihr persönlicher Stil darin ausdrücken, dass Sie Konflikte eher vermeiden, schweigen oder nur zaghaft Ihre Meinung äußern, ohne dass es Ihnen gelingt, Ihre Rechte geltend zu machen. In beiden Fällen ist es wichtig, dass Sie wissen, dass Ihre Kinder Sie beobachten. Im Konfliktfall werden sie Sie genauso nachahmen, wie sie dem großen Bruder jedes Schimpfwort nachplappern. Deshalb sollten Sie sich immer wieder bewusst machen, dass Ihr Kind sich sein Konfliktverhalten von Ihnen abgucken wird. Und Sie sollten sich überlegen, ob Sie Ihrem Kind wirklich beibringen wollen, aggressiv aufzutreten oder, im entgegengesetzten Fall, das übergriffige Verhalten eines anderen Menschen stillschweigend zu dulden.

Ich möchte nicht, dass Sie sich jetzt Szenen wie aus einem Hollywoodfilm vorstellen. Selbstbehauptung lernt man durch kleine Gesten und Gespräche, die zum Alltag des Kindes gehören. Vielleicht macht Ihnen eine andere Mutter den Vorschlag, auf den Spielplatz zu gehen, und Sie haben gerade keine Lust. Oder ein Kind steckt versehentlich ein Spielzeug ein, das Ihrem Kind gehört. Oder in der Schlange an der Supermarktkasse drängelt sich ein Kunde vor. Denken Sie in solchen Fällen immer daran, dass Ihr Kind Sie beobachtet. Werden Sie übertrieben heftig und respektlos auftreten? Werden Sie schweigen und die Dinge so hinnehmen, wie sie sind? Oder werden Sie freimütig und vertrauensvoll sagen, was Sie sagen wollen? Ich rate Ihnen, sich an dieses Kapitel zu erinnern und all Ihre Selbstbehauptung zu mobilisieren. Denken, sagen und tun Sie ohne Angst und Verärgerung klar und respektvoll, was Sie wirklich wollen.

Verhalten Sie sich in alltäglichen Situationen selbstbehauptend.

Statt …	**Versuchen Sie es mit …**
mit der anderen Mutter auf den Spielplatz zu gehen, obwohl Sie keine Lust dazu haben …	»Danke, aber heute habe ich keine Lust, auf den Spielplatz zu gehen.«
zuzulassen, dass das Kind sich das Spielzeug nimmt …	»Hey, mein Kleiner, ich glaube, das Spielzeug gehört dir nicht.«
über den Mann zu schimpfen, der sich im Supermarkt vorgedrängelt hat …	»Entschuldigen Sie bitte, aber ich glaube, Sie haben sich vertan, wir waren vor Ihnen an der Reihe.«

So wichtig es ist, sich sowohl Freunden als auch Außenstehenden gegenüber selbstbehauptend zu verhalten, besteht die eigentliche Herausforderung darin, unseren Kindern unsere selbstbehauptende

Seite im alltäglichen häuslichen Miteinander vor Augen zu führen. Dass es so schwierig ist, Kindern beizubringen, sich selbst zu behaupten, hat vor allem damit zu tun, dass viele Eltern sich ihren Kindern gegenüber nicht selbstbehauptend verhalten. Solche Eltern begegnen mir tagtäglich: beim Spaziergang durch den Park, beim Einkaufen im Supermarkt oder bei Verwandten und Freunden. Eltern erfinden alle Arten von Entschuldigungen, kleinen Lügen und Ausreden, um sich nicht mit der Wut ihrer Kinder auseinandersetzen zu müssen: »Mäuschen, in dem Geschäft gibt es keine Lutscher mehr, die sind ausverkauft«, oder: »Schatz, der Herr hat gesagt, dass man im Supermarkt nicht rennen darf«, oder: »Komm, wir gehen auf einen anderen Spielplatz, der, auf den du gehen willst, ist heute zu«. Zwar haben wir verglichen mit früheren Zeiten, als man Kindern, die sich nicht gut benahmen, mit dem Butzemann oder dem Schwarzen Mann drohte, große Fortschritte gemacht. Und doch gelingt es noch immer nicht allen Eltern, mit ihren Kindern Klartext zu reden und ihnen gegenüber ehrlich zu sein. Bei einem Workshop für Eltern, die lernen wollten, wie sie die kognitiven Kapazitäten ihrer Kinder verbessern können, hat mir erst kürzlich ein Vater voller Stolz erzählt, sie hätten es geschafft, dass ihr vierjähriges Kind, das regelrecht süchtig nach Videospielen war, kein Tablet oder Smartphone mehr anrühre. Als ich ihn fragte, wie ihnen das gelungen sei, antwortete er mir, sie hätten dem Kleinen gesagt, das Internet sei kaputt und Tablet und Handy funktionierten nicht mehr. Damit das Kind nicht dahinterkam, dass sie es angelogen hatten, vermieden es beide Eltern zwei Monate lang, in seinem Beisein aufs Smartphone zu schauen. Selbstbehauptung erfordert ein bisschen mehr an Ehrlichkeit und Courage.

Wenn wir dem Kind eine kleine Lüge erzählen, dann lernt es auch zu lügen. Und, was noch schlimmer ist, es lernt, dass man bestimmte Dinge verheimlichen muss, dass man dem eigenen Urteil nicht trauen kann und nicht sagen darf, was man denkt. Menschen, die sich gut selbst behaupten können, flüchten nicht in kleine Unwahrheiten, sondern artikulieren ihre Meinung und ihre Entscheidungen so, wie sie sie empfinden. Sie verwenden Formulierungen wie »ich möchte«, »ich habe Lust«, »ich habe das Gefühl« oder »ich bin der Meinung, »ich möchte nicht« oder »ich habe keine Lust«. Sich offen mit einem Wunsch des Kindes auseinanderzusetzen, indem man zum Bespiel sagt: »Ich will nicht, dass du Süßigkeiten isst«, ist natürlich ein bisschen schwieriger, als es mit einem Trick zu überlisten. Die ersten Male wird das Kind womöglich wütend oder zornig werden, vor allem dann, wenn es nicht daran gewöhnt ist, dass Sie ihm klare Grenzen setzen. Doch wenn Sie ihm gegenüber selbstbehauptend auftreten, ohne Schwindelei oder falsches Spiel, werden Sie zwei unschätzbar wertvolle Erfolge erzielen: Erstens lernt Ihr Kind von Ihnen, selbstbehauptend zu sein. Zweitens, und das ist vielleicht sogar noch wichtiger, werden Sie sich für immer den Respekt Ihres Kindes erwerben. Ich kann mir kein wertvolleres Erziehungswerkzeug vorstellen, als dass ein Kind seine Eltern oder Lehrer respektiert. Der Respekt wird dafür sorgen, dass Ihr Kind sich von Ihnen lenken lässt und Ihnen voll und ganz vertraut. Das wird Ihnen nicht nur bei der Erziehung helfen, sondern auch entscheidend dazu beitragen, dass Sie eine gute Beziehung zu ihm aufbauen und aufrechterhalten können.

Versuchen Sie, in der Beziehung zu Ihrem Kind selbstbehauptender zu sein.

Statt zu sagen …	**Versuchen Sie es mit …**
»Das geht nicht.«	»Ich möchte nicht, dass du das tust.«
»Es sind keine Bonbons mehr da.«	»Ich möchte nicht, dass du jetzt Bonbons isst.«
»Du musst deinen Teller aufessen.«	»Ich möchte, dass du deinen Teller aufisst.«
»Das Internet funktioniert nicht.«	»Ich möchte nicht, dass du im Internet surfst.«
»Papa kann jetzt nicht spielen.«	»Ich habe jetzt gerade keine Lust, mein Schatz.«
»Der Herr sagt, dass man hier nicht rennen darf.«	»Ich möchte nicht, dass du hier herumrennst.«

Respektieren und anerkennen Sie seine Rechte

Bei sämtlichen Programmen zur Förderung der Selbstbehauptung geht es vor allem darum, den Teilnehmenden bewusstzumachen, welche Rechte sie als Person besitzen. Wenig selbstbehauptende Menschen reagieren entweder aggressiv, weil sie fürchten, übervorteilt zu werden, oder resigniert, weil sie nicht sicher sind, was sie verlangen können und was nicht. Wenn wir unsere Rechte kennen, dann gibt uns das in beiden Fällen größere Sicherheit im Hinblick auf das, was wir sagen, fühlen oder denken dürfen, und das wiederum hilft uns, gegenüber jeder beliebigen anderen Person unsere Meinung zu vertreten. Im Folgenden können Sie sich mit den wichtigsten Rechten vertraut machen, die jeder Mensch einfach deshalb hat, weil er ein Mensch ist. Machen Sie diese Ihre Rechte geltend, damit Ihre Kinder sie kennenlernen und mit dem Bewusstsein aufwachsen, dass jedes einzelne dieser Rechte respektiert werden muss. So werden Sie einen unschätzbar wertvollen Beitrag dazu leisten, dass Ihr Kind sich während seiner Kindheit und auch später, als erwachsene Person, mit sich selbst wohlfühlt. Bei uns zu Hause vermitteln wir unseren Kindern die folgenden grundlegenden Rechte:

Das Recht, mit Respekt und Würde behandelt zu werden
Lassen Sie es Ihren Kindern gegenüber niemals an Respekt fehlen und lassen Sie nicht zu, dass überhaupt irgendjemand es respektlos behandelt. Sein Gehirn wird sonst lernen, dass es keinen Respekt verdient.

Das Recht, eigene Empfindungen und eine eigene Meinungen zu haben und zu artikulieren
Hören Sie Ihrem Kind aufmerksam und mit echtem Interesse zu, wenn es seine Meinung sagt. Sie müssen nicht immer tun, was es sagt, aber es ist wichtig, dass Sie seine Ansicht genauso achten und respektieren, wie Ihr Kind sich selbst achten und respektieren soll.

Das Recht, die eigenen Bedürfnisse zu beurteilen, Prioritäten zu setzen und eigene Entscheidungen zu treffen
Achten Sie auf die Gesten und Worte Ihres Kindes. Es weiß, welche Geschichte es von Ihnen vorgelesen bekommen will, wann es satt ist oder ob es auf einen Plan, den Sie vorschlagen, keine Lust hat. Lassen Sie es in einem gewissen Rahmen seine eigenen Entscheidungen treffen.

Das Recht, Nein zu sagen, ohne sich schuldig zu fühlen
Wir alle dürfen unsere eigene Meinung haben und auch mal etwas ablehnen, ohne dass wir uns deswegen schuldig fühlen müssen. Wenn

Ihr Kind an einem bestimmten Tag nicht baden möchte, dann wägen Sie ab, ob Sie die Angelegenheit auf sich beruhen lassen können. Lassen Sie Ihr Kind selbst entscheiden oder setzen Sie ihm Grenzen, aber sorgen Sie auf jeden Fall dafür, dass es keine Schuldgefühle hat. Andernfalls wird es zu einem Menschen heranwachsen, der sich nicht durchsetzen kann, ohne sich danach schuldig und zornig zu fühlen.

Das Recht, zu sagen, was man sich wünscht
Wir alle haben das Recht, zu sagen, was wir uns wünschen – immer vorausgesetzt, wir akzeptieren, dass es dem anderen freisteht, uns unseren Wunsch zu erfüllen oder nicht.

Das Recht auf Veränderung
Jeder Mensch hat ein Recht darauf, seine Meinung, seinen Geschmack, seine Interessen und seine Hobbys zu ändern. Respektieren Sie das Recht Ihres Kindes, sich umzuentscheiden.

Das Recht, über seinen Körper und über das, was ihm gehört, frei zu verfügen, solange dadurch nicht die Rechte anderer verletzt werden
Es kann sein, dass Ihr Kind mit seinem Freund ein Spielzeug tauschen will oder beschließt, sich mit dem Filzstift etwas auf den Fuß zu malen. Wir sind für die Erziehung unserer Kinder verantwortlich und werden selbstverständlich nicht zulassen, dass sie etwas tun, was ihnen schadet oder wehtut. Aber was ist schlimm daran, wenn zwei Kinder einvernehmlich ihr Spielzeug tauschen oder wenn ein Kind sich einen Dinosaurier auf die Wade malt? Wenn Sie mich fragen: rein gar nichts.

Das Recht auf Irrtum
Wir alle machen Fehler. Ich mache Fehler, Sie machen Fehler, und logischerweise macht auch Ihr Kind Fehler. Helfen Sie ihm, zu verstehen, dass das völlig in Ordnung ist.

Das Recht auf Erfolg

Vielleicht ist es Ihnen unangenehm, dass Ihr Kind schneller laufen, höher springen oder besser lesen kann als sein Geschwister oder das Nachbarskind. Ignorieren Sie die Fähigkeiten oder Leistungen Ihres Kindes nicht und schämen Sie sich auch nicht für sie! Wir alle haben ein Recht auf Erfolg. Andere Kinder haben andere Dinge, in denen sie besser sind. Oder glauben Sie, Ihr Kind kann sich über seine Leistungen freuen, wenn Sie selbst das nicht tun?

Das Recht, sich auszuruhen und allein zu sein

Genau wie Sie kann auch Ihr Kind insbesondere dann, wenn es ein bisschen überfordert oder müde ist, das Bedürfnis haben, sich zurückzuziehen, eine Pause einzulegen oder abzuschalten. Für ein Kind ist das so normal wie ein Glas Wasser zu trinken, wenn es durstig ist. Geben Sie diesem Bedürfnis Raum und gönnen Sie Ihrem Kind seine Ruhepausen. Nach einer Weile wird es ganz sicher zurückkommen, um weiter mit seinen Freunden zu spielen.

Und zum Schluss mein Lieblingsrecht:

Das Recht, nicht selbstbehauptend zu sein

Wir alle können uns von Fall zu Fall entscheiden, ob wir selbstbehauptend sein wollen oder nicht. Es gibt Tage, an denen wir uns nicht dazu in der Lage, und Menschen, bei denen wir uns nicht stark genug fühlen, und es gibt Situationen, in denen die Frustration übermächtig ist und wir etwas aggressiver reagieren als üblich. Das ist okay. Jede Situation und jeder Mensch ist anders. Respektieren Sie das Recht des Kindes, nicht selbstbehauptend zu sein. In den Konzentrationslagern war Passivität die beste Überlebensstrategie. In einer Missbrauchssituation muss man vielleicht die Krallen ausfahren, weil es keinen anderen Ausweg gibt. Und wenn ein Mensch

Angst verspürt, dann zeugt es von emotionaler Intelligenz, sich ein bisschen am Rand zu halten und nicht wegen jeder Kleinigkeit zu streiten. Unter normalen Umständen ist Selbstbehauptung sicherlich die beste Option, doch im echten Leben sind weder die Situationen noch die Menschen immer normal. Sie sollten das kommunikative Repertoire Ihres Kindes nicht einschränken, sondern ihm Spielraum geben, damit es unter unterschiedlichen Voraussetzungen auch unterschiedlich reagieren kann. Es ist ja noch klein. Dass es Angst hat, ist mitunter das Normalste von der Welt. Respektieren Sie sein Recht, sich nicht immer selbst zu behaupten.

Das schweigsame Kind zum Reden ermutigen

Das dritte Mittel, Ihrem Kind zur Selbstbehauptung zu verhelfen, besteht darin, es zum Reden zu ermutigen, wenn es etwas sagen möchte, aber nicht kann. Eines der ersten Dinge, die man lernt, wenn man sich auf Gruppentherapie spezialisiert, ist, besonders auf diejenigen Gruppenmitglieder zu achten, die sich nicht äußern. Wenn man bei einer Gruppensitzung ein emotional komplexes Thema anspricht, kommt es nicht selten vor, dass sich gerade dasjenige Gruppenmitglied, das eigentlich am meisten zu sagen hätte, gar nicht zu Wort meldet. Bei Kindern kann es genauso sein. Ich erzähle Ihnen eine Begebenheit, die sich bei uns in der Familie zugetragen hat und die perfekt veranschaulicht, wie wichtig es sein kann, schweigsame Kinder zum Reden zu ermuntern: Wenige Monate nach der Geburt unserer kleinsten Tochter waren meine Frau und ich wirklich am Limit. Diego, unser Ältester, war nicht einmal vier Jahre alt und seine Schwestern mit ihren achtzehn Monaten respektive acht Wochen noch ganz klein. Beide wachten mehrmals pro Nacht auf und verlangten nach der Brust oder nach ihrem

Trinkfläschchen, und bei uns hatten drei Schwangerschaften, drei Geburten und die Versorgung von drei Kindern in nur vier Jahren ihre Spuren hinterlassen.

Ich erinnere mich, dass mich das Weinen der Kinder zermürbte wie nie zuvor, und zum ersten Mal in vier Jahren sah ich meine Frau die Geduld verlieren. Unter solchen Umständen ist es normal, dass bei allen die Nerven blank liegen, und so war es auch nicht weiter verwunderlich, dass wir uns häufiger stritten als sonst. Eines Sonntagmorgens, als wir mit dem Auto zu den Großeltern unterwegs waren, gerieten meine Frau und ich uns heftig in die Haare, ohne dass wir so recht wussten, wie uns geschah. Ich erinnere mich nicht mehr, worüber wir gestritten haben. Vielleicht über nichts Konkretes. Ich weiß nur, dass wir einander alles Mögliche vorwarfen, was nicht gut gelaufen war, und dass wir, weil wir ohnehin so gereizt waren, ein paar gemeine Sachen zueinander sagten. Wir konnten einfach nicht aufhören. Doch dann warf ich einen Blick in den Rückspiegel und sah Diego, der vollkommen still in seinem Kindersitz saß und zu Boden blickte. In diesem Moment wurde mir bewusst, dass die Situation für ihn nicht in Ordnung war. Er fühlte sich schlecht. Ich hätte zu ihm sagen können: »Keine Sorge, Diego, Papa und Mama werden nicht wieder streiten.« Aber ich wusste, dass ich dieses Versprechen nicht würde halten können, weil alle Eltern von Zeit zu Zeit streiten. Also beschloss ich, ihn zum Reden zu bringen: Er sollte selbst sagen, wie er sich wirklich fühlte.

Ich: Wie geht es dir, Diego?
Diego: Schlecht.
Ich: Weil Papa und Mama viel streiten, stimmt's?
Diego: Ja. Das macht mir Angst.
Ich: Und du traust dich nicht, etwas zu sagen, stimmt's?
Diego: Stimmt.

Ich: Hör mal, Diego, was hättest du denn gerne gesagt, als du so still warst?

Diego: *(sehr kleinlaut)* Dass ihr nicht mehr streiten sollt.

Ich: Ach ja? Aber das ist sehr gut, das hättest du unbedingt sagen sollen. Du sollst immer sagen, was du denkst. Vor allem, wenn dir etwas nicht gefällt oder dich stört. Hm, weißt du was? Ich glaube, du solltest das jetzt ganz laut sagen. Pass auf, ich helfe dir.

Diego: Hört auf zu streiten.

Ich: Lauter!

Diego: Hört auf zu streiten!!!

Ich: Noch lauter!!!!!!

Diego: HÖRT AUF ZU STREITEN!!!!!!!!!!

Diego lächelte und hatte seine gute Laune wiedergefunden. Ich glaube, ich war noch nie so stolz auf meine Arbeit als Vater wie an jenem Tag, als ich meinem ältesten Sohn beibrachte, seine Angst zu überwinden und zu sagen, was er denkt. Im Lauf der Monate sind die Auseinandersetzungen zwischen meiner Frau und mir viel seltener geworden. Aber wenn es doch wieder einmal vorkommt, dann ist Diego jedes Mal zur Stelle und sagt uns, dass wir ruhig sein oder mit dem Streiten aufhören sollen. Manchmal hören wir auf ihn und manchmal nicht, aber wir machen uns deshalb keine Sorgen. Wir haben nie wieder eine so tiefe Traurigkeit an ihm wahrgenommen wie an jenem Tag, als er in seinem Kindersitz im Auto saß und sich nicht traute, etwas zu sagen. Eltern sind nicht perfekt. Es gibt, wie Daniel Siegel und Tina Bryson in ihrem fantastischen Buch *Achtsame Kommunikation mit Kindern* schreiben, keine Supereltern. Wir alle werden ärgerlich, streiten und machen Fehler. Aber wenn Sie Ihrem Kind beibringen, nicht zu schweigen, sondern zu sagen, was es denkt, dann helfen Sie ihm dabei, selbstbehauptender zu sein, seine Gefühle zu artikulieren und seine Ansprüche zu vertreten. Und Sie können darauf vertrauen, dass es auch dann für sich einstehen kann, wenn die Umstände ihm ein bisschen Angst machen.

Zur Erinnerung

Selbstbehauptung ist für jedes Kind ein Geschenk, weil sie ihm die Möglichkeit gibt, seine Wünsche, Ängste und Sorgen freimütig zu äußern. Ich ermutige Sie dazu, ab sofort im Umgang mit anderen, aber vor allem im Umgang mit Ihrem Kind etwas selbstbehauptender zu sein, die Rechte Ihres Kindes im Blick zu haben, sie zu respektieren und geltend zu machen und Ihrem Kind zu helfen, dass es sich äußert, wenn es sich schwach oder ohnmächtig fühlt. Auf diese Weise wird es lernen, für sich einzustehen und immer zu sagen, was es will.

6.

GLÜCK AUSSÄEN

Glück ist nicht einfach da.
Es entsteht aus deinen Handlungen.

DALAI LAMA

Im Frühjahr 2000 hatte ich während meiner Ausbildung zum Facharzt für Neuropsychologie in den USA Gelegenheit, an einer Tagung zum Thema Depression im Kindesalter teilzunehmen. Es war eine einzigartige Chance, einen der Psychologen zu hören, an denen man im Psychologiestudium einfach nicht vorbeikommt: Dr. Martin Seligman wurde Ende der 1970er-Jahre berühmt, weil er eine revolutionäre Theorie über den Ursprung von Depressionen entwickelt hatte. In dem erwähnten Vortrag äußerte er sich zutiefst besorgt über die zunehmende Häufigkeit, mit der in den Vereinigten Staaten die Diagnose »Depression im Kindesalter« gestellt wurde. Laut Seligman waren die Zahlen nicht nur alarmierend, sondern würden seiner Voraussicht nach in den folgenden Jahren sogar noch weiter ansteigen. In seinem brillanten Vortrag erklärte der Psychologe, dass die Fähigkeit, Frustration zu ertragen, allem Anschein nach ein sicherer Schutz vor Depressionen sei und dass Kinder, obwohl das Gegenteil ratsam wäre, heutzutage nicht mehr denselben Frustrationserlebnissen ausgesetzt würden wie ihre Eltern oder Großeltern. Obwohl der Internetboom gerade erst begonnen hatte, mussten sich Kinder und Jugendliche zum Mailen oder Chatten schon damals nur noch an den Computer setzen. Auf diese Weise gingen laut Seligmann gewisse Gewohnheiten verloren, durch die die Menschen früher den Umgang mit Frustrationen trainiert hatten: dass man zum Beispiel bis zum nächsten Tag oder bis zum Abend warten musste, weil das Telefonat mit dem Mitschüler dann billiger war; oder dass man den Freundinnen, die man im Sommerurlaub kennengelernt hatte, einen Brief schreiben und sich eine Weile gedulden musste, bis die Antwort eintrudelte. Wenn wir nichts dagegen unternehmen, so Dr. Seligman, würden der Verlust der Werte der Elterngeneration, das Modell der unmittelbaren Belohnung und der Fortschritt der modernen Technologien schwerwiegende Folgen für die mentale Gesundheit unserer Kinder haben.

Einige Jahre später sind all seine Vorhersagen eingetroffen. Heute muss man sich nicht einmal mehr vor den Computer setzen, um mit Freundinnen und Freunden zu chatten, weil jedes Kind schon vor Beginn der Pubertät alle Möglichkeiten der Technologie und der sozialen Netzwerke buchstäblich in der Hand hält. Mit einem Freund zu kommunizieren, ist genauso einfach, wie ein Fußballergebnis in Erfahrung zu bringen oder sich über die Anatomie des anderen Geschlechts zu informieren. Man muss nicht all seinen Mut zusammennehmen, um ein Mädchen persönlich anzusprechen und eine Abfuhr zu riskieren: Das Internet macht alles leichter. Manche Jugendlichen reden in der Schule kein Wort miteinander, aber chatten, sobald sie nachhause kommen, und die Eltern werden immer nachgiebiger und lassen die Kinder gewähren.

Inzwischen ist Martin Seligman wahrscheinlich der einflussreichste Psychologe unserer Zeit. Seine Sorge um das Fortschreiten der Depression veranlasste ihn, in der Forschung neue Wege zu gehen. Heute ist er als der Gründer der »positiven Psychologie« bekannt, eines Zweigs der Psychologie, der sich auf die Suche nach den Schlüsseln zum Glück begeben hat. Seligman befasst sich insbesondere mit der Frage, was diejenigen Menschen anders machen, denen es gelingt, glücklich zu sein und der Depression zu entkommen. Nach über zehn Jahren wissenschaftlicher Arbeit wissen wir heute vieles über die Schlüssel zum Glück. Das Interessanteste an den Forschungsergebnissen der positiven Psychologie ist, dass wirklich alle Menschen ihr Glücksniveau steigern können, wenn sie einige Einstellungen und Gewohnheiten ändern. Wenn Sie Ihren Kindern helfen wollen, einen positiven Denkstil zu entwickeln, müssen Sie nicht mehr tun, als ihnen im alltäglichen Leben einige wenige einfache Werte und Gewohnheiten zu vermitteln. Nehmen Sie sich Kuli und Papier, denn das, was Sie jetzt lesen werden, kann Ihnen *und* Ihren Kindern helfen, das Leben optimistisch zu sehen.

Frustrationstoleranz erwerben

Jedes Kind, das als Erwachsener glücklich werden will, muss im Lauf seines Lebens vor allem eines lernen: mit Frustrationen umzugehen. Das Leben ist mit kleinen und großen Befriedigungen, aber auch mit kleinen und großen Enttäuschungen angefüllt. Wir haben bereits angesprochen, dass kein Elternteil in der Lage ist, seinen Kindern wirklich jeden Kummer und jede Unzufriedenheit zu ersparen, und deshalb bleibt Ihrem Kind nichts anderes übrig, als mit der Frustration umgehen zu lernen. Es muss verstehen, dass »Nein« eine gängige Vokabel ist, die es im Lauf seines Lebens viele Male hören wird, und Sie können ihm dabei helfen. Erklären Sie es ihm, nehmen Sie es in Momenten der Überforderung auf den Arm oder drücken Sie es an sich, seien Sie empathisch und vor allem: Zeigen Sie ihm gelegentlich, dass manche Dinge einfach nicht gehen. Möglicherweise haben Sie den Eindruck, dass diese Ratschläge etwas zu knapp geraten sind, und vielleicht würden Sie gerne mehr darüber erfahren, wie Sie Ihrem Kind helfen können, Enttäuschungen auszuhalten. Das ist ein berechtigtes Anliegen. Im Kapitel über die Selbstbeherrschung werde ich Ihnen weitere Tricks und Strategien vorstellen, mit denen Sie Ihre Kinder in Sachen Frustrationsbewältigung unterstützen können.

Erfüllen Sie ihm nicht jeden Wunsch

Es gibt viele Studien, die belegen, dass zwischen Reichtum und Glück keinerlei Zusammenhang besteht. Auch wenn ein gewisser ökonomischer Wohlstand wichtig ist, um durch Hunger oder Kälte verursachtes Leid zu vermeiden, scheint es erwiesen, dass Geld, sobald eine gewisse Grundsicherung gewährleistet ist, nicht glücklich macht. Studien beweisen, dass Glück nichts mit unserem Gehalt, unserer sozialen Stellung oder unserem materiellen Besitz zu tun hat. Natürlich sind wir zufrieden, wenn wir Schuhe oder ein neues Auto kaufen, doch wie es scheint, ist dieses Glücksgefühl nach wenigen Minuten oder Tagen schon wieder vorbei. Studien mit Lotteriegewinnern haben ergeben, dass die Betreffenden wenige Monate, nachdem sie Millionäre geworden waren, genauso glücklich oder unglücklich waren wie zuvor. Wenn Sie Ihrem Kind nicht jeden Wunsch erfüllen, wird es drei Dinge lernen, die ihm im Leben zu mehr Glück verhelfen: Erstens, dass man Glück nicht kaufen kann; zweitens, dass wir im Leben nicht alles bekommen, was wir haben wollen; und drittens, dass Menschen nur über eines glücklich sein können – darüber, dass sie selbst und ihre Beziehungen zu anderen so sind, wie sie sind.

Helfen Sie Ihrem Kind, sich in Geduld zu üben

Damit können Sie schon beginnen, wenn Ihr Kind noch ganz klein ist: zum Beispiel, wenn es trinken will oder sich aus irgendeinem Grund nicht ganz wohlfühlt. Seien Sie nicht sofort zur Stelle, sondern trauen Sie es Ihrem Kind zu, einen Moment lang zu warten. Lassen Sie sich von seinem Weinen nicht ängstigen, denn dann werden Sie ihm nur vermitteln, dass Frustration wirklich beängstigend ist. Kümmern Sie sich um seine Bedürfnisse, sobald Sie können, aber in aller Ruhe und im Vertrauen darauf, dass Ihr Baby durchaus imstande ist, ein kleines bisschen Unwohlsein oder Unzufriedenheit auszuhalten. Mit zunehmendem Alter können Sie ihm noch besser helfen, mit frustrierenden Erlebnissen umzugehen, und es lehren, insbesondere in puncto Zeit gewisse Grenzen zu respektieren. Es ist gut, wenn sein Gehirn lernt, dass es bestimmte Zeiten oder Umstände abwarten muss, bis es bekommt, was es haben will. In dieser Hinsicht können Sie ihm zum Beispiel beibringen, dass es ein Spielzeug wegräumen muss, ehe es das nächste hervorholt; dass es sich vor dem Essen die Hände waschen muss; dass es den Tisch abräumen muss, ehe es anfängt zu malen; und dass es seinen Geburtstag oder ein anderes festgelegtes Datum abwarten muss, ehe es ein bestimmtes Geschenk bekommt, über das es sich so sehr freuen würde. Natürlich wird es darüber eine gewisse Enttäuschung oder Ungeduld verspüren, aber es wird auch lernen, zu warten und Vorfreude zu empfinden – und genau das ist ein weiteres Merkmal von Menschen mit einem hohen Glücksniveau.

Lenken Sie seine Aufmerksamkeit auf das Positive

Es gibt kein besseres Rezept zum Unglücklichsein, als immer an das zu denken, was wir nicht haben. Menschen, die sich benachteiligt fühlen, neigen dazu, ihre Aufmerksamkeit auf das zu richten, was sie stört oder traurig macht. Glückliche Menschen dagegen achten auf das, was positiv ist. Solche Aufmerksamkeitsgewohnheiten lassen sich gottlob ändern. Ähnlich wie ein Zahnarzt dazu neigt, auf das Lächeln der Menschen zu achten, weil er die Welt aus der Perspektive der Zahnmedizin betrachtet, können Sie Ihrem Kind helfen, einen positiven Aufmerksamkeitsstil zu entwickeln. Wenn Ihr Kind zum Beispiel frustriert ist, weil seine Freunde etwas haben, das es nicht hat, können Sie eine ganz einfache Strategie anwenden: Lenken Sie seine Aufmerksamkeit auf das, was es hat, und machen Sie ihm bewusst, was für ein Glück es ist, sich an diesen materiellen oder immateriellen Dingen freuen zu können. Es geht nicht darum, die Gefühle Ihres Kindes zu ignorieren, im Gegenteil: Hören Sie ihm zu und fühlen Sie mit ihm. Gleichzeitig aber können Sie ihm helfen, positiv zu denken, und ihm Folgendes erklären: »Menschen, die immer nur an das denken, was sie nicht haben, sind traurig, und Menschen, die an das denken, was sie haben, sind zufrieden und glücklich«.

Es gibt eine einfache Übung, durch die Menschen nachweislich lernen können, ihre Aufmerksamkeit auf das Positive zu richten. Vier Wochen lang sollten die Teilnehmenden einer Studie in positiver Psychologie Abend für Abend drei positive Dinge aufschreiben, die ihnen im Lauf des jeweiligen Tages widerfahren waren. Nach vier Wochen hatte sich ihr Glücksniveau signifikant erhöht. Nachdem ich von den Ergebnissen dieser hochinteressanten Studie gelesen hatte, habe ich es mir zur Gewohnheit gemacht, mir jeden Abend vor der Gutenachtgeschichte von meinen Kindern zwei oder drei gute Dinge erzählen zu lassen, die sie den Tag über erlebt haben.

Mit dieser einfachen Übung werden Sie nicht nur Ihren Kindern helfen, Ihren Blick auf die guten Seiten des Lebens zu richten, sondern zudem mehr darüber erfahren, welche Dinge ihnen wirklich wichtig sind. Ich will ganz ehrlich zu Ihnen sein: Meine Kinder sind nicht gerade begeistert, wenn sie darüber nachdenken sollen, was das Beste an ihrem Tag war. Aber sie wissen genau, dass ihr dickköpfiger Vater ihnen vorher keine Gutenachtgeschichte vorlesen wird. Ich bin fest davon überzeugt, dass ich ihnen auf diese Weise zu positivem Denken verhelfe – und selbst wenn nicht, ist es für sie eine gute Geduldsübung, ihren Vater ertragen zu müssen.

Kultivieren Sie die Dankbarkeit

Studien haben gezeigt, dass Menschen, die häufiger »danke« sagen und größere Dankbarkeit empfinden, glücklicher sind. Der Clou dabei ist auch, dass Dankbarkeit hilft, die positiven Seiten des Lebens zu sehen. Bedanken Sie sich und erinnern Sie Ihr Kind daran, wie wichtig es ist, anderen Menschen dankbar zu sein. Auch wenn Sie nicht religiös sind, können Sie die Abendessenszeit nutzen, um Dank zu sagen oder sich bewusst über die guten Sachen auf dem Tisch oder über Ihr Beisammensein zu freuen. Dieses einfache Ritual wird dazu beitragen, dass Ihre Kinder ihr Glück und all die Dinge, die ihnen zur Verfügung stehen, zu schätzen wissen.

Helfen Sie Ihrem Kind, die Zeit zu vergessen

Der Ansatz mag Ihnen vielleicht zu simpel erscheinen, erweist sich aber bei genauerem Hinsehen als sehr wirkungsvoll. Menschen, die Zeit mit Dingen verbringen, die sie gerne tun, sind glücklicher als

Menschen, die sich oft mit Dingen beschäftigen, die sie nicht gerne tun. Konkret konnte nachgewiesen werden, dass Menschen, die Hobbys haben und in der Lage sind, beim Malen, beim Sport oder beim Kochen die Zeit zu vergessen, glücklicher sind als andere. Respektieren und fördern Sie solche Phasen, in denen Ihr Kind ganz in sein Tun versunken ist, malt, seine Puppen sortiert, etwas baut oder ein Bilderbuch anschaut. Denn diese Fähigkeit, alles um sich herum zu vergessen und das Gefühl für die Zeit zu verlieren, ist eine sehr wichtige Voraussetzung, um glücklich zu sein.

Außerdem können Sie Ihr Kind darin unterstützen, sich von Dingen fernzuhalten, die es nicht mag oder bei denen es sich nicht wohlfühlt. Es kommt vor, dass ein Kind von einem Spielkameraden fasziniert ist, der es nicht gut behandelt. In solchen Fällen können Sie Ihr Kind dazu ermutigen, mit anderen Kindern zu spielen, in deren Gesellschaft es sich wohlfühlt. Und Sie können ihm helfen zu verstehen, dass es sich bei dem Kind, das nicht nett zu ihm ist, eigentlich schlecht fühlt. Die Fähigkeit, sich seine Freunde auszusuchen, ist ebenfalls entscheidend für das emotionale Wohlbefinden.

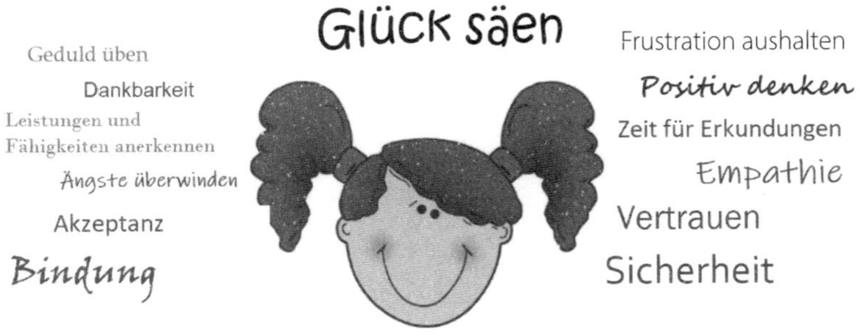
Glück säen
Geduld üben
Dankbarkeit
Leistungen und Fähigkeiten anerkennen
Ängste überwinden
Akzeptanz
Bindung
Frustration aushalten
Positiv denken
Zeit für Erkundungen
Empathie
Vertrauen
Sicherheit

Zur Erinnerung

Glück ist eine Kombination aus Charaktereigenschaften, Sicherheit, Vertrauen, der Fähigkeit, unsere Rechte zu beanspruchen, und einer positiven Lebenseinstellung. Sie können dazu beitragen, dass Ihr Kind einen positiven Denkstil entwickelt, indem Sie ihm helfen, für die Kleinigkeiten des Alltags dankbar zu sein, eine positive Tagesbilanz zu ziehen und vor allem, seine Geduld und Frustrationstoleranz zu trainieren.

TEIL IV

ENTFALTUNG DES INTELLEKTUELLEN POTENZIALS

1.

INTELLEKTUELLE ENTWICKLUNG

Spielen ist die Art, auf die unser Gehirn am liebsten lernt.

DIANE ACKERMAN

Unsere intellektuellen Fähigkeiten sind praktisch ausschließlich in der Großhirnrinde angesiedelt, der äußeren Region des Gehirns mit ihren vielen Falten und Windungen, die wir alle kennen. Wie wir bereits gesehen haben, spielt das intellektuelle Gehirn bei Kindern eine weniger maßgebliche Rolle als bei erwachsenen Menschen. Ein Neugeborenes kommt mit einem beinahe glatten, fast faltenfreien Gehirn auf die Welt und tritt vor allem über sein emotionales Gehirn mit ihr in Kontakt. Wenn das Kind neue Fertigkeiten erlernt und entwickelt, bilden sich nach und nach Hunderttausende Millionen von Synapsen oder Nervenverbindungen, die dem erwachsenen Gehirn sein Volumen und seine charakteristischen Falten geben. Jedes Mal, wenn das Kind etwas lernt – zum Beispiel, dass sein Schnuller, wenn es ihn loslässt, zu Boden fällt und dabei ein Geräusch macht –, entstehen in seinem Gehirn neue Verbindungen.

Die Umgebung des Kindes ist der beste Lehrmeister für sein intellektuelles Gehirn, und deshalb ist es besonders wichtig, dass unser Kind die Gelegenheit bekommt, unterschiedliche Umgebungen mit unterschiedlichen Personen zu erkunden. Wir Eltern leisten einen bescheidenen Beitrag zu seiner intellektuellen Entwicklung, der aber überaus wichtig ist, weil wir in der Hauptsache für den Spracherwerb des Kindes und dafür zuständig sind, dass es sich die Regeln, Sitten und nützlichen Kenntnisse unserer Kultur aneignet. Jeder verantwortungsbewusste Inuit-Vater wird seinem Kind das Sprechen, den Umgang mit Schlittenhunden und den Unterschied zwischen einer Robben- und einer Walharpune beibringen. Auch wenn Sie Ihrem Kind vielleicht ganz andere Dinge beibringen als ein Inuit-Vater, haben Sie beide doch eines gemeinsam: Sie versuchen, Ihrem Kind alle diejenigen Fähigkeiten und Fertigkeiten zu vermitteln, die es braucht, um in Ihrer Kultur zu leben. Neben dieser Vermittlung von Sitten und Kenntnissen gibt es, wie wir wissen, noch einen weiteren Aspekt, in dem wir Eltern die intellektuelle Entwicklung unseres Kindes maßgeblich beeinflussen können: Wir vermitteln Denkstile. Das heißt, dass wir Eltern unsere Art und Weise, Erinnerungen zu ordnen, Geschichten zu konstruieren oder über die Zukunft nachzudenken, an unsere Kinder weitergeben und somit einen Beitrag zu ihrer intellektuellen Entwicklung leisten, der gar nicht hoch genug eingeschätzt werden kann.

Nach allem, was ich selbst erlebt habe, scheint es mir kaum überraschend, dass der Schlüssel zum Potenzial des kindlichen Gehirns in der Beziehung zwischen Eltern und Kindern liegt. Für das menschliche Gehirn gibt es keinen komplexeren Anreiz als ein menschliches Gegenüber. Die kleinsten Unterschiede im Tonfall oder in der Mimik, den Satzbau oder die Beweggründe eines anderen Menschen zu interpretieren ist eine einzigartige Herausforderung. Trotzdem lassen sich viele Eltern Hirnstimulationsprogramme für Tablet oder Smartphone aufschwatzen, weil sie denken, diese Reize seien der Entwicklung des kindlichen Gehirns womöglich förderlicher als ein ausgiebiges Gespräch zwischen ihnen und ihrem Kind. Vielleicht wissen diese Eltern nicht, dass das menschliche Gehirn weitaus komplexer, wandlungsfähiger und effizienter ist als jeder Computer, der jemals konstruiert worden ist. Folgendes Beispiel soll Ihnen veranschaulichen, dass der Reichtum des menschlichen Gehirns unvergleichlich viel größer ist als jeder Heimcomputer, der Ihnen angeblich bei der Erziehung Ihres Kindes hilft: Die Zahl der Operationen, die ein Tablet, wie es Millionen von Kindern in aller Welt benutzen, zum Beispiel ein iPad 2, innerhalb einer Sekunde durchführen kann, beläuft sich auf 170 MegaFLOPS (in dieser Einheit wird die Geschwindigkeit eines Computers gemessen). In derselben Zeit führt das menschliche Gehirn 2,2 Milliarden MegaFLOPS aus; das heißt, das menschliche Gehirn ist zwölf Millionen mal so komplex wie ein iPad 2. Wenn es zuträfe, dass Computer sich günstig auf die Intelligenz auswirken, müssten Sie eigentlich seit dem Jahr 2000, als die Benutzung des Internets immer beliebter wurde, und mehr noch seit 2010, als das Smartphone seinen Siegeszug antrat, jedes Jahr ein bisschen intelligenter geworden sein. Auch wenn das natürlich wunderbar wäre, bin ich davon überzeugt, dass Ihnen nichts dergleichen aufgefallen ist. Stattdessen können Sie mir, wenn Sie die betreffenden Technologien häufig benutzen, vermutlich bestätigen, dass Sie bei Wartezeiten schneller ungeduldig werden, sich leichter langweilen und nicht in der Lage sind, auf der Spielplatzbank zu sitzen, ohne einen Blick auf Ihr Smartphone zu werfen. Wie Sie an sich selbst feststellen können, hat die Technologie sich keineswegs positiv auf Ihr Gehirn ausgewirkt, sondern Sie ungeduldiger werden lassen. Mag sein, dass Sie auch öfter Nackenschmerzen haben und dass Ihre Sehkraft nachgelassen hat. Wenn Sie diese »Wohltaten« mit dem Gehirn Ihres Kindes teilen wollen, das sich noch in der Entwicklung befindet, müssen Sie nur alle Apps herunterladen, die entwickelt worden sind, um die Aufmerksamkeit der Kleinsten zu fesseln, und Ihre elektronischen Geräte in Reichweite Ihres Kindes herumliegen lassen. Ich persönlich bin davon überzeugt, dass diese ganze Technologie in ein paar Jahren nur noch mit einem umfangreichen Beipackzettel ausgeliefert werden wird, der auf die Gesundheitsrisiken und Nebenwirkungen hinweist.

Neben diesem Hinweis darauf, dass digitale Technologien sich allem Anschein nach nicht günstig auf das kindliche Gehirn auswirken, scheint es mir ratsam, Ihnen in dieser Einleitung zu erklären, was wir heutzutage unter Intelligenz verstehen. Viele Menschen definieren Intelligenz über den Intelligenzquotienten (IQ). Der IQ ist Anfang des 20. Jahrhunderts erfunden worden, um die Intelligenz von Kindern einzustufen und gegebenenfalls einen besonderen Förderbedarf zu diagnostizieren. Der erste Kritikpunkt an dieser Vorgehensweise betraf die Tatsache, dass Kinder mit größeren Schwierigkeiten aus dem regulären Bildungssystem aussortiert wurden und eine »Sonderbehandlung« erhielten. Heutzutage ist der IQ auch deshalb heftig in die Kritik geraten, weil er nicht alle intellektuellen Fähigkeiten berücksichtigt und der gemessene Wert nicht dem entspricht, was wir uns heute unter »Intelligenz« vorstellen.

Früher galt eine Person dann als intelligent, wenn sie eine gute Bildung genossen hatte und kultiviert war. Heute hingegen stimmen die Mehrheit der Fachleute darin überein, einen Menschen dann als intelligent zu bezeichnen, wenn er vielleicht weniger gebildet, aber dafür aufgeweckt ist. Das hat einen einfachen Grund: Es kann sein, dass ein Mensch, der viel weiß und sehr gebildet ist, dennoch Schwierigkeiten hat, sich an neue Situationen anzupassen oder seine Ziele zu erreichen, und deshalb von anderen überholt wird, die aufgeweckter sind oder ihre Chancen besser zu nutzen verstehen. Wie Sie sehen, hat die Intelligenz viele Facetten. Am treffendsten lässt sie sich vielleicht als die Fähigkeit definieren, »neue Probleme zu lösen und sich an die Umgebung anzupassen«. Wahr ist aber auch, obwohl diese Formulierung dem Begriff der Intelligenz ein ganzes Stück näherkommt, dass der IQ nach wie vor am meisten über die akademische, sozioökonomische und berufliche Entwicklung eines Menschen aussagt. Was ich damit meine, ist, dass es sehr wichtig ist, aufgeweckt, einfallsreich oder »clever« zu sein, wie wir in der Umgangssprache gerne sagen, dass es aber, wie Studien beweisen, ebenfalls wichtig ist, seinen Geist zu bilden und über ein reichhaltiges kulturelles Wissen zu verfügen. Mithin ist, wie in so vielen anderen Entwicklungsbereichen, auch hier der Mittelweg der beste, und ein ausgewogenes Verhältnis zwischen Wissen und Intelligenz bringt die größten Vorteile mit sich. Deshalb glaube ich, dass es ebenso wichtig sein kann, die Aufgewecktheit eines Kindes zu fördern, wie seine Kenntnisse in allen Lebensbereichen zu vermehren.

Die Fähigkeit, Probleme zu lösen, ist nicht das einzige Hilfsmittel des intellektuellen Gehirns. Ich verwende den Begriff »Hilfsmittel«, weil alle diese Fertigkeiten aus der Sicht unseres Gehirns nichts anderes sind als Mittel zum Zweck: Sie ermöglichen es uns, zu überleben, und sie ermöglichen es uns, uns voll zu entwickeln. Die Fähigkeit zu warten und sich zu konzentrieren, die Beherrschung der Sprache, das Erinnerungsvermögen, die visuelle oder die ausführende Intelligenz sind intellektuelle Kompetenzen, denen wir oft keine Beachtung schenken und die dennoch maßgeblich dafür verantwortlich sind, wie wir denken, Probleme lösen, Entscheidungen treffen oder in unserem Leben erreichen, was wir uns vorgenommen haben. Ein Kind mit einer hochentwickelten visuellen Intelligenz wird imstande sein, Probleme auf eher intuitive Weise zu lösen. Ein Kind mit einem guten Gedächtnis wird imstande sein, sich an ähnliche Situationen zu erinnern und so schneller eine Lösung zu finden. Ein aufmerksames Kind wird imstande sein, auf die entscheidenden Details zu achten und sich bis zum Schluss zu konzentrieren. Ein Kind mit einem guten Sprachvermögen wird imstande sein, seine Argumente und Standpunkte klar und überzeugend darzulegen, und ein Kind, das sich beherrschen kann, wird imstande sein, den richtigen Moment abzuwarten und die Gelegenheit beim Schopf zu ergreifen. Ein Kind schließlich, das alle diese Fertigkeiten trainiert hat und sie in Kombination anwenden kann, wird in seinem Leben zweifellos etliche Vorteile haben. In diesem letzten Teil des Buches werden wir die wichtigsten Hilfsmittel des intellektuellen Gehirns Revue passieren lassen und über einige praktische und einfache Strategien sprechen, mit denen Sie die Entwicklung Ihres Kindes unterstützen können. Nach allem, was Sie bislang gelesen haben, werden Sie keine komplexen Hieroglyphen oder Übungstabellen erwarten. Auch Computerprogramme, die entwickelt wurden, um den Intellekt der Kinder zu trainieren, haben erwiesenermaßen keine (positiven) Auswirkungen auf seine Intelligenz, weil sie die Art und Weise, wie das kindliche Gehirn lernt und sich entfaltet, nicht einmal annähernd nachbilden. Deshalb finden Sie im Folgenden einige praktische Anregungen, wie Sie sich das natürliche Entwicklungspotenzial des kindlichen Gehirns zunutze machen können, um das Denkvermögen, das Gedächtnis oder die Aufmerksamkeit Ihres Kindes mit Ihren täglichen Routinen und Gesprächen auf vergnügliche und spielerische Weise zu trainieren. Wir wollen uns dabei mit denjenigen Aspekten befassen, die die Mehrheit der Fachleute als die sechs wichtigsten Bestandteile der intellektuellen Entwicklung des Kindes betrachtet.

2.

AUFMERKSAMKEIT

Erfolg im Leben hängt weniger vom Talent als von der Fähigkeit ab, sich zu konzentrieren und an seinen Zielen festzuhalten.

CHARLES W. WENDTE

Aufmerksamkeit ist das Fenster, durch das wir mit der Welt kommunizieren. Stellen Sie sich bitte vor, dass Sie drei Häuser besichtigen, weil Sie vorhaben, eins davon zu kaufen. Das erste Haus hat ein großes Wohnzimmer mit nur einem Fenster. Dieses Fenster ist klein, das heißt: Wir müssen uns hierhin und dorthin drehen, um möglichst viel von der Landschaft zu sehen, und außerdem dringt nur wenig Licht in den Raum. Im zweiten Haus besteht das Wohnzimmerfenster aus vielen winzigen Scheiben, die ein großes Mosaik bilden. Zunächst erscheint Ihnen das sehr reizvoll und originell, aber die vielen Scheiben und Farben verhindern eine genaue Betrachtung der Landschaft, zerstreuen die Aufmerksamkeit und machen das Zimmer genaugenommen recht dunkel. Das dritte Wohnzimmer hat ein großes Fenster, das eine unübertreffliche Aussicht auf die Landschaft bietet und reichlich Licht hereinlässt. Man bekommt sofort

Lust, sich hinzusetzen und die Landschaft zu betrachten oder es sich am Fenster gemütlich zu machen und ein Buch zu lesen. Mit der Aufmerksamkeit verhält es sich genauso wie mit den verschiedenen Fenstern, die ein Raum haben kann. Ist die Aufmerksamkeit eng, dann ist es schwierig, sich einen Überblick zu verschaffen und die von außen hereinkommenden Informationen aufzunehmen. Ist die Aufmerksamkeit zerstreut, fällt es uns schwer, uns zu konzentrieren und das von außen hereinfallende Licht zu nutzen. Ist unsere Aufmerksamkeit dagegen weit und ruhig, dann sind wir in der Lage, uns besser zu konzentrieren, alle Details unserer Umgebung zu erkennen und uns ein klares Bild von der Außenwelt zu machen.

Weite Aufmerksamkeit

Erwachsene nehmen an Entspannungs-, Yoga- oder Tai Chi-Kursen teil, damit ihre Aufmerksamkeit weit bleibt und weil sie hoffen, dass sie auf diese Weise einen schärferen und klareren Geist bekommen. Die Manager großer Firmen üben sich in Achtsamkeit, einer Praxis, die erwiesenermaßen ihr Konzentrationsvermögen, ihre Kreativität, ihre Entscheidungsfähigkeit und ihre Produktivität steigert. Doch die Väter und Mütter in aller Welt haben nichts Besseres zu tun, als sich Spiele und Apps aufs Smartphone zu laden, die dafür sorgen, dass die Aufmerksamkeit ihrer Kinder schneller und flüchtiger wird. Warum sollte irgendjemand seinen Kindern eine verengte, verkürzte oder zersplitterte Sicht auf die Welt antrainieren wollen? Um ehrlich zu sein, ich weiß es nicht. Bestimmt hat es etwas mit der verbreiteten Vorstellung zu tun, dass Videospiele und Apps für Kinder den Geist schulen und die zerebrale Entwicklung fördern. Wir wissen jedoch, dass Smartphone-Apps, Videospiele und Fernsehen keinerlei positive Auswirkungen auf das Gehirn haben. Vermutlich wird irgendein schlecht informierter Leser oder Freund, mit dem Sie sich über das eben Gelesene unterhalten, Ihnen sagen, dass Apps für Kinder nachweislich die Entscheidungsschnelligkeit und das räumliche Sehvermögen verbessern können. Tatsächlich gibt es einige Studien, die darauf hinweisen. Als Experte kann ich Ihnen allerdings versichern, dass es sich hierbei ausnahmslos um schlecht designte, schlecht durchgeführte und falsch interpretierte Studien handelt. Das Einzige, was diese Studien beweisen, ist, dass Kinder, die solche Spiele spielen, in den betreffenden Spielen schneller und treffsicherer werden. Es gibt jedoch viele andere, besser designte Studien, die darauf hinweisen, dass Kinder, die regelmäßig auf den Smartphone-, Tablet- oder Computerbildschirm starren, reizbarer und weniger aufmerksam sind, sich weniger gut konzentrieren können und ein schlechteres Gedächtnis haben als Kinder, die selten oder nie mit solchen Geräten in Berührung kommen.

Langsame Aufmerksamkeit

Ein weiterer Grund dafür, dass viele Eltern ihre Kinder Videospiele spielen lassen, ist der, dass sie offenbar wollen, dass ihre Kinder schnell großwerden. Wenn das Kind in einem Alter ist, in dem es eigentlich lernen sollte, Striche mit dem Bleistift zu ziehen, wollen seine Eltern, dass es mit dem Tablet umgehen kann. Und in dem Alter, in dem Kinder frei spielen und sich Welten voller Zauberer und Prinzessinnen ausdenken sollten, wollen ihre Väter und Mütter, dass sie Stars sind, die in einem Videospiel Motorrad fahren. Viele behaupten im Brustton der Überzeugung, dass Videospiele die Kinder schneller machen – als ob die Qualität ihres Heranwachsens dadurch irgendwie verbessert würde. Wer seinem Kind eine rasche Auffassungsgabe wünscht, sollte bedenken, dass es sich hierbei um eine intellektuelle Fähigkeit handelt, die sich allmählich entwickeln muss. Das Kind richtet seine Aufmerksamkeit zunächst immer nur für kurze Zeit auf ein bestimmtes Objekt und auch immer nur dann, wenn dieses Objekt sich bewegt oder Geräusche verursacht. Später kann das Kind seine Aufmerksamkeit länger und gezielter und auch auf Dinge richten, die sich nicht unbedingt bewegen, blinken oder Töne von sich geben müssen. Und noch später wird es lernen, seine Aufmerksamkeit bewusst und willentlich zu kontrollieren; es wird in der Lage sein, phasenweise ruhig zu bleiben, und es wird anfangen, über kürzere oder auch längere Zeiträume hinweg allein zu spielen. Genau das ist der Moment, in dem viele Eltern beginnen, ihr Kind zum Gebrauch von Smartphones und Tablets anzuregen und Spiele spielen zu lassen, in denen es fliegende Schweine zur Explosion bringen, Motorräder von hier nach da fahren oder missmutige Vögel finden muss, die sich über den ganzen Bildschirm bewegen. Mir persönlich scheint das kein Fortschritt im Sinne einer erweiterten Aufmerksamkeit oder einer besseren mentalen Kontrolle, sondern eher ein Rückschritt zu sein: ein Rückfall in jenes Stadium, in dem das Kind nur auf Geräusche, Bewegungen und Lichtsignale reagiert, nur dass die betreffenden Objekte sich sehr viel schneller bewegen und verändern. Das ist so, als wenn wir einem Kind, das gerade laufen lernt, ein 800er-Motorrad schenken würden.

Der Wert der Aufmerksamkeit

Es gibt einen weiteren und vielleicht noch wichtigeren Grund, aus dem ich nicht glaube, dass es dem Gehirn eines Kindes guttut, wenn es sich schon zu einem so frühen Zeitpunkt mit dieser Art von Technologie beschäftigt. Das sogenannte »Corpus striatum« ist eine Hirnregion, die maßgeblich zur Entwicklung unserer Vorlieben und Neigungen beiträgt. Diese Region, die eng mit der Aufmerksamkeit verbunden ist, entscheidet, welche Aktivitäten oder Spiele besser sind als andere, und stützt sich dabei im Wesentlichen auf zwei Faktoren: erstens die Intensität des Reizes und zweitens die Geschwindigkeit der Befriedigung. Je neuer, angenehmer, auffälliger oder schneller der Reiz ist, desto mehr »verliebt« sich das Corpus striatum in die betreffende Aktivität. Das Problem dabei ist, dass das Striatum – genau wie jemand, der sich Hals über Kopf verliebt hat und an nichts anderes mehr denken kann – imstande ist, seine Begeisterung auf einige wenige Objekte des Begehrens zu beschränken. Das heißt, dass ein Kind, das sich in den aufregenden Netzen von Tablets und Videospielen verstrickt, womöglich jedes Interesse an anderen Dingen verliert, also zum Beispiel keine Lust mehr hat, sich mit seinen Eltern zu unterhalten, mit seinen Puppen zu spielen, Fahrrad zu fahren, geschweige denn, in der Schule aufzupassen oder seine Aufgaben im Haushalt zu erledigen. Solche Kinder können unaufmerksam wirken, und oft wird bei ihnen eine Aufmerksamkeitsdefizitstörung diagnostiziert, obwohl das eigentliche Problem darin besteht, dass sie wenig oder gar nicht motiviert sind. Genauso wie ein Kind, das süchtig nach Süßigkeiten ist, den Geschmack an anderen, weniger süßen Lebensmitteln verloren hat – Lebensmitteln, die in anderen Epochen und Kulturen echte Leckerbissen waren und sind, wie zum Beispiel Obst –, läuft das Kind, das Videospiele spielt, Gefahr, die Freude an allem anderen zu verlieren. Dieses Problem wird sich mit den Jahren zwangsläufig verschärfen, denn nur wenige Reize sind so befriedigend, dass sie das Striatum seine Liebe zu Bildschirmen und Videospielen vergessen lassen, und diese Reize sind Drogen, Glücksspiel und Sex. Das mag sich ein wenig brutal anhören, aber es ist so, wie ich zu Beginn des Buches gesagt habe: Das Gehirn funktioniert nicht so, wie wir glauben, und auch nicht so, wie wir es gerne hätten. Es funktioniert, wie es eben funktioniert, und im Fall des Striatums bedeutet das, dass wir diese Struktur genau im Auge behalten und beschützen müssen, weil sie eine sehr wichtige Rolle bei Suchtstörungen und Aufmerksamkeitsdefiziten spielt. So, wie ein Koch seinen Gaumen schulen muss, gehört es auch zu den Aufgaben der Eltern, den emotionalen Gaumen ihres Kindes zu schulen, damit es das Leben in all seinen Nuancen und Texturen schmecken und genießen kann, ehe sie es Reizen aussetzen, die so mächtig sind, dass selbst wir Erwachsenen uns ihrer nicht erwehren können.

Fakt ist, dass ich mit meiner Meinung über elektronische Geräte nicht allein dastehe. Ich könnte Ihnen jetzt Kollegen oder Pädagogen nennen, die dafür plädieren, dass Eltern ihre Kinder nur für eine begrenzte Zeit solchen Geräten aussetzen, aber dann gewinnen Sie vielleicht den Eindruck, Sie hätten es mit einem Club exzentrischer Wissenschaftler zu tun. Deshalb führe ich lieber das Beispiel von Personen an, die sich in der realen Welt bewegen, die man schwerlich als technologiefeindlich bezeichnen kann und deren Erfahrungen Sie hoffentlich überzeugen werden. 2010 wurde Steve Jobs von einem Journalisten nach den Lieblings-iPad-Apps seiner damals zwölf und fünfzehn Jahre alten Töchter gefragt, und die Antwort lautete: »Sie haben noch gar kein iPad. Meine Frau und ich begrenzen die Technologienutzung unserer Kinder.« Und auch

Corpus striatum

- Konzentration
- Dingen emotionalen Wert zuschreiben
- Entscheidungen treffen

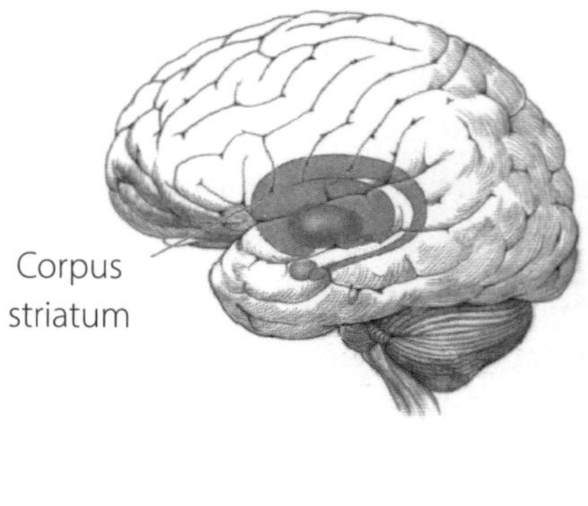

Bill Gates ist, was die Bildschirmzeiten seiner Kinder angeht, sehr restriktiv. Erst mit zehn Jahren durften Gates' Kinder an den Computer oder ins Internet gehen. Und als sie dann Zugang zu den Geräten hatten, unterlag die Nutzung strikten Beschränkungen: 45 Minuten an Werktagen und an den Wochenenden eine Stunde pro Tag. Ich glaube, dass man in diesem Zusammenhang kein relevanteres Bespiel anführen kann als das von Steve Jobs oder Bill Gates. Tatsächlich ist diese Tendenz bei den Führungskräften der großen Technologiekonzerne weit verbreitet. Im Oktober 2011 veröffentlichte die *New York Times* einen Artikel mit dem Titel »Eine Schule im Silicon Valley, die keine Computer einsetzt« (Orginaltitel: *»A Silicon Valley School That Doesn't Compute«*). An der *Waldorf School of the Peninsula* im Herzen des Silicon Valley lernen die Schüler auf die alte Art. Es gibt keine interaktiven Whiteboards, und wer sich Notizen macht, benutzt keine Tastatur. Stattdessen haben die Schüler Kreide an den Händen, schreiben mit Kuli in ein Heft und streichen das Geschriebene durch, wenn sie einen Fehler gemacht haben. Es gibt Zeiten für die Gartenarbeit, fürs Malen und auch fürs Nachdenken. Und was das Merkwürdigste ist: Die Eltern dieser Kinder haben leitende Positionen in den großen Firmen von Silicon Valley wie Apple, Yahoo, Google, Oracle oder Facebook, um nur einige zu nennen. Diese Eltern ziehen es vor, dass ihre Kinder auf traditionelle Weise lernen, weil sie wissen, dass die neuen Technologien nicht gut sind für die Entwicklung des kindlichen Gehirns.

Es ist hinreichend belegt, welche Auswirkungen es hat, wenn kleine Kinder Reizquellen wie Fernsehen, Videospielen, Smartphones oder Tablets ausgesetzt werden. Die *American Academy of Pediatrics* (US-amerikanische Akademie für Pädiatrie) hat die Empfehlung ausgesprochen, dass Kinder unter sechs Jahren keine Bildschirmgeräte benutzen sollten, und die Mayo-Klinik, eine der renommiertesten medizinischen Einrichtungen der Vereinigten Staaten, empfiehlt, ihre Verwendung in dem betreffenden Alter einzuschränken, um Aufmerksamkeitsdefizitstörungen vorzubeugen. Vielleicht liege ich falsch, aber nach allem, was ich über Neurowissenschaft und intellektuelle Entwicklung weiß, habe ich mich entschlossen, auf meinem Handy oder meinem Tablet keine einzige App für Kinder zu installieren. Gelegentlich sehen sich meine Kinder mit uns zusammen Fotos auf dem Handy an: Bilder von unserem Urlaub oder von dem Tag, als wir gemeinsam Kuchen gebacken haben. Und hin und wieder sehen wir uns mit ihnen einen Song an, um die Choreografie einzustudieren, aber sie spielen keine Spiele. Wir begrenzen auch die Zeit, die sie vor dem Fernseher verbringen. Eins steht für mich jedenfalls fest: Ich will mich lieber irren und meinem eigenen Bauchgefühl folgen – das zufällig mit den Empfehlungen der *American Academy of Pediatrics* und der Mayo-Klinik übereinstimmt –, als gegen meine Überzeugung zu handeln, weil irgendein Freund irgendeinen Artikel in irgendeiner Zeitschrift über Kinder gelesen hat.

Die Führungskräfte der großen Technologiekonzerne wissen es, die *American Academy of Pediatrics* weiß es, und die Mayo-Klinik weiß es auch. Und Sie, wissen Sie es? Falls nicht und in Anbetracht der Tatsache, dass einige Eltern noch immer darauf bestehen, das Gehirn ihrer Kinder mithilfe von Bildschirmgeräten zu trainieren, habe ich beschlossen, ein ganzes Kapitel über die pädagogischen Programme und Apps zu verfassen, die sich meiner Meinung nach am besten für Kinder zwischen null und sechs Jahren eignen. Darin beschreibe ich die wichtigsten Vorteile und erläutere den Nutzen jeder einzelnen Anwendung. Sie können sie bei Ihren Kindern einsetzen, wann immer Sie wollen, denn sie sind völlig unbedenklich.

Nun, da Sie wissen, welche Aktivitäten der vollen Entwicklung der kindlichen Aufmerksamkeit abträglich sind, werde ich Ihnen einige einfache Strategien vorstellen, um ihre Entwicklung zu fördern.

Verbringen Sie Zeit mit Ihrem Kind

Das ist eine einfache Strategie. Kinder, die mehr Zeit mit einer Nanny verbringen, verbringen auch mehr Zeit vor dem Fernseher. Vielleicht ist das der Grund dafür, dass Aufmerksamkeitsdefizitstörungen vor allem in besserverdienenden Familien vorkommen, wo beide Eltern tagsüber nicht zu Hause sind und die Kinder in der Obhut einer Babysitterin lassen. Für viele Eltern ist es vermutlich unmöglich, länger zu Hause zu bleiben, und sie sind wirklich auf eine Haushaltshilfe angewiesen. Diesen Eltern möchte ich einen Trick verraten, den ich selbst anwende, wenn die Kinder im Sommer zwei Wochen von einer Nanny betreut werden, weil die Schulferien schon begonnen haben, meine Frau und ich aber noch zur Arbeit gehen müssen: Jeden Morgen, bevor ich aus dem Haus gehe, ziehe ich den Stecker am Fernseher. Ich habe festgestellt, dass die Kinder viel fröhlicher sind und ihre Stunden mit den unterschiedlichsten Aktivitäten füllen, wenn sie den Vormittag zu Hause nicht vor dem Fernseher verbringen. Die Fernsehzeiten zu reduzieren, mit ihrem Kind zu spielen und sein Konzentrationsvermögen zu trainieren ist der beste Weg, seine Aufmerksamkeit zu fördern.

Geben Sie Ihrem Kind Gelegenheit, sich auszutoben

Aufmerksamkeit und Konzentration setzen Selbstkontrolle voraus. Wenn das Kind den ganzen Tag in der Schule war und sich im Unterricht und im Umgang mit seinen Mitschülern an die Regeln gehalten hat, kann es sein, dass die für die Selbstkontrolle zuständige Gehirnregion ein bisschen müde ist. Ehe sie wieder

Selbstbeherrschung üben kann, braucht diese Region eine kleine Pause. Die können Sie ihr am besten verschaffen, indem Sie dem Kind Gelegenheit geben, frei zu spielen und sich auszutoben. Es ist nachgewiesen, dass Kinder, die frei auf einem Spielplatz spielen oder Sport treiben, ihre Energie besser kanalisieren können und deutlich seltener an ADS leiden. Geben Sie Ihrem Kind also täglich ein wenig Zeit, sich zu bewegen und ohne Vorgaben zu spielen.

Vermeiden Sie Unterbrechungen

Eine gute Aufmerksamkeit setzt ein noch besseres Konzentrationsvermögen voraus. Wenn Sie vermeiden wollen, dass Ihr Kind sich von jeder Kleinigkeit ablenken lässt, dann empfehle ich Ihnen, nicht selbst die Person zu sein, die es in seiner Konzentration stört. Der vielleicht beste Rat, den ich Ihnen geben kann, ist, dass Sie die Zeiten respektieren, in denen sich Ihr Kind ganz ruhig verhält, ein Bilderbuch anschaut oder ganz in sein Spiel versunken dasitzt. In solchen Momenten ist es voll konzentriert, und Sie tun gut daran, sich zurückzuhalten. Sie können ihm auch damit helfen, dass Sie ihm beim Spiel mit anderen Kindern genügend Freiraum lassen. Wenn Sie unbedingt mitspielen wollen, dann tun Sie das, aber versuchen Sie sich an die Spielregeln zu halten und nicht selbst alles bestimmen zu wollen. Und schließlich: Vermeiden Sie Unterbrechungen, wenn Sie mit Ihrem Kind spielen oder sich unterhalten; konzentrieren Sie sich auf eine Tätigkeit, wechseln Sie nicht ständig mitten im Gespräch das Thema oder fangen alle naselang etwas Neues an, wenn Sie mit ihm spielen. Folgen Sie dem Gedankenverlauf Ihres Kindes.

Verhelfen Sie ihm zu einer ruhigen Aufmerksamkeit

Der Entspannungs- beziehungsweise Erregungsgrad des Gehirns wird durch das Umfeld beeinflusst. Bestimmt fühlen Sie sich sehr viel ruhiger, wenn Sie über die Felder spazieren, als wenn Sie sich mitten in einer Großstadt sind. Wenn Sie Ihrem Kind helfen wollen, eine ruhige Aufmerksamkeit zu entwickeln, dann sollten Sie Räume und Zeiten schaffen, in denen es sich entspannen kann. Nutzen Sie Zeiten der Ruhe, um sich mit ihm zu unterhalten oder gemeinsam etwas zu malen: wenn sein kleines Geschwister schläft, bevor Sie anfangen zu kochen oder gleich nach dem Nachmittagssnack. Wenn Sie etwas vorhaben, das Aufmerksamkeit erfordert, zum Beispiel eine Geschichte lesen oder einen Kuchen backen, dann sorgen Sie für ein ablenkungsarmes Umfeld. Räumen Sie den Tisch auf, an dem Sie arbeiten werden, lassen Sie nichts herumliegen, was Sie nicht brauchen, achten Sie darauf, dass sich keine Spielsachen in Sichtweite befinden oder schalten Sie ganz einfach den Fernseher ab. Sie können auch leise Entspannungsmusik laufen lassen. Kinder lieben klassische Musik oder Jazz und können sich dabei oft besser konzentrieren, vorausgesetzt, dass das Stück einen ruhigen Rhythmus hat. Oder Sie machen eine Achtsamkeitsübung für Kinder. Achtsamkeit ist die Fähigkeit, alle Aufmerksamkeit auf den gegenwärtigen Moment zu richten. Sie können sich mit Ihrem Kind auf die Wiese legen und einfach nur zusehen, wie die Wolken über Sie beide hinwegziehen oder wie sich das Laub an den Bäumen bewegt. Sie können sich in einen Park setzen, die Augen schließen und versuchen, auf die verschiedenen Umgebungsgeräusche zu hören. Oder Ihr Kind legt den Kopf auf Ihre Brust und lauscht Ihrem Herzschlag oder Ihren Atemzügen. Wenn meine Kinder nicht einschlafen können, machen wir eine ganz einfache, aber sehr nützliche Entspannungsübung. Ich sage ihnen einfach, dass sie versuchen sollen, die Luft einzufangen. Weil das mit den Händen natürlich nicht geht, sage ich ihnen, dass sie die Luft mit der Nase einfangen sollen. Die einzige Bedingung ist, dass sie sie ganz langsam einfangen, ihren Bauch ganz mit Luft füllen und sie danach genauso langsam wieder loslassen. Jede Aktivität, bei der sich das Kind darauf konzentriert, was in ihm selbst geschieht, kann ihm zu einer ruhigeren Aufmerksamkeit verhelfen und dazu beitragen, dass es lernt, sich zu konzentrieren und zu entspannen, wenn es größer ist.

Helfen Sie ihm, sich bis zum Schluss zu konzentrieren

Konzentration ist die Fähigkeit, die Aufmerksamkeit so lange aufrechtzuerhalten, bis wir eine begonnene Arbeit fertiggestellt haben. Es ist normal, dass Kinder rasch das Interesse an einer Sache verlieren und dass es ihnen schwerfällt, etwas zu Ende zu bringen. Sie können Ihrem Kind helfen, indem Sie Ablenkungen vermeiden. Wenn Sie sehen, dass es den Faden oder das Interesse verliert oder bereits verloren hat, sollten Sie versuchen, seine Aufmerksamkeit rasch wieder auf das zu lenken, was es gerade tut. Entscheidend ist in diesem Zusammenhang, dass Sie versuchen, das gemeinsam Begonnene auch zu Ende bringen, ganz gleich, ob Sie einen Kuchen backen oder eine Knetfigur formen. Manchmal wird das nicht möglich sein, weil Ihr Kind müde ist oder die Aktivität sich länger hinzieht, als man es einem Kind in seinem Alter zumuten kann. Wenn seine Konzentration nachlässt, sollten Sie sich neben es setzen und ihm helfen, sich wieder zu konzentrieren. Wenn Sie sehen, dass es schon sehr müde ist, können Sie gemeinsam verabreden, was es noch fertigbekommen soll, ehe es aufhört. Gratulieren Sie ihm, wenn es diesen verabredeten Punkt erreicht hat. Es ist wichtig, dass Ihr Kind sich zufrieden fühlt, nachdem es sich so viel Mühe gegeben hat!

Zur Erinnerung

Eine voll entwickelte Aufmerksamkeit hat einen weiten Umfang, ist ruhig und bleibt bis zum Ende wach. Ihre Kinder von Bildschirmgeräten fernzuhalten ist die erste Voraussetzung für eine normale Aufmerksamkeitsentwicklung. Außerdem kann es hilfreich sein, das Konzentrationsvermögen Ihres Kindes zu fördern, einen sprunghaften Gesprächsstil zu vermeiden, auf körperliche Betätigung zu achten oder eine angemessene Atmosphäre zu schaffen.

3.

GEDÄCHTNIS

Wenn die Geschichte in Form von Geschichten aufgeschrieben würde, würde sie nie in Vergessenheit geraten.

RUDYARD KIPLING

Wer ein gutes Gedächtnis hat, dem fällt es leicht, zu lernen und sich zu erinnern. Ein Kind mit einem guten Gedächtnis kann Dinge schnell erfassen, erinnert sich an mehr Einzelheiten und hat in der Regel Spaß am Lernen.

Zu lernen und sich Dinge einzuprägen sind Aufgaben, die einem Kind leichtfallen und die es als anregend empfindet. Ich bin sicher, dass es unter all meinen Leserinnen und Lesern niemanden gibt, der sich nicht freuen würde, wenn seine oder ihre Kinder oder Schüler ihr Lern- und Erinnerungsvermögen steigern würden. Dennoch wissen Eltern meiner Erfahrung nach nur sehr wenig darüber, wie sie die Gedächtnisleistung ihrer Kinder verbessern können. Die meisten haben entweder noch nicht darüber nachgedacht, wissen nicht, wie sie es anstellen sollen oder verlassen sich darauf, dass die Schule sich darum kümmern wird, die Merkfähigkeit ihrer Kinder zu trainieren. Leider ist nichts davon sehr erfolgversprechend. Wir wissen, dass das Gedächtnis eines Kindes sich vor allem in den ersten Lebensjahren strukturiert und dass die Eltern maßgeblich an dieser Strukturierung beteiligt sind. Deshalb kann ich Ihnen versichern, dass Sie als Eltern bei der Gedächtnisentwicklung Ihres Kindes eine wesentliche Rolle spielen.

Wenn Sie Ihr Kind bei der Entwicklung seines Erinnerungsvermögens unterstützen, werden Sie ihm nicht nur helfen, in Zukunft leichter zu lernen und sich Dinge einzuprägen oder ein besserer Schüler zu sein. Napoleon Bonaparte hat gesagt, ein Geist ohne Gedächtnis sei wie ein Heer ohne Garnison, und damit hatte er in vielerlei Hinsicht Recht.

Nehmen wir ein sehr naheliegendes Beispiel: Wir alle wissen, dass das Gedächtnis bei der Lösung von Problemen eine sehr wichtige Rolle spielt. Sie selbst halten dieses Buch vermutlich deshalb in Händen, weil Sie sich angesichts einer neuen oder mäßig schwierigen Aufgabe wie der Erziehung Ihrer Kinder daran erinnert haben, dass Ihnen ein gutes Buch oder der Rat eines Experten schon einmal geholfen hat. Und es ist auch sehr gut möglich, dass Sie sich in naher Zukunft, vielleicht schon morgen, an den einen oder anderen Rat, den Sie in diesem Buch gelesen haben, erinnern und ihn anwenden werden, um bei der Erziehung Ihrer Kinder eine richtige Entscheidung zu treffen. In beiden Fällen hilft Ihr Gedächtnis Ihnen also dabei, ein Problem besser zu lösen. Das Gedächtnis trägt auch entscheidend dazu bei, dass Ihr Kind seine Träume verwirklichen und glücklicher werden wird, weil es ihm, wie Sie im Folgenden noch sehen werden, zu größerem Selbstvertrauen verhilft.

Unser Erinnerungsvermögen wird, wie andere kognitive Fähigkeiten auch, von unseren Genen beeinflusst, kann jedoch dank der Formbarkeit des Gehirns trainiert und verbessert werden. Als ich zehn Jahre alt war, wurde an meiner Schule ein Intelligenztest durchgeführt. In dem Teil des Tests, mit dem die Gedächtnisleistung bestimmt wurde, hatte ich von allen 120 Kindern meiner Klassenstufe die niedrigste Punktzahl. Heute verdiene ich meinen Lebensunterhalt damit, dass ich Menschen helfe, ihr Erinnerungsvermögen wiederherzustellen, und ich kann mit Stolz sagen, dass ich fähig bin, mir in wenigen Minuten die Namen von 20 neuen Kursteilnehmern einzuprägen, und dass ich mich an einen Großteil dessen erinnere, was ich während des Studiums gelernt habe.

Dank meiner persönlichen und beruflichen Erfahrung kann ich Ihnen versichern, dass sich die Merkfähigkeit steigern lässt, wenn man die richtigen Strategien anwendet. In diesem Kapitel gehen wir der Frage nach, wie sich das Gedächtnis des Kindes entwickelt und wie wir dazu beitragen können, dass das Kind nicht nur besser lernt und sich erinnert, sondern sich zudem einen positiven Denkstil aneignet.

Erzählen Sie Ihrem Kind, was es erlebt hat

Wir wissen, dass die kindliche Gedächtnisentwicklung zum großen Teil mit den Gesprächen zwischen Mutter oder Vater und Kind zu tun hat. Wenn diese mit ihren Kindern sprechen, erzählen sie ihnen oft von Dingen, die gerade passieren oder vor Kurzem, im Lauf desselben Tages oder an einem der vorherigen Tage, geschehen sind. Dabei bauen Eltern kleine Geschichten, mit denen sie die Aufmerksamkeit des Kindes fesseln und die Ereignisse in eine Reihenfolge bringen. Diese Geschichten nennen wir »Narrative«. Sehen wir uns an, wie sie funktionieren:

Ida und ihre Mama begegnen auf der Straße einer Bekannten, die dem Mädchen ein Bonbon schenkt. Als sie nachhause kommen, erzählt die Mutter dem Opa, dass Ida großes Glück gehabt habe, weil die nette Bekannte ihr ein Erdbeerbonbon geschenkt hat. Zwei Monate später treffen sie dieselbe Frau im Supermarkt wieder. Die Mutter fragt ihre Tochter: »Erinnerst du dich noch an die Frau?«, und Ida antwortet: »Ja, die hat mir ein Erdbeerbonbon geschenkt.« Das Geschichtenerzählen ist unserer Spezies anscheinend angeboren. In allen Volksgruppen erzählen Eltern ihren Kindern Geschichten, und alle Kulturen haben ihre Märchen und Legenden, die von einer Generation an die nächste weitergegeben werden.

Seit Jahren befasst sich die Forschung mit der Frage, weshalb wir Menschen so gerne Geschichten erfinden. Die meisten Fachleute vertreten die Auffassung, dass es sich um eine wirkungsvolle Methode handelt, sich an Vergangenes zu erinnern und sich Zukünftiges vorzustellen, und alle stimmen darin überein, dass erlebte und erfundene Geschichten dem Kind helfen, sein Gedächtnis zu strukturieren und zu organisieren. Auch das Kind selbst verarbeitet seine Erlebnisse zu Geschichten, um sich daran erinnern zu können. Noch vor seinem dritten Lebensjahr wird das Kind kurze Geschichten über Dinge erzählen, die ihm aufgefallen sind, damit es sich später besser daran erinnern kann. So wird ein Kind, das im Zoo gewesen ist, seiner Mutter beim Nachhausekommen oder vor dem Schlafengehen erzählen, dass ihm »der Bär gewinkt hat«. Diese kleine Geschichte, die das Kind in Worte gefasst hat, wird ihm helfen, sich besser an den Bären und an sein Winken zu erinnern. Alle Eltern können diese natürliche Neigung zum Geschichtenerzählen unterstützen, indem sie gemeinsam mit ihren Kindern das Erlebte – die Geburtstagsparty, den Besuch bei den Großeltern oder den Spaziergang zum Supermarkt – zu Geschichten verarbeiten. Auf diese Weise helfen Sie

Ihrem Kind, sich deutlicher zu erinnern und seine Erinnerungen besser zu ordnen.

Entwickeln Sie einen positiv-elaborativen Sprachstil

Wir wissen, dass unterschiedliche Mütter oder Väter unterschiedliche Arten haben, Geschichten zu erzählen. Einige arbeiten ihre Geschichten sehr sorgfältig aus, andere legen großen Wert auf Erklärungen und wieder andere fassen sich eher kurz. Elaine Reese von der Universität Otago in Neuseeland leitet eine Forschungsgruppe, die sich seit über 20 Jahren mit den verschiedenen Sprachstilen zwischen Mutter und Kind befasst. Ihre Studien haben ergeben, dass eine bestimmte Art des Erzählens dazu beitragen kann, dass das Kind später, als Jugendlicher und Erwachsener, über ein gutes Erinnerungs- und Lernvermögen verfügt. Dieser Kommunikationsstil zeichnet sich dadurch aus, dass die Mütter ihre Erzählungen sehr sorgfältig ausarbeiten, die Ereignisse chronologisch ordnen, auf Einzelheiten hinweisen und die Aufmerksamkeit des Kindes auf lustige oder positive Aspekte des Erlebten lenken. Wir nennen diesen Sprachstil »positiv-elaborativ«. Obwohl die Forschungsgruppe herausgefunden hat, dass die Ausdrucksweisen von Eltern zu Eltern unterschiedlich und dass diese Unterschiede angeboren sind, konnte auch nachgewiesen werden, dass sich jede Mutter und jeder Vater mit ein bisschen Übung einen positiv-elaborativen Sprachstil aneignen kann und dass die Anwendung dieses Sprachstils die kindliche Gedächtnisentwicklung beeinflusst. Im Folgenden stelle ich Ihnen die wesentlichen Elemente eines positiv-elaborativen Sprachstils vor.

Organisation. Eins der Geheimnisse eines herausragenden Gedächtnisses ist die Ordnung. Ich möchte, dass Sie sich zwei Schubladen vorstellen. Die eine gehört Ihnen und die andere Ihrem Partner oder Ihrer Partnerin. In einer der beiden Schubladen sind sämtliche Sockenpaare, die Unterwäsche und die Accessoires – Gürtel, Armbänder, Uhren und dergleichen – fein säuberlich geordnet. Die andere Schublade enthält ein völliges Chaos aus einzelnen Socken, ungefalteter Unterwäsche und Accessoires. Wenn Ihr Partner und Sie um die Wette nach einem bestimmten Paar Socken suchen müssten, wer, glauben Sie, würde gewinnen? Wir sind uns sicher alle einig, dass eine aufgeräumte Schublade den Suchvorgang beschleunigt. Mit dem Gedächtnis ist es ganz genauso. Je besser die Erinnerungen sortiert sind, desto leichter ist es, sie zu finden. Im Gedächtnis eines Kindes herrscht jedoch noch keine Ordnung, und auch wenn es sich an viele Dinge erinnern kann, kommen diese Erinnerungen unzusammenhängend zum Vorschein. Ein dreijähriges Kind kann sich zum Beispiel an mehrere Dinge erinnern, die an einem Wochenende geschehen sind, aber es wird ihm schwerfallen, zu unterscheiden, was davon am ersten und was am zweiten Tag passiert ist. Im kindlichen Geist sind viele Ereignisse einzeln und ohne eine logische Ordnung oder zeitliche Reihenfolge abgespeichert, die den Zugang zu einer bestimmten Erinnerung erleichtern könnte. Deshalb müssen wir auf geordnete Weise mit Kindern über die Vergangenheit sprechen und die Ereignisse wie an einem Faden aneinanderreihen. Auf diese Weise wird das Kind beginnen, Ordnung in seinen Erinnerungen zu schaffen und diese leichter abrufen können. Diese einfache Technik wird Ihrem Kind helfen, ein schnelleres und effizienteres Gedächtnis zu entwickeln.

Sehen wir uns eine Erzählung an, die der Vater des kleinen Philipp zusammengestellt hat, als ihm bewusst geworden ist, dass sein Sohn sich nicht an die Reihenfolge der Dinge erinnern kann, die sie am Nachmittag gemeinsam erledigt haben. Das Kind ist davon überzeugt, dass sie die Medikamente gleich nach dem Besuch beim Arzt gekauft haben, und kann sich auch sonst nicht mehr an alle Einzelheiten erinnern. Wenn man ihm hilft, seine Erinnerungen in eine zeitliche Reihenfolge zu bringen, ist es nicht nur in der Lage, den genauen Ablauf der Ereignisse zu rekonstruieren, sondern kann überdies Teile des Nachmittags abrufen, die es zuvor scheinbar nicht im Gedächtnis hatte.

Zuerst waren wir beim Arzt, und er hat dir in den Hals geguckt.

Dann waren wir im Supermarkt und haben Milch fürs Frühstück geholt.

Und zum Schluss waren wir in der Apotheke, um die Medikamente zu kaufen.

Definition. Wenn wir Erzählungen über den Tag, die Ferien oder die Geburtstagsparty ausarbeiten, auf der wir gerade waren, dann ist es wichtig, auf die Details zu achten. Das Gedächtnis des Kindes hält allgemeine Vorstellungen und Eindrücke, aber nur wenige Einzelheiten fest. Sein Erinnerungsvermögen ist wie ein großes Fischernetz. Große Fische werden darin gefangen, aber die mittelgroßen und kleineren Fische schlüpfen durch die Maschen. Wenn Sie Ihrem Kind helfen, sich an kleine Details zu erinnern, wird seine Erinnerung immer deutlicher und definierter werden, bis sie dem sogenannten »fotografischen Gedächtnis« ähnelt. Um die Genauigkeit einer Erzählung zu steigern, müssen Sie Ihrem Kind einfach nur helfen, sich an Details zu erinnern, die nicht unbedingt von Belang sind. Wenn Ihr Kind sich zum Beispiel an den

Schokoladenkuchen und die Pommes frites erinnert, die es auf der Geburtstagsparty seines Freundes gegessen hat, dann können Sie zu ihm sagen: »Ja, der Kuchen und die Pommes haben dir sehr gut geschmeckt, und außerdem hast du massenhaft Erdnussflips und Tomaten gegessen, weißt du noch?« Ebenso können Sie ihm helfen, sich die Einzelheiten ins Gedächtnis zu rufen, wenn es Ihnen erzählt, dass es bei seiner kleinen Freundin zu Hause mit deren Puppen gespielt hat: »Emma, dieser Schlafanzug hat dieselbe Farbe wie das Kleid von Linas Lieblingspuppe, stimmt's? Erinnerst du dich, was ihre Puppe sonst noch anhatte? Einen Haarreif und eine Halskette? Sehr gut!« Jede Erinnerung wird präziser, wenn Sie noch einmal die Details – Farben, Formen, Gegenstände, was Ihr Kind gemacht hat, was andere gemacht haben – Revue passieren lassen.

Reichweite. Eine andere interessante Strategie besteht darin, ein Kind dabei zu unterstützen, an Erinnerungen heranzukommen, die an entfernten Orten seines Gedächtnisses abgespeichert sind. Wir wissen, dass ein großer Teil unserer Erlebnisse und Erfahrungen, an die wir uns nicht erinnern können, zwar in unserem Gedächtnis abgespeichert sind, unser Gehirn aber nicht aus eigener Kraft heraus darauf zugreifen kann. Mit einem Kind über die unmittelbare Vergangenheit zu sprechen und diese sodann zu Ereignissen, die schon etwas länger her sind, und schließlich zu Dingen in Beziehung zu setzen, die sehr weit zurückliegen, kann dazu beitragen, dass das Gehirn eine größere Reichweite entwickelt und entlegene Erinnerungen besser abrufen kann. Sehen wir uns ein einfaches Beispiel an. Ella und ihre Mutter unterhalten sich über vergangene Eisgenüsse.

M: Das Eis, das wir heute gegessen haben, war sehr lecker, oder?

E: Ja. Ich hatte Schokoladeneis.

M: Und ich Erdbeer.

M: Und letzte Woche, als wir mit deinen Freunden auf dem Spielplatz waren, hat Marias Mama dir auch ein Eis spendiert. Weißt du noch, wonach das geschmeckt hat?

E: Ah, ja! Nach Coca-Cola!

M: Und weißt du noch, wie viel Eis wir letzten Sommer gegessen haben?

E: Nein …

M: Wir haben es immer am Strand gekauft … Bei einem sehr netten Mann.

E: Ach ja! Einmal ist Papa seins auf den Boden gefallen und ein Hund hat es aufgeleckt!

Ein hervorragendes Mittel, Ihren Kindern zu einem Gedächtnis mit einer größeren Reichweite zu verhelfen, besteht darin, jeden Abend mit ihnen über das zu sprechen, was den Tag über geschehen ist. Oder sie, wie in den vorangegangenen Beispielen gesehen, bei dieser oder jener Gelegenheit an Dinge zu erinnern, die sich unter ähnlichen Umständen zugetragen haben. Auf diese Weise wird Ihr Kind besser darin werden, seine Erinnerungen wieder hervorzuholen.

Positives Erinnern. Erinnern Sie sich noch an den ersten Urlaub mit Freunden? Die erste Reise mit Ihrer Partnerin? Den ersten Geburtstag Ihres Kindes? Ihre Erinnerungen an diese Erlebnisse haben mit Sicherheit eines gemeinsam: Es sind positive Erinnerungen. Das menschliche Gehirn hat eine natürliche Tendenz, sich an das Positive zu erinnern und die schlechten Dinge auszusortieren, und das stärkt unsere psychische Gesundheit, unser Selbstkonzept und unser Selbstvertrauen. Das können Sie sich zunutze machen, indem Sie mit Ihrem Kind über ein schönes Erlebnis aus der Vergangenheit sprechen: zum Beispiel, als Sie mit ihm Eis essen waren. Jedes angenehme Detail – die Eissorte oder auch eine lustige Geschichte wie die, dass Papas Eis am Ende von einem Hund aufgeschleckt wurde – wird dem Kind den Zugang zu der betreffenden Erinnerung erleichtern. Eltern, die in einem positiv-elaborativen Stil kommunizieren, achten mehr auf die lustigen oder schönen Einzelheiten der Erinnerungen und helfen so ihrem Kind, ein besseres Gedächtnis zu entwickeln.

Positives Erinnern trägt auch maßgeblich dazu bei, das Vertrauen des Kindes zu stärken. Die Erinnerungen aus unserem Leben an Erlebnisse, die aus dem einen oder anderen Grund denkwürdig sind, werden im »Precuneus« abgespeichert, einer Region in der hinteren Großhirnrinde. Jedes Mal, wenn das Kind, und später der Erwachsene, entscheiden muss, ob es in der Lage ist, ein Projekt zu übernehmen oder ein Problem zu lösen, sucht sein Gehirn im Precuneus nach Erinnerungen, die ihm bei seiner Entscheidung helfen. Wenn der Precuneus positive Erinnerungen enthält und das Kind sie abrufen kann, wird es auf Herausforderungen optimistischer reagieren und sie zuversichtlicher angehen. Der Precuneus funktioniert gewissermaßen wie ein Lebenslauf. Wenn der Lebenslauf Erfahrungen in einem bestimmten Bereich enthält, wird der Bewerber im Vorstellungsgespräch selbst davon überzeugt sein, dass er der beste Kandidat ist. Und wenn Antonias Mutter ihr hilft, sich daran zu erinnern, dass sie sich gegen eine Freundin gewehrt hat, die ihr ihre

Puppe wegnehmen wollte, oder dass sie es geschafft hat, sich ganz allein anzuziehen, dann werden diese im Precuneus abgespeicherten Erinnerungen dem Mädchen beim nächsten Mal, wenn es in eine ähnliche Situation gerät, helfen, absolut zuversichtlich an die betreffende Aufgabe heranzugehen.

Precuneus

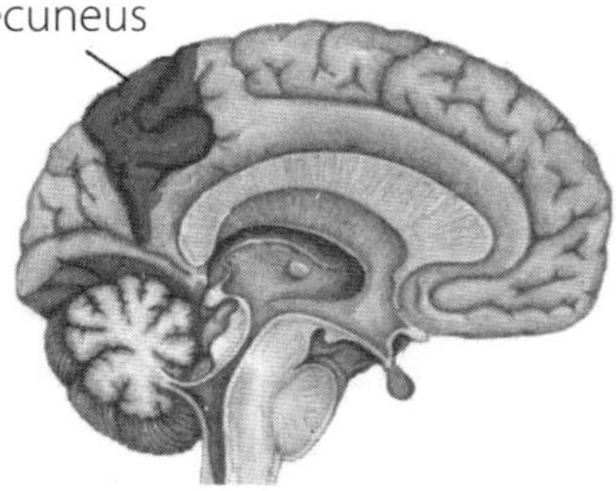

Precuneus

Erinnerungen an Ereignisse aus unserem Leben

- Erinnerungen an Erfolge
- Erinnerungen an Misserfolge

Negatives Erinnern. Oft kommt es vor, dass ein Kind unangenehme oder ungerechte Dinge zur Sprache bringt, die es tagsüber erlebt hat. Geben Sie diesen Erinnerungen Raum. Wenn das Kind darüber spricht, dann deshalb, weil es ihnen eine beträchtliche Bedeutung beimisst und sie besser verstehen will. Wie wir bereits im Kapitel über die Kommunikation zwischen den beiden Gehirnhälften gesehen haben, ist es wichtig, dass Sie Ihrem Kind helfen, seine emotionalen Erlebnisse zu integrieren, indem es über sie spricht. Diese Erfahrungen des Kindes zur Kenntnis zu nehmen ist auch deshalb notwendig, weil es für sein Gehirn wichtig sein könnte, sich daran zu erinnern. Stellen Sie sich vor, Ihr Kind wäre in der Schule von einem anderen Kind gehauen worden, und dieses andere Kind hätte ihm obendrein sein Spielzeug weggenommen und wollte es nicht mehr hergeben. Einerseits ist das natürlich eine übliche Streiterei zwischen Kindern. Andererseits aber hat das Gehirn Ihres Kindes diese Information als relevant eingestuft: Es will sich daran erinnern, dass dieses bestimmte Kind ihm wehgetan hat. So etwas würde ich auch lieber nicht vergessen wollen. Sich an Fehler und Gefahren zu erinnern ist ein Zeichen von Intelligenz, denn es hilft uns, uns in Zukunft auf Probleme einzustellen und sie zu lösen.

Zur Erinnerung

Wenn ein Kind ein gutes Gedächtnis hat, dann macht es ihm Spaß, zu lernen und sich zu erinnern. Es kann Probleme effizienter lösen und bessere Entscheidungen treffen. Sie können die Gedächtnisleistung Ihres Kindes steigern, indem Sie sich mit ihm über vergangene Erlebnisse unterhalten und diese sortieren. Sie können ihm auch helfen, sich Einzelheiten wieder ins Gedächtnis zu rufen, an die es sich von sich aus nicht erinnert hat, und Anekdoten und Erfahrungen ansprechen, die schon weit zurückliegen, damit es sie selbst wieder hervorholt. Vergessen Sie nicht, am Ende des Tages die wichtigsten Erlebnisse noch einmal mit ihm durchzugehen. Machen Sie sich dabei seine natürliche Tendenz zunutze, sich besser an positive Erfahrungen zu erinnern, aber gehen Sie auch auf negative Erinnerungen ein, wenn Ihr Kind das Bedürfnis hat, darüber zu sprechen.

4.

SPRACHE

Wenn Sie wollen, dass Ihr Kind intelligent wird, lesen Sie ihm Geschichten vor. Wenn Sie wollen, dass es noch intelligenter wird, lesen Sie ihm noch mehr Geschichten vor.

ALBERT EINSTEIN

Wenn es etwas gibt, das das kindliche Gehirn aufsaugt wie ein Schwamm das Wasser, dann sind es Begriffe und Vorstellungen, die wir mit Wörtern verknüpfen und ausdrücken. Ohne dass wir es merken, verbringt das Kind die ersten Monate seines Lebens damit, die verschiedenen Laute der Stimme unterscheiden zu lernen. Es versucht herauszuhören, wo ein Wort endet und das nächste beginnt, und diese Laute verschiedenen Gegenständen, Momenten, Situationen und sogar Gefühlen zuzuordnen. Auch wenn sein Gehirn fast ein Jahr damit zugebracht hat, Laute und Vorstellungen zueinander in Beziehung zu setzen, sieht es für die Erwachsenen so aus, als hätte das Kind wie durch Zauberei von einem Moment auf den anderen begonnen, Sprache zu verstehen. Von diesem magischen Moment an, in dem das Kind in der Lage ist, seine Mutter anzusehen, wenn es das Wort »Mama« hört, beginnt sein Gehirn zu begreifen, dass es irgendwie auch selbst dazu imstande ist, Laute hervorzubringen. Und tatsächlich ist es so, dass das Gehirn Ihres Kindes sich jedes Mal, wenn es Sie etwas sagen sieht, vorstellt, wie es seinen Mund bewegen muss, um denselben Laut zu bilden. Nach und nach beginnt es die Stellung der Lippen und die Kraft zu kontrollieren, mit der es sie zusammenpressen muss, um »Papa« oder »Mama« sagen zu können. Von diesem Augenblick an ist das Gehirn des Kindes ein Feuerwerk an Lauten, Geräuschen, Wörtern und Bedeutungen. Im Alter von 16 Jahren wird das Kind über 60 000 Wörter kennen, es hat also im Durchschnitt zehn neue Vokabeln pro Tag gelernt. Tatsächlich wissen wir, dass es sich im Alter von zwei bis fünf Jahren täglich 50 neue Vokabeln aneignet. Für uns ist es kaum vorstellbar, wie es in so kurzer Zeit so viele Wörter lernen kann, doch das Gehirn des Kindes schnappt jedes Wort auf, das es in den unterschiedlichsten Gesprächen und Kontexten hört.

Seit Tausenden von Jahren geben die verschiedenen Generationen ihr Wissen mithilfe der Sprache weiter. Selbst der klügste Arzt oder Architekt könnte seine Arbeit nicht tun, wenn die Ärzte oder Architekten vor ihm nichts darüber hinterlassen hätten, wie er seine Operationen oder seine Bauprojekte durchführen muss. Die Sprache, darüber ist sich die Wissenschaft einig, war die entscheidende Voraussetzung dafür, dass der Mensch sein Potenzial voll entfalten konnte. Entsprechend wichtig ist die Sprache also auch für die Intelligenzentwicklung Ihres Kindes. Dank der Sprache wird Ihr Kind Kenntnisse erwerben und weitergeben können. Die Sprache ist das wichtigste Werkzeug, auf das es im Lauf seines Lebens zurückgreifen kann, um zu lernen, zu anderen in Beziehung zu treten oder seine Ziele zu erreichen. Wenn es ans Christkind schreibt, eine Prüfung ablegt oder vielleicht eines Tages der Liebe seines Lebens einen Antrag machen will, wird die

Sprache das Hilfsmittel sein, das ihm die Verwirklichung seiner Träume ermöglicht. Aufgrund dieser vielseitigen Verwendbarkeit ist die Sprache, mit der wir Wissen erwerben und Ideen weitergeben können, einer der wichtigsten Schlüssel zur Entwicklung der Intelligenz. Tatsächlich ist der Reichtum unseres Wortschatzes diejenige Variable, die unseren Intelligenzquotienten am maßgeblichsten beeinflusst.

Auch wenn der Spracherwerb gewissermaßen auf natürliche Weise vonstattengeht, stellt er aus Sicht des Gehirns eine unfassbar komplexe Aufgabe dar. Mindestens sechs Hirnareale müssen jedes Mal koordiniert werden, wenn wir ein Wort sagen oder einen Text interpretieren. Diese Strukturen befinden sich in der linken Hemisphäre und erledigen so unterschiedliche Aufgaben wie Laute zu analysieren und zu unterscheiden, ihre Bedeutung zu interpretieren, Vokabeln abzuspeichern, geschriebene Wörter zu erkennen, im Vokabelspeicher nach bestimmten Begriffen zu suchen, sinnvolle Sätze zu bauen oder unsere Lippen, unsere Zunge und unsere Stimmbänder so zu bewegen, dass Wörter entstehen.

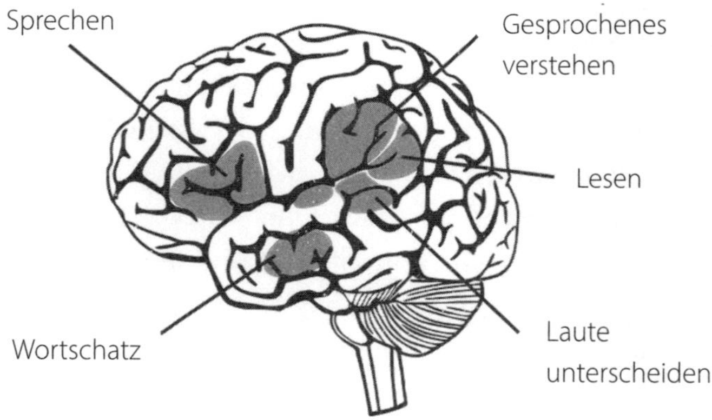

Linke Gehirnhälfte

Fakt ist, dass das kindliche Gehirn den Wortschatz und die Regeln der Sprache zwar auf natürliche Weise absorbiert, hierbei aber auf die Hilfe der Erwachsenen angewiesen ist. Wir wissen, dass die Eltern bei der Entwicklung einer so komplexen Funktion wie der Sprache eine entscheidende Rolle spielen. Sie tragen mit ihren Unterhaltungen dazu bei, den Wortschatz des Kindes zu erweitern, seine Auffassungsgabe zu steigern und seine Gedankengänge zu ordnen. Doch auch andere Aspekte wie etwa Ihre Einstellung zum Lesen können dazu beitragen, dass das Kind die Sprache beherrschen lernt und somit über ein ganz wichtiges Werkzeug verfügt, um sich in der Welt zu behaupten. Im Folgenden stelle ich Ihnen einige Strategien vor, die Ihrem Kind helfen können, eine reichhaltige Sprache zu entwickeln.

Sprechen Sie viel mit Ihrem Kind

Mit einem Kind zu sprechen heißt, ihm die Chance zum Spracherwerb zu geben. Die Fachleute sind sich einig, dass der Wortschatz eines Kindes desto größer wird, je mehr man es schon von frühester Kindheit an mit neuen Wörtern konfrontiert. Allerdings sind nicht alle Eltern gleichermaßen redegewandt. Betty Hart und Todd Risley von der Universität Kansas haben herausgefunden, dass manche Eltern etwa 300, andere dagegen bis zu 3000 Wörter pro Stunde mit ihren Kindern sprechen. Die Ergebnisse sind eindeutig: Mütter beginnen in der Regel sehr viel früher, mit ihrem Kind zu sprechen, und sprechen sehr viel mehr als die Väter. Das hängt mit einer Rollenverteilung zusammen, die noch aus den Anfängen der Menschheitsgeschichte stammt: Während die Männer in kleinen Gruppen auszogen, um zu jagen, und dabei lautlos durch die Wälder schlichen, um das Wild nicht aufzuscheuchen, blieben die Mütter im Dorf zurück, wo sie gemeinsam auf die Kinder aufpassten und sich angeregt unterhielten. Man muss nur auf einen Spielplatz gehen, um festzustellen, dass sich seither nicht viel verändert hat. Auf allen Spielplätzen, die ich kenne, bietet sich dasselbe Bild: Auf drei oder vier Mütter, die auf ihre Kinder aufpassen, kommt in der Regel nicht mehr als ein Vater. Das ist nicht nur meine Beobachtung, sondern eine Tatsache. Weil sich die Frauen im Lauf der Evolution stärker auf kommunikative Aufgaben spezialisiert haben, hat ihr Gehirn in den für die Sprache zuständigen Gehirnarealen rund 200 Millionen mehr Neuronen gebildet als das Gehirn des Mannes. Das ist der vielleicht größte Unterschied zwischen dem Gehirn des Mannes und dem der Frau, und deshalb kann ich Ihnen, wenn Sie ein Mann sind, nur den Rat geben, einmal darauf zu achten, wie die Frauen Ihrer Familie mit Ihrem Kind kommunizieren.

Sobald es auf der Welt ist, können Sie beginnen, sich ohne Hektik, aber in zusammenhängenden Sätzen mit Ihrem Kind zu unterhalten. Wir Eltern wissen oft nicht, was wir zu einem Baby sagen sollen, das nicht antwortet, und doch gibt es etliche Möglichkeiten. Sie können ihm beschreiben, was Sie im Zimmer sehen, Sie können ihm erzählen, was Sie gerade kochen oder was Sie im Büro gemacht haben, oder Sie schildern ihm einfach, was bei einem Fußballspiel passiert. Sie können sich auch eine Minute Zeit nehmen, um ihm zu sagen, wie Sie sich gerade fühlen. Denken Sie daran, dass Sie Ihrem Kind mit der Erweiterung seines Gefühlsvokabulars helfen, seine emotionale Intelligenz zu entwickeln. Versuchen Sie so mit Ihrem Kind zu reden, dass es Ihnen beim Sprechen zusehen kann, denn das Sprachvermögen entwickelt sich zu einem großen Teil durch die Nachahmung der Lippen- und Zungenstellung. Wenn Sie das nächste Mal mit einem Kind sprechen, das noch keine zwölf Monate alt ist, dann achten Sie einmal auf seine Augen: Sie sind hauptsächlich auf Ihren Mund gerichtet, weil es instinktiv zu lernen versucht, wie Sie diese lustigen Laute hervorbringen, mit denen man andere auf sich aufmerksam machen kann.

Erweitern Sie seine Welt

Es ist wichtig, dass Sie die Kommunikation nicht auf Ihre unmittelbare Umgebung beschränken. Viele Eltern verbringen die ersten Monate in einer Art Blase, in der das Kind nichts anderes sieht als die eigenen vier Wände, den Park und den Supermarkt. Es kommt einem Kind jedoch zugute, wenn es andere Umgebungen und Menschen kennenlernt, die seine sprachlichen Fähigkeiten bereichern. Die Begegnung mit anderen Gegenständen und Situationen, als es sie aus der Sicherheit seines Zuhauses kennt, vergrößert seinen Wortschatz. Nehmen Sie Ihr Kind mit, ganz gleich, ob Sie in den Baumarkt, ins Teppichgeschäft oder zur Bank gehen, um etwas Finanzielles zu regeln, und geben Sie ihm Gelegenheit, in der echten Welt zu lernen. Das Kind kann auch ein besseres Gehör für die Laute seiner Muttersprache und sogar für die Laute anderer Sprachen entwickeln, wenn es die Äußerungen verschiedener Personen zu entschlüsseln versucht, von denen jede ihren eigenen Akzent und ihre eigene Aussprache hat. Wenn Sie das soziale Umfeld des Kindes erweitern, verbessert dies nicht nur seine Fähigkeit, Botschaften zu verstehen, sondern bereichert auch seinen Wortschatz. Ich gebe Ihnen ein denkbar einfaches Beispiel: Vielleicht haben Sie zu Hause einen Elektroherd, während Ihre Eltern mit Gas kochen. Dieser kleine Unterschied hat zur Folge, dass Ihr Kind, wenn Sie bei Ihren Eltern zu Besuch sind, Wörter wie »Gas«, »Streichholz« oder »Brenner« aufschnappen kann. Wenn die Großeltern obendrein in einem anderen Viertel wohnen und Sie mit dem Auto dorthin fahren, dann hört Ihr Kind dort die Wörter »Parkplatz«, »Parkuhr« oder »Parkschein«. Der Kontakt zu anderen Menschen ist für Ihr Kind eine sichere Quelle sprachlicher Bereicherung, weil jeder Mensch, mit dem es in Kontakt kommt, Elemente aus anderen Welten in sein Sprachuniversum hineinträgt.

Eine andere Möglichkeit, seine Welt zu erweitern, führt über Lieder und Vorlesegeschichten. Sie sind ein wirksames Mittel, das Kind mit neuen Wörtern vertraut zu machen, die es von frühester Kindheit an immer und immer wieder hören wird. Erinnern Sie sich an die Lieder aus Ihrer eigenen Kindheit und singen Sie sie zusammen mit Ihrem Kind, besorgen Sie sich CDs mit Kinderliedern und hören Sie sie zu Hause oder während der Autofahrt. Die Kinder werden die Texte auswendig lernen und so auf spielerische Weise ihr Vokabular erweitern.

Spielen Sie das Anweisungen-Spiel

Dieses Spiel spiele ich hin und wieder mit meinen Kindern, und sie lieben es alle drei. Jedes in dem Schwierigkeitsgrad, der seinem Alter entspricht. Anweisungen befolgen ist schwieriger, als man auf Anhieb vielleicht meint. Um eine Anweisung zu befolgen, muss das Gehirn einen komplexen Mechanismus in Gang setzen, der im Wesentlichen dem entspricht, was Sie beim Aufbauen eines Ikea-Möbel tun müssen. Zunächst müssen Sie die verschiedenen Teile der Botschaft verstehen und sich zu diesem Zweck an verschiedene Bedeutungen erinnern. Wenn es in der Aufbauanleitung zum Beispiel heißt, dass Sie die vier *Skungen*-Schrauben an der Rückseite des obersten Regalbretts anbringen sollen, dann muss Ihr Gehirn einen komplexen Prozess abspulen. Erstens muss es die *Skungen*-Schrauben identifizieren und sie von den *Fixa-* oder den *Kløve-*Schrauben unterscheiden. Zweitens müssen Sie bis vier zählen, die vier Schrauben von den übrigen Kleinteilen trennen und sich merken, wo Sie sie hingelegt haben. Drittens müssen Sie das oberste Regalbrett finden und anhand der Zeichnung feststellen, welches die Rückseite ist. Erst danach können Sie die *Skungen-*Schrauben nehmen und ins Holz drehen. Zu verstehen, dass es seine Windel in den Windeleimer tun soll, kann für ein einjähriges Kind genauso komplex sein, und zu begreifen, dass man zuerst die Tomaten, dann den Käse und zuletzt die kleingeschnittenen Zutaten auf den Pizzateig legt, ist für ein fünfjähriges Kind unter Umständen genauso eine Herausforderung wie für Sie das Expedit-Regal von Ikea.

Deshalb kann das Befolgen von Anweisungen zu einem anspruchsvollen und anregenden Spiel werden, das die Auffassungsgabe Ihres Kindes und seine Fähigkeit fördert, mit Wörtern umzugehen. Sie werden überrascht sein, wie schwer es ihm bisweilen fällt, Anordnungen umzusetzen, wenn Sie gemeinsam den Tisch decken, den Schulranzen packen oder ihm einfach helfen, seine Spielsachen aufzuräumen. Ein so einfacher Satz wie »Räum die Autos in die große Kiste« wird ein zweijähriges Kind an seine Grenzen bringen, und eine etwas komplexere Anweisung wie »Gieß Milch in die Tasse, leg zwei Löffel auf den Tisch und nimm zwei Servietten aus der zweiten Schublade von oben« wird für ein Kind von fünf Jahren zu einer echten Herausforderung werden. Neben solchen Alltagsaufgaben können Sie Ihrem Kind auch lustige Anweisungen geben, zum Beispiel: »Spring einmal in die Luft, klatsch in die Hände und mach zum Schluss einen Purzelbaum. Bist du bereit?« Sowohl im Spiel als auch im Alltag können Sie die Länge und Komplexität der Aufgaben an die Fähigkeiten Ihres Kindes anpassen und sie so oft wiederholen, bis das Kind verstanden hat, was es tun soll. Helfen Sie ihm, genau aufzupassen, wenn Sie ihm einen Auftrag geben oder wenn Sie bemerken, dass es nicht die ganze Botschaft verstanden und sich eingeprägt hat. Sie werden feststellen, dass es rasche Fortschritte macht. Durch diese tragen Sie dazu bei, das Konzentrationsvermögen Ihres Kindes zu steigern und mental mit Sprache umzugehen. Und außerdem ist es eine fantastische Methode, es bei den häuslichen Aufgaben zu Verantwortungsbewusstsein und Kooperativität zu erziehen.

Bauen Sie seine Sätze aus

Sprache besteht nicht nur aus Wörtern. Die Grammatik erlaubt es uns, die Wörter so zusammenzusetzen, dass sie einen bestimmten Sinn ergeben, und diese Funktion beherrschen zu lernen, ist schon etwas schwieriger. Einer der interessantesten Aspekte der Grammatik besteht darin, dass sich, wenn man dieselben Wörter anders zusammensetzt, völlig unterschiedliche Bedeutungen erzeugen lassen. Der Satz »Valentina mag keine Erdnussflips, weil sie schmollt« hat zum Beispiel eine ganz andere Bedeutung als der Satz »Valentina schmollt, weil sie keine Erdnussflips mag«. Im ersten Fall ist das Schmollen die Ursache und im zweiten die Wirkung. Wenn Valentina keine Erdnussflips mag, weil sie schmollt, dann wird ihre große Schwester zu ihr hingehen, sie umarmen und versuchen sie zu trösten. Und wenn sie schmollt, weil sie keine Erdnussflips mag, dann wird ihre Schwester ihr vielleicht anbieten, Valentinas Erdnussflips gegen ihre Chips zu tauschen, weil sie ganz richtig verstanden hat, dass die Erdnussflips das Problem sind.

Zu einer Schlussfolgerung zu kommen, wie sie Valentinas ältere Schwester gerade gezogen hat, setzt voraus, dass jemand die Regeln der Sprache beherrscht. Ein Kind von vier oder fünf Jahren ist dazu durchaus imstande. Es ist allerdings das eine, die Regeln der Sprache zu verstehen, und etwas ganz anderes, sie gezielt einzusetzen, um Sätze und Abschnitte zu bauen, die genau das ausdrücken, was das Kind sagen will. Ab dem dritten Lebensjahr können wir einem Kind helfen, sein Ausdrucksrepertoire zu erweitern, indem wir seinen Aussagen Adjektive oder Verben hinzufügen. Wenn unser Kind uns zum Beispiel auf einen Hund aufmerksam machen will, der hinter ein paar Tauben herläuft, und sagt: »Ein Hund«, können wir diese Aussage in unserer Antwort ein bisschen erweitern und um ein Verb, ein Adjektiv und ein Adverb ergänzen: »Ja, das ist ein sehr verspielter Hund.« Mit zunehmendem Alter des Kindes können wir seine Sätze immer weiter ausbauen und ihm helfen, Inhalte hinzuzufügen oder komplexere Strukturen zu bilden, zum Beispiel:

Greta: Ich habe ein Eichhörnchen gesehen.
Mutter: Ja. Wir haben ein rotbraunes Eichhörnchen gesehen, das den Baum hinaufgelaufen ist, um sich Tannenzapfen zu holen, stimmt's?

Max: Papas Auto ist »kaputtgegeht«.
Vater: Ja, du hast Recht, Papas Auto ist kaputtgegangen und wir haben es in die Werkstatt gebracht.

Wie Sie sehen, macht der Vater das Kind nicht auf seinen Fehler aufmerksam, sondern wiederholt lediglich dieselbe Aussage unter Verwendung der korrekten Form. Sofern ein Kind nicht sehr oft immer wieder denselben Fehler macht, ist es laut den Spracherwerbsexperten das Beste, wenn man seine Sätze korrigiert, ohne ausdrücklich darauf hinzuweisen, dass es einen Fehler gemacht hat. Auf diese Weise hilft man ihm, die Grammatik zu verinnerlichen und richtig zu gebrauchen, ohne dass es sich in seinem Sprachgebrauch unsicher fühlt.

Vermitteln Sie Ihren Kindern die Liebe zum Lesen

Wenn Sie diesen Satz lesen können, so lautet eine Redensart, müssen Sie sich bei einem Ihrer Lehrer bedanken. Es stimmt, dass man das Lesen in der Schule lernt, aber die Liebe zum Lesen ist zweifelsohne etwas, das auf dem Boden des Elternhauses gesät wird und wächst. Etliche Kurse versprechen, Ihrem Kind mit drei oder vier Jahren das Lesen beizubringen. Aber es gibt keine Studie, die darauf hinweist, dass es dem Kind irgendeinen Nutzen brächte, wenn es in einem so frühen Alter lesen lernt. Was wir aber wissen, ist, dass Kinder, die gerne lesen, die mit der Liebe zu Büchern aufwachsen, einen größeren Wortschatz besitzen, das Gelesene besser verstehen, selbst besser schreiben und weniger Rechtschreibfehler machen. Mein Verleger fügt in diesem Zusammenhang gerne noch eine weitere Information hinzu, die Sie sicherlich interessieren wird: Nach den neuesten Daten der PISA-Studie, einer internationalen Schulleistungsuntersuchung, liegt die schulische Leistung von Kindern, in deren Zuhause es 200 oder mehr Bücher gibt, um 25 Prozent über der von Kindern, die in Haushalten mit zehn oder weniger Büchern aufwachsen. Es muss uns nicht überraschen, dass der *Global Teacher Prize* (eine Art Nobelpreis für Lehrkräfte an Grundschulen und weiterführenden Schulen) 2015 an Nancie Atwell verliehen wurde, eine Lehrerin, deren hauptsächliches Verdienst darin bestand, ihren Schülerinnen und Schülern die Liebe zum Lesen zu vermitteln. Sie sorgte dafür, dass diese im Durchschnitt 40 Bücher pro Jahr lasen – statt der an anderen Instituten üblichen acht. Ihre Schüler lesen also jede Woche ein anderes Buch. Einige Tage vor der Preisverleihung verriet die Lehrerin aus Maine (USA) in einem Interview das Geheimnis ihres Erfolges: »Jedes Kind darf sich Woche für Woche das Buch aussuchen, das es am liebsten lesen möchte.« Das hört sich ganz einfach an, finden Sie nicht?

Vorlesezeit ist ein magischer Augenblick für Eltern und Kinder. Auf Papas oder Mamas Schoß oder ins Bett gekuschelt erwerben die Kinder, denen ihre Eltern tagtäglich Geschichten vorlesen, einen größeren Wortschatz, erkennen geschriebene Wörter schneller wieder und machen sich das tägliche Lesen zur Gewohnheit. Versuchen Sie, diesen Augenblick zu etwas Besonderem zu machen: Lassen Sie Ihre Kinder selbst aussuchen, welche Geschichte Sie ihnen vorlesen sollen, seien Sie mit Begeisterung bei der Sache und passen Sie den Tonfall an die Figuren an. Ich weiß, dass Sie das zusätzliche Anstrengung kostet, weil Sie am Ende des Tages müde und oft selbst kurz davor sind, einzuschlafen. Aber die Mühe lohnt sich. Außerdem ist diese kleine Lesezeit eine einzigartige Gelegenheit, die Bindung zwischen Ihnen und Ihrem Kind und sein Gedächtnis zu stärken. Wenn wir neben unserem Kind liegen oder es in den Armen halten, dann führt der Körperkontakt oder auch der Gutenachtkuss zur Ausschüttung von Oxytocin. Oxytocin ist, wie Sie sich vielleicht noch erinnern, das Liebeshormon, das dafür sorgt, dass wir uns einem anderen Menschen verbunden und bei ihm geborgen fühlen. Für mich ist das Geschichtenlesen außerdem die beste Zeit, um in die Welt der Erinnerungen einzutauchen und meinen Kindern bei der Entwicklung eines positiven Denkstils zu helfen. Jeden Abend vor dem Schlafengehen lassen wir den Tag Revue passieren, fügen ihren Erinnerungen dieses oder jenes Detail hinzu und versuchen, uns auf zwei oder drei gute oder lustige Dinge zu besinnen, die sie erlebt haben.

Zur Erinnerung

Die Sprache ist eine komplexe Funktion und die wichtigste Voraussetzung dafür, dass Ihr Kind sich in der Schule und im Leben erfolgreich entwickeln kann. Sprechen Sie mit ihm, erweitern Sie seinen Wortschatz und Satzbau, korrigieren Sie es, ohne es explizit auf seine Fehler hinzuweisen, und lesen Sie ihm täglich vor. Auf diese Weise werden Sie ihm helfen, das Werkzeug der Sprache zu beherrschen, und Sie werden die Liebe zum Lesen in ihm wecken: eine unfehlbare Methode, seine Neugier auf die Welt zu wecken und seine Intelligenz zu entwickeln. Zum Abschluss dieses Kapitels lade ich Sie ein, klassische, besondere und lustige Geschichten herauszusuchen und noch heute Abend eine genussvolle Lesezeit mit Ihrem Kind zu verbringen.

5.

VISUELLE INTELLIGENZ

Studien haben gezeigt, dass neunzig Prozent aller Denkfehler durch Wahrnehmungsfehler verursacht sind.

EDWARD DE BONO

Räumliches Vorstellungsvermögen ist die Fähigkeit, Formen und den Raum, der uns umgibt, wahrzunehmen und zu interpretieren. Von dieser Fertigkeit machen Sie Gebrauch, wenn Ihr Kind Sie beispielsweise bittet, einen Drachen zu malen. Wenn Sie jetzt an Ihren eigenen Zeichenunterricht in der Schule und an die Art von Fertigkeiten denken, die ein Architekt oder ein Ingenieur benötigt, um Pläne und Gegenstände zu zeichnen, dann sind Sie auf der richtigen Spur. Viele Eltern schenken dieser Art des Wahrnehmens und Denkens geringe oder gar keine Beachtung, weil sie meinen, dieser Bestandteil der menschlichen Intelligenz sei im echten Leben zu nichts nütze, es sei denn, man will eben Architekt oder Ingenieur werden. Das ist allerdings, wie Sie gleich sehen werden, ein fundamentaler Irrtum.

Die Fähigkeit, Figuren im Raum wahrzunehmen, zu deuten und zu konstruieren gehört zu den sechs Bereichen, die maßgeblich zur intellektuellen Entwicklung Ihres Kindes beitragen können. Auch wenn es vielleicht den Anschein hat, dass nur Zeichner und Architekten diese Fähigkeit im Alltag benötigen: Tatsache ist, dass wir alle unsere räumlichen Fertigkeiten häufiger und vielfältiger einsetzen, als wir denken. Sehen wir uns einige Beispiele an. Natürlich hängen alle Aufgaben, die die bildenden Künste oder das Zeichnen betreffen, davon ab, wie gut Ihr Kind in der Lage ist, sich räumliche Beziehungen vorzustellen. Aber es gibt auch noch viele andere Fertigkeiten, die ebenfalls von dieser Fähigkeit abhängen. Bestimmt wünschen Sie sich, dass Ihr Kind eine leserliche und ordentliche Handschrift entwickelt. Und vermutlich bevorzugen sie es auch, wenn das Schulfach Mathematik es nicht vor unüberwindliche Schwierigkeiten stellt, oder? Vergleichsweise einfache Aufgaben wie etwa die Anordnung der Buchstaben beim Schreiben, das Eintragen von Zahlen bei der Lösung einer Rechenaufgabe oder eine schlichte Addition mit Zehnerübergang können zu einer *Mission Impossible* werden, wenn das Kind nicht in der Lage ist, den Raum mental zu beherrschen.

Von seiner Anwendbarkeit in diesem oder jenem Lernbereich einmal abgesehen trägt das bildliche Vorstellungsvermögen aber auch dazu bei, dass das Kind neben dem logischen Denken, das wir alle kennen, noch eine weitere Art des Denkens entwickeln kann. Wenn wir in Wörtern denken, folgt unser Geist einem logischen Weg, der ihm von den Gesetzen der Grammatik vorgezeichnet wird. Wenn wir jedoch in Bildern denken, dann denken wir eher intuitiv. Das ist die Art von Intelligenz, die es uns erlaubt, einen Menschen, den wir gerade erst kennengelernt haben, zu durchschauen. Oder die es uns erlaubt, ein Problem zu lösen, ohne dass wir wirklich verstehen, wie wir das gemacht haben; oder, und das wird vor allem bei den Vätern Entzücken auslösen, zu wissen, wie wir einen Ball platzieren müssen, damit ein anderer Spieler ihn im Tor versenken kann. Ein weiterer

Grund, weshalb die räumlichen Fertigkeiten für die intellektuelle Entwicklung des Kindes so wichtig sind, liegt darin, dass sie eng mit der sozialen Intelligenz beziehungsweise der Fähigkeit Ihres Kindes zusammenhängen, sich innerhalb eines sozialen Beziehungsgefüges erfolgreich zu behaupten. Jedes Mal, wenn Ihr Kind einer anderen Person begegnet, wird sein Gehirn unbewusst deren gesamte Gestik und Mimik, jeden Gesichtsausdruck und auch ihr Schweigen interpretieren, um einschätzen zu können, ob es dem, was die betreffende Person sagt, Glauben schenken kann oder ob sich hinter ihren Worten geheime Absichten verbregen. Das kommt daher, dass das Gehirn die Wirklichkeit nicht so sieht, wie sie ist, sondern dass es sie erst interpretieren muss. Wenn Ihr Partner Ihnen sein Profil zuwendet, können Sie seine eine Gesichtshälfte eigentlich gar nicht sehen, und doch geht ihr Gehirn davon aus, dass sie da ist. Genauso sehen wir, wenn wir ein Auto sehen, schwerlich das ganze Auto. Vielleicht sehen wir nur die Front und eine der Seiten, und doch geht das Gehirn sofort davon aus, dass es sich um ein komplettes Auto handelt. Bei der Interpretation von Gesichtsausdrücken muss

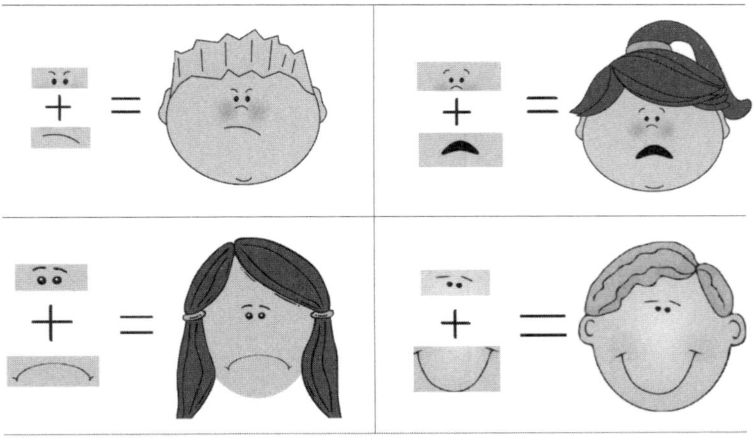

das Gehirn noch etwas mehr leisten. Es kann seine Aufmerksamkeit auf verschiedene Gesichtszüge, wie etwa die Form der Augen und des Mundes, richten und auf der Grundlage dieser Informationen interpretieren, was die betreffende Person gerade fühlt.

So betrachtet ist der rechte Teil des Gehirns dafür zuständig, die einzelnen Teile miteinander zu verbinden und ihnen eine Bedeutung zu geben – ein bisschen so, wie wenn Ihr Kind ein Haus aus Legosteinen baut. Auf diese Weise kann ein Kind seinen Vater von seinem Onkel unterscheiden, weil der eine einen Bart trägt und der andere nicht, oder es kann erkennen, ob seine Mama wirklich ärgerlich ist oder nur so tut, weil sie ihre Lippen im ersten Fall fester aufeinanderpresst als im zweiten. Auf der Abbildung oben können Sie den Prozess sehen, der im Gehirn des Kindes abläuft, wenn es den Gesichtsausdruck eines anderen Menschen interpretiert.

Verschiedene Studien mit Kindern im Vorschulalter haben gezeigt, dass Sie die Fähigkeit Ihres Kindes, räumliche Beziehungen zwischen Objekten zu verstehen und zu beherrschen, mit diversen Techniken und Strategien fördern und ihm somit helfen können, Gesichtsausdrücke besser zu interpretieren oder zum Beispiel eine lesbarere und ordentlichere Handschrift zu entwickeln. Im Folgenden stelle ich Ihnen diejenigen Strategien vor, die ich für die besten halte.

Bauen Sie mit ihm

Bauspielzeug ist das wichtigste Hilfsmittel für Eltern, welche die Fähigkeit ihrer Kinder fördern wollen, Figuren im Raum wahrzunehmen und zu konstruieren. Puzzlespiele, Lego oder die klassischen Bauklötze sind bei allen Kindern beliebt. Es gibt jedoch noch viele andere Spiele und spielerische Strategien, mit denen Sie Ihr

Kind dazu anregen, Formen und Räume zu begreifen und besser damit zu denken.

Machen Sie das Kind mit der räumlichen Sprache vertraut

In Anbetracht der enormen sprachlichen Formbarkeit des Gehirns können Sie Ihrem Kind helfen, den Raum besser zu begreifen, indem Sie Tag für Tag Wörter gebrauchen, die sich auf die Form der verschiedenen Gegenstände in Ihrer Umgebung beziehen. Sie können Adjektive benutzen, die die Größe (groß, klein, hoch, niedrig, dick, dünn, riesig, winzig), die Form (krumm, gerade, spitz, stumpf, rund, rechteckig, oval) oder den Zustand (voll, leer, schief) des betreffenden Objekts beschreiben. Sie können auch Präpositionen verwenden, um die Beziehungen zwischen den Objekten im Raum zu beschreiben. Versuchen Sie zum Beispiel, sich in räumlicher Hinsicht etwas präziser auszudrücken und sagen Sie statt: »Ich lege das Spielzeug hierhin« so etwas wie: »Ich lege das Spielzeug auf den Tisch«, oder statt »Die Puppe liegt im Schrank« so etwas wie: »Die Puppe liegt im Schrank neben der Garderobe«.

Unterschied zwischen rechts und links

Um sich zu orientieren, gebraucht unser Gehirn immer unseren Körper als Bezugspunkt. Wenn ich Sie bitte, an die Himmelsrichtung »Norden« zu denken, werden Sie höchstwahrscheinlich an einen Punkt denken, der vor oder über Ihnen liegt. Wenn Sie tatsächlich wissen, wo Norden ist, dann werden Sie sich umdrehen, damit Sie in die betreffende Richtung blicken und sich orientieren können.

Ein erster Schritt, um diese auf den eigenen Körper bezogene Orientierung zu fördern, besteht darin, dafür zu sorgen, dass das Kind mühelos zwischen rechts und links zu unterscheiden lernt. Statt um die Ecke zu biegen und zu sagen: »Wir gehen hier lang«, können wir sagen: »Hier biegen wir rechts ab«. Wir können das Kind auch darauf hinweisen, dass sein Löffel rechts liegt, es bitten, die linke Hand zu heben oder mit ihm gemeinsam darüber nachdenken, ob der Buchstabe B nach rechts oder nach links zeigt.

Bringen Sie seinem Geist das räumliche Denken nahe

Wenn Sie Ihr Kind dazu anregen, über den Raum nachzudenken, wird ihm das sehr helfen, die Beziehungen zwischen Gegenständen zu verstehen. Dazu müssen Sie nicht mehr tun, als Ihrem Kind beim Anziehen oder beim Einkaufen Fragen zu stellen wie: »Wie herum musst du die Hose anziehen?«, »Was ist weiter weg, der Supermarkt oder die Schule?«, »Glaubst du, die Wassermelone passt in diese Tasche?«, »Was braucht mehr Platz, diese Banane oder diese vier Äpfel?«

Spielen Sie Kartenzeichnen

Die Idee, mit einem drei oder vier Jahre alten Kind Karten und Pläne zu zeichnen und zu interpretieren, wird vielen verrückt erscheinen – doch die Kinder werden es spannend und lustig finden. Sie sollten natürlich nicht gleich mit dem U-Bahn-Plan einer Großstadt beginnen. Am passendsten und am unterhaltsamsten für die Kinder ist es, wenn Sie als erstes einen Plan von der Wohnung zeichnen, in der Sie leben. Sie können mit dem Grundriss beginnen und anschließend zum Beispiel das Sofa oder den Stuhl zeichnen, auf dem Sie sitzen. Anschließend kann Ihr Kind Ihnen sagen, an welcher Stelle der Zeichnung sich die Tür oder das Fenster, das Bücherregal oder der Fernseher befindet. So lernen die Kinder ganz einfach, einen Plan richtig zu lesen. An einem anderen Tag können Sie dasselbe mit einem anderen Zimmer machen, etwa der Küche oder dem Kinderschlafzimmer, und immer so weiter, bis Sie Ihre komplette Wohnung und den Weg zur Kita gezeichnet haben. Wenn Sie öffentliche Verkehrsmittel benutzen und sich mit Ihrem Kind den Streckenverlauf auf einem Stadtplan ansehen, kann das eine sehr gute Methode sein, ihm verständlich zu machen, dass das, was auf dem Plan eingezeichnet ist, dem entspricht, was es Tag für Tag mit seinen Augen sieht. Sie können sich auch mit der Weltkarte beschäftigen. Sie können über die verschiedenen Länder und über die Figuren sprechen, die man dort antrifft: Peter Pan in London, Ratatouille in Paris, Aladdin in Persien und Pocahontas in den Vereinigten Staaten. Es gibt eine grenzenlose Auswahl an Personen, Tieren, Bildern oder Naturschauspielen, die Ihr Kind rasch mit allen möglichen Orten auf der Welt in Verbindung bringen wird.

Apps und Videospiele

Sicherlich haben Sie schon einmal in einem Zeitungsartikel gelesen, dass Videospiele ein hervorragendes Mittel seien, die visuelle Wahrnehmung eines Kindes zu fördern. Es gibt alle Arten von Apps mit Puzzle- und Rätselspielen, die Ihrem Kind die Möglichkeit bieten sollen, sich auf spielerische Weise die Neuronen zu zermartern. Tatsache ist, dass ich mich an keinen einzigen wissenschaftlichen Artikel erinnere, der das Spielen solcher Apps mit einer verbesserten visuellen Wahrnehmung in Verbindung bringt. In drei Artikeln wird ein Zusammenhang zwischen Videospielen und einem schnelleren Auffinden und Verarbeiten von visuellen Informationen hergestellt, doch beziehen sie sich allesamt auf Studien mit älteren Kindern. Nichts spricht dafür und vieles spricht dagegen, solche Apps bei kleinen Kindern zur Anwendung zu bringen. Gleichwohl stellen Videospiele für Kinder wie für Erwachsene immer eine Versuchung dar. Die Frage ist, welche davon für ein Kind unter sechs Jahren geeignet sind. Ich möchte Sie noch einmal erinnern, dass ich Ihnen in Kapitel 26 eine vollständige Liste aller Videospiele und Apps für Smartphone und Tablet zusammengestellt habe, die der intellektuellen Entwicklung eines Kindes zwischen null und sechs Jahren meiner Meinung nach förderlich sein können. Sie können diese Liste bei Bedarf jederzeit zu Rate ziehen.

Spielen Sie Grimassenschneiden

Kinder lieben es, vor allem lustige Grimassen zu schneiden und sich darüber schier totzulachen. Es ist erwiesen, dass die Entschlüsselung und Deutung von emotionalen Gesichtsausdrücken der Entwicklung der emotionalen Intelligenz förderlich ist. Sie können zum Beispiel beim Abendessen oder beim Zähneputzen Gesichter schneiden. Dafür muss das Kind nicht älter als zwei Jahre sein: Beginnen Sie mit einem fröhlichen, traurigen, wütenden oder überraschten Gesicht und erweitern Sie das Repertoire dann nach und nach um komplexere Emotionen wie Unschlüssigkeit, Langeweile oder Nervosität. Was in keinem Alter fehlen darf, sind die beiden Lieblingsgesichter aller Kinder: das Monster und der Idiot!

Zur Erinnerung

Die Wahrnehmung ist die Tür, durch die wir die Welt interpretieren. Wenn Ihr Kind über ein gutes visuelles oder räumliches Denken verfügt, wird es besser zeichnen, schreiben und Gesichtsausdrücke lesen können und außerdem einen intuitiveren Denkstil entwickeln. Sie können ihm dabei helfen, indem Sie es auf spielerische Weise dazu anregen, räumliche Beziehungen zu verstehen und zu beherrschen.

6.

SELBSTKONTROLLE

Wer sich selbst beherrscht,
wird die Welt beherrschen.

PAULO COELHO

In den 1960er-Jahren ersann Walter Mischel, ein Psychologe der Universität Stanford, ein ausgefuchstes Experiment, um die Selbstbeherrschung von Kindern zwischen vier und sechs Jahren zu testen. Das Experiment war ganz einfach aufgebaut: Jedes Kind wurde auf einen Stuhl an einen Tisch gesetzt, auf dem ein Teller mit einem Marshmallow stand (einer Süßigkeit mit schwammartiger Konsistenz, die auch »Schaumzucker« oder »Mäusespeck« genannt wird). Der Forscher gab jedem Kind eine simple Anweisung: »Du darfst das Marshmallow essen, wenn du möchtest, aber wenn du 15 Minuten warten kannst, ohne es zu essen, gebe ich dir noch eins. Dann kannst du nicht nur ein, sondern zwei Marshmallows essen.« Sobald der Forscher den Raum verlassen hatte, stellte sich heraus, dass die Aufgabe für die Kinder schwieriger war, als es auf Anhieb scheinen mochte. Die ersten Anzeichen von Nervosität ließen nicht lange auf sich warten. Die einen kratzten sich am Kopf, die anderen strampelten mit den Beinen. Manche schaukelten von links nach rechts, andere von vorne nach hinten wie auf einem Schaukelstuhl. Einige warfen dem Marshmallow verstohlene Blicke zu, andere starrten unablässig darauf. Fast alle berührten die Nascherei mehrmals mit der linken Hand – die die impulsivere und emotionalere Gehirnhälfte kontrolliert –, und hielten sich mit der rechten Hand, die für die rationale Gehirnhälfte zuständig ist, die Augen zu. Etwa ein Drittel von ihnen bestand den Test dank einer gewaltigen Anstrengung in Sachen Selbstkontrolle. Die übrigen Kinder waren, obwohl sie es mit aller Kraft versuchten, nicht in der Lage, der Versuchung die 15 Minuten lang zu widerstehen, die nötig gewesen wären, um ein zweites Marshmallow zu bekommen.

Dieses Experiment zeigt, wie immens schwierig es für das Gehirn ist, Selbstbeherrschung zu üben. Hierzu muss der Frontallappen die absolute Kontrolle übernehmen, den emotionalen und instinktiven Teil des Gehirns beherrschen und Frustration und Hunger bekämpfen. Um diese Kontrolle ausüben zu können, braucht der Frontallappen große Mengen an Glukose. Je länger sich der Frontallappen bemüht, der Süßigkeit zu widerstehen, desto mehr Zucker braucht er, was die Süßigkeit umso verlockender macht und das Spiel in ein zermürbendes Kräftemessen verwandelt. Wenn Sie schon einmal eine Diät gemacht oder sich das Rauchen abgewöhnt haben, dann wissen Sie, wovon ich spreche. Fakt ist, dass Selbstbeherrschung, ganz gleich, wie die Aufgabe im Einzelnen gestellt ist, dem Gehirn wirklich schwerfällt; es handelt sich um eine höchst anspruchsvolle Aufgabe, die ein Leben lang geübt werden muss.

Das Interessanteste an dieser Studie aber trug sich mehrere Jahre nach dem eigentlichen Experiment zu. Rund 15 Jahre später riefen die Forscher bei den Eltern der Kinder an, die an der Studie teilgenommen hatten und zu diesem Zeitpunkt zwischen 19 und

21 Jahre alt waren, und erkundigten sich nach verschiedenen Aspekten ihres schulischen und gesellschaftlichen Lebens. Zur Überraschung der Forscher ließ sich ein enger Zusammenhang zwischen der Zahl der Minuten, die das Kind ausgehalten hatte, ohne die Süßigkeit zu essen, und dem Durchschnitt seiner Schulnoten und Ergebnisse bei der Hochschuleignungsprüfung herstellen. Die Kinder, die schon im Vorschulalter die größere Selbstbeherrschung besessen hatten, erzielten ihre gesamte Schulzeit hindurch die besseren Resultate. Laut der Beschreibung ihrer Eltern waren diese inzwischen volljährigen Kinder deutlich verantwortungsbewusster und umgänglicher als die Kinder, die nicht hatten warten können. Das Experiment ist mittlerweile im Rahmen verschiedener Studien wiederholt worden, und sie alle kommen zu demselben Ergebnis: Je besser ein Kind sich beherrschen kann, desto bessere Schulleistungen wird es erbringen und desto besser wird es sich in die Gesellschaft integrieren.

Ausführende Intelligenz

Selbstkontrolle ist eine jener intellektuellen Fähigkeiten, die wir unter dem Begriff der »ausführenden Intelligenz« zusammenfassen. Die ausführende Intelligenz ist eine Kombination aus Fertigkeiten, die es der betreffenden Person erlauben, sich Ziele zu setzen, den Weg zu diesen Zielen zu planen, diese Pläne zu realisieren und die Ergebnisse zu bewerten. Die ausführende Intelligenz fungiert also gewissermaßen als Dirigent, der den verschiedenen Instrumenten des Gehirns den Takt vorgibt und darauf achtet, wer wann zu spielen hat. Der vordere Teil des Gehirns, der für die Verinnerlichung von Regeln zuständig ist, übt auch die Fähigkeit der Selbstbeherrschung aus, und das führt dazu, dass Probleme im

Einklang mit den geltenden Regeln gelöst werden und das rationale Gehirn nötigenfalls die Kontrolle über das emotionale Gehirn übernimmt. Diese Funktionen, die komplexesten des menschlichen Gehirns überhaupt, bilden sich hauptsächlich während der Pubertät und im Erwachsenenleben aus; die Fundamente jedoch werden schon in der frühesten Kindheit gelegt, wenn wir uns in Selbstkontrolle üben, Verantwortung übernehmen, aus unseren Entscheidungen lernen und bei unseren Handlungen den Taktstock führen.

So ist ein Kind, das seine ausführende Intelligenz zu entwickeln beginnt, ähnlich wie in dem eben gesehenen Experiment imstande, sich zu beherrschen und das Geld, das seine Mutter ihm gegeben hat, nicht gleich im erstbesten Geschäft auszugeben, sondern weiterzugehen bis zu einem anderen Geschäft, das seine Lieblingssticker verkauft. Wie Sie einmal mehr feststellen können, trägt die Fähigkeit, Frustration auszuhalten und das emotionale mit dem rationalen Gehirn zu verbinden, dazu bei, dass das Kind seine Bedürfnisse mit größerem Erfolg befriedigt. Eine bessere Selbstkontrolle spielt auch bei der Prävention von Verhaltensauffälligkeiten sowie bei der Prävention und Therapie der gefürchteten Aufmerksamkeitsdefizitstörung eine entscheidende Rolle. Letztendlich nämlich ist die Wurzel des Problems hier wie dort eine geringe Selbstkontrolle: Das Kind ist außerstande, seine Wut, seine Enttäuschung oder seine Konzentration zu beherrschen. Wie aber können wir einem Kind helfen, Selbstbeherrschung zu erlangen? Eine Möglichkeit wäre es, eine Tüte Marshmallows zu kaufen und jeden Tag eine Viertelstunde mit ihm zu üben. Ich fürchte jedoch, dass der Zuckerkonsum in keinem Verhältnis zur erzielten Wirkung stünde. Im Folgenden stelle ich Ihnen verschiedene Strategien vor, die Ihnen helfen werden, die Selbstbeherrschung Ihres Kindes in ganz alltäglichen Situationen zu trainieren.

Frustrationsbewältigung

Auch wenn Ihr Kind noch ganz klein ist, können Sie ihm schon helfen, seine Frustration nach und nach beherrschen zu lernen. Das erreichen Sie nur auf eine einzige Weise, nämlich dadurch, dass Sie dem Kind ein gewisses Maß an Frustration zumuten. Versuchen Sie seine Bedürfnisse zügig, aber ohne Hektik zu befriedigen. Vertrauen Sie Ihrem Baby. Es ist durchaus in der Lage, ein kleines bisschen Unbehagen auszuhalten. Wenn es eine frische Windel braucht, gestillt oder ins Bett gebracht werden will, weil es müde ist, sollten Sie versuchen, diesen seinen Bedürfnissen möglichst unaufgeregt nachzukommen. Wenn Sie aufgeregt oder ängstlich wirken, wird Ihr Kind nur eines lernen: dass unbehagliche Momente beängstigend sind. Wenn es unruhig ist, helfen Sie ihm, sich zu beruhigen, damit es eines Tages selbst, ohne Ihre Hilfe, dazu imstande ist. Nehmen Sie es in den Arm, damit es sich geborgen fühlt. Seien Sie entspannt und sprechen Sie in einem gelassenen Tonfall mit ihm oder singen ihm etwas vor. Sagen Sie ihm ruhig und zuversichtlich, dass das, worauf es wartet, bald eintreten wird; helfen Sie ihm, sich auf etwas anderes zu konzentrieren, das ihn von der Ursache seines Unbehagens ablenkt. Versuchen Sie, bei ihm zu sein, ohne sich ängstlich oder schuldig zu fühlen, sondern strahlen Sie Zuversicht und Empathie aus.

Wenn Ihr Kind größer wird, sollten Sie Grenzen festlegen, die es respektieren muss. Die Regeln im Haus und bei Tisch und die Zeiten, wann es fernsehen darf, werden seinem Gehirn helfen, zu verstehen, dass es nicht jederzeit alles bekommen kann, und dienen als Training, damit es sich zu beruhigen lernt, wann immer es sich frustriert fühlt. Wenn Sie Grenzen setzen, vergessen Sie nicht, dies auf ruhige und liebevolle Weise zu tun. Denken Sie auch daran, nicht mehr Regeln aufzustellen, als das Gehirn Ihres Kindes verarbeiten kann. Bieten Sie ihm außerdem Zeiten ohne oder mit nur sehr wenigen Regeln und physische Aktivitäten an, die ihm helfen, seine Energie und Frustration in einem angemessenen Rahmen zu kanalisieren.

Die Gegenwart dirigieren

Für ein Kind können vergleichsweise einfache Aufgaben, zum Beispiel sich anzuziehen oder seine Spielsachen aufzuräumen, sehr kompliziert sein. Diese und viele andere Aufgaben sind aus kleinen Schritten zusammengesetzt, die das Kind nacheinander ausführen muss, und genau das wird ihm mitunter schwerfallen. Wenn wir dazu beitragen wollen, dass das Kind bei dem, was es gerade tut, den Taktstock führt, dann können wir ihm Hilfestellungen geben. Wir können es schrittweise anleiten, es dazu ermuntern, dass es laut sagt, was es als nächstes tun will, oder die Komplexität einer Aufgabe verringern, indem wir sie in kleinere Schritte unterteilen. Auf diese Weise lernt das Kind, in logischen Abfolgen zu denken, und gewinnt den Eindruck, dass es die Situation unter Kontrolle hat und nicht von ihr überrollt wird. Sehen wir uns ein Beispiel an. Morgen hat Pauls Mutter Geburtstag, und er ist entschlossen, einen leckeren Kuchen für sie zu backen. Er weiß, dass er dazu Mehl, Zucker und ein Ei und außerdem eine große Schüssel benötigt, um alles

Zuerst räumen wir den Tisch ab, damit alles schön ordentlich ist.

Dann nehmen wir die Zutaten und die Rührschüssel aus dem Schrank.

Und dann waschen wir uns die Hände und fangen an zu backen.

miteinander zu verrühren. Was er nicht weiß, ist, womit er anfangen soll. Zum Glück ist sein Papa da, der ihm hilft, die Arbeit in kleinere Schritte zu unterteilen und das Schwierige einfacher zu machen.

Dank dieser einfachen Anleitung weiß Paul jetzt, womit er anfangen muss, und kann bei seinem Backprojekt selbst die Führung übernehmen. Wenn wir unseren Kindern beibringen, bei der Lösung von Aufgaben strukturiert vorzugehen, tragen wir dazu bei, dass sie sich weniger verloren fühlen und Selbstkontrolle erlangen. Außerdem aber helfen wir ihnen, ihre Problemlösungskompetenz zu steigern, denn wir wissen, dass Menschen, die komplexe Aufgaben gut bewältigen können, dies vor allem ihrer strukturierten Vorgehensweise und der Fähigkeit verdanken, schwierige Aufgaben in kleinere Teilschritte zu zerlegen. Sie können sich selbst von der Wirksamkeit dieser Strategie überzeugen. Fordern Sie Ihr Kind zum Beispiel auf, ein Puzzle in drei einfachen Schritten zu lösen:

Zuerst legen wir alle Puzzleteile mit der bedruckten Seite nach oben.

Dann suchen wir die vier Eckteile und legen sie an ihren Platz.

Dann legen wir die Ränder und danach den Rest des Puzzles.

Die Strategie funktioniert immer auf dieselbe Weise, ganz gleich, ob wir einen Kuchen backen, ein Puzzle legen oder Geburtstagseinladungen basteln. Ein aufgeräumter Arbeitsplatz (Vorbereitung), die Entscheidung, womit wir beginnen wollen (Priorisierung), und die Festlegung des weiteren Vorgehens (Planung) helfen dem Kind, die nötige Kontrolle zu erlangen, damit es seine Pläne in Ergebnisse umsetzen kann, die es mit Zufriedenheit erfüllen.

Die Zukunft kontrollieren

Einer der entscheidendsten Faktoren der menschlichen Evolution war unsere Fähigkeit, die Zukunft vorherzusehen. Unsere Vorfahren lernten das Spurenlesen, damit sie Anhaltspunkte dafür hatten, wo sie die Tiere, die sie jagen wollten, finden würden. Wir heute wissen, wie das Wetter wird und sehen politische Veränderungen oder den Verlauf von Krankheiten voraus, und das alles zu einem einzigen Zweck: unser Schicksal zu kontrollieren. Auch im kleineren Maßstab stellt es einen großen Vorteil dar, wenn Menschen Schwierigkeiten antizipieren können oder, ähnlich wie die Kinder, die nicht nur ein, sondern zwei Marshmallows bekamen, imstande sind, heute zu sparen oder zu arbeiten und die Belohnung auf morgen zu verschieben. An die Zukunft zu denken ist eine Fähigkeit, die Sie Ihren Kindern im alltäglichen Miteinander beibringen können. Oft genügt es schon, das, was wir tun, zu verbalisieren und mit dem Kind über den morgigen Tag zu sprechen. So kann Julias Mama zum Beispiel am Morgen zu Julia sagen: »Wir legen deinen Schnuller aufs Kissen, dann hast du ihn griffbereit, wenn du heute Abend ins Bett gehst«, und am Abend: »Wir gehen vor dem Schlafengehen noch mal zur Toilette, damit du kein Pipi ins Bett machst«. Und Marios Vater kann seinem Sohn helfen, den Schulranzen zu packen und ihm zum Beispiel die Buntstifte und die Snacks reichen, die er am nächsten Tag brauchen wird. Wir können dem Kind auch helfen, die Konsequenzen seiner Handlungen zu antizipieren, und ihm erklären, was geschehen könnte, wenn es sich so oder so verhält.

Kontrollverzicht

Ein wichtiger und schöner Teil der Selbstkontrolle besteht darin, zu wissen, wann man sie üben sollte und wann nicht. Sie werden mir zustimmen, wenn ich Ihnen sage, dass Selbstbeherrschung auch ein Hindernis sein kann: wenn Sie zum Beispiel eine leidenschaftliche Nacht mit Ihrem Partner oder Ihrer Partnerin verbringen oder eine Gehaltserhöhung feiern wollen. Der Frontallappen ist nicht nur für die Ausübung der Selbstkontrolle zuständig, sondern entscheidet auch, *wann* sie zum Einsatz kommt. Es nützt wenig, einem Kind Disziplin beizubringen, wenn es nicht in der Lage ist, beim Fußballspielen ausgelassen zu jubeln oder seine eigene Geburtstagsparty nach Herzenslust zu genießen. In diesem Zusammenhang möchte ich Sie daran erinnern, dass Sie das »Prinzip der Ausgewogenheit« nicht außer Acht lassen: Auch wenn die Selbstkontrolle vermutlich diejenige kognitive Fertigkeit ist, die am meisten über künftige schulische und soziale Erfolge aussagt, besteht doch einer ihrer größten Vorteile darin, zu wissen, wann man sie einsetzen sollte und wann nicht.

Sie können Ihrem Kind helfen, das zu verstehen, indem Sie seine Selbstbeherrschung in solchen Situationen verstärken, wo Sie sie für angemessen halten. Natürlich darf es sich, wenn Sie in einem Restaurant zu Abend essen, nicht genauso verhalten, wie wenn Sie ein Picknick auf der Wiese machen. Wenn Sie das Kind mit unterschiedlichen Menschen, Kontexten und Situationen in Berührung bringen und ihm erklären, welche Regeln jeweils gelten, können Sie ihm helfen, die verschiedenen Abstufungen der Selbstkontrolle einzuschätzen, die bei den verschiedenen Gelegenheiten von ihm erwartet werden. Und Sie können es ermuntern, auch einmal loszulassen, indem Sie ihm in passenden Momenten Freiraum gewähren. Freiraum gewähren heißt nicht, dass Sie dem Kind sagen, was es tun darf und was nicht, sondern dass Sie es einfach nach eigenem Gutdünken handeln lassen, ohne dass es Ihre Anwesenheit oder Billigung spürt. Wenn Sie merken, dass es Hemmungen hat, können Sie es ermutigen, den »Clown« oder den »Tollpatsch« zu spielen, so viele

Gummibärchen zu essen, wie es mag, oder seiner Wut freien Lauf zu lassen. Vor allem aber müssen Sie seinen Spiegelneuronen, jenen Nervenzellen, die imstande sind, Ihre eigenen Verhaltensweisen in seinem Gehirn zu kopieren, helfen und selbst über die Stränge schlagen oder sich ausgelassen freuen, wann immer die Situation dies hergibt. Wenn meine Kinder mich »Kommando Quatsch machen!« brüllen hören, schalten sie sofort in den »Spaßmodus« um, weil sie wissen, dass ihr Vater jetzt irgendeine Regel brechen und exzessiv albern sein will.

Zur Erinnerung

Selbstkontrolle ist die Fähigkeit, Frustrationen zu beherrschen, Belohnungen aufzuschieben und geordnet vorzugehen, um ein gestecktes Ziel zu erreichen. Wenn Sie Ihrem Kind helfen, Enttäuschungen auszuhalten, sich in Geduld zu üben, strukturiert zu planen, wie es ein Problem lösen will, oder an die Zukunft zu denken, können Sie dazu beitragen, dass es lernt, sich selbst zu beherrschen. Eine wirkungsvolle Strategie besteht darin, klare Grenzen zu setzen und Gelegenheiten zu schaffen, in denen das Kind Spaß haben darf, ohne an irgendwelche Regeln denken zu müssen.

7.

KREATIVITÄT

*Jedes Kind wird als Künstler geboren.
Das Schwierige ist, ein Künstler zu
bleiben, wenn man größer wird.*

PABLO PICASSO

Wir Neurowissenschaftler sind mit Leib und Seele überzeugt davon, dass der eigentliche Schatz des menschlichen Geistes die Fähigkeit ist, sich anzupassen und neue Probleme zu lösen. Beide Fertigkeiten hängen in hohem Maß von der Kreativität ab. Wir könnten sagen, dass Vorstellungskraft und Erfindungsreichtum die Spezialität der Kinder sind, doch mit diesen kreativen Fähigkeiten verhält es sich ähnlich wie mit den Pandabären oder den Berggorillas. Jedes Jahr, das vergeht, ohne dass wir etwas zu ihrem Schutz unternehmen, bringt diese Arten dem Aussterben näher. Das ist keine Spekulation und auch keine sentimentale Übertreibung. Etliche Studien belegen, dass Kreativität im Unterschied zu anderen kognitiven Funktionen in der Kindheit auf dem Höhepunkt ist und abnimmt, je älter das Kind wird. Aus ebendiesem Grund möchte ich Ihnen in diesem Kapitel nicht erklären, wie Sie das kreative Potenzial des Kindes zur Entfaltung bringen, sondern wie Sie ihm helfen können, es zu erhalten, damit es sein Leben lang darauf zurückgreifen kann.

Seit Neuestem beschäftigt sich die Neuropsychologie mit dem Phänomen des »divergenten Denkens«. Dieses merkwürdige Begriffspaar beschreibt die Fähigkeit, Alternativen zu sehen. Ein klassisches Verfahren zur Messung des divergenten Denkens besteht darin, dass man einer Person einen Ziegelstein gibt und sie darüber nachdenken lässt, was man damit alles machen könnte. Ein Erwachsener kommt durchschnittlich auf 15 Verwendungsmöglichkeiten, ehe ihm nichts mehr einfällt. Überaus kreative Personen wie Jules Verne, Coco Chanel oder Steven Spielberg kommen auf etwa 200. Divergentes Denken ist nicht gleichbedeutend mit Kreativität, aber es ist eine sehr wichtige intellektuelle Voraussetzung für Kreativität. Und die Kreativität ihrerseits spielt in unserem Leben eine weitaus wichtigere Rolle, als wir meist glauben. Jeder beliebige Mensch braucht in seinem Leben, im Beruf, in seinen sozialen oder affektiven Beziehungen gut ausgeprägte kreative Kompetenzen. Genauer gesagt, die Kreativität ist die Grundlage der Intelligenz, so wie wir sie heute definieren, nämlich als »die Fähigkeit, neuartige Probleme zu lösen«. In diesem Sinne kann ein Mensch seine Aufgaben höchst effizient und gewissenhaft erledigen, aber wenig kreativ oder intelligent sein, wenn es darum geht, neuartige Fragen zu lösen. Heutzutage ziehen viele Eltern, Lehrer und Unternehmen die erste der zweiten Herangehensweise vor, obwohl das entsprechende Bildungsmodell die Entfaltungsmöglichkeiten unserer Kinder höchstwahrscheinlich einschränkt. Wie Einstein zu sagen pflegte: »Die Logik bringt dich von A nach B. Die Fantasie bringt dich überallhin.«

Sir Ken Robinson, einer der leidenschaftlichsten Verfechter neuer Bildungssysteme, hatte eine Theorie darüber, warum das so ist. Die gegenwärtigen Bildungssysteme gehen auf die Zeit der

Industriellen Revolution zurück, will sagen: Die Bildung unserer Kinder ist nach demselben Prinzip designt wie die Produktionsstraße einer Autofabrik. Verschiedene Lehrerinnen und Lehrer betätigen verschiedene Hebel und verfolgen dabei vor allem ein Ziel: die Leistung oder die Effizienz zu steigern, mit der das Kind Aufgaben löst. Bei diesem Modell liegt der Fokus der Aufmerksamkeit in erster Linie darauf, Erwachsene hervorzubringen, die produktiver und besser an die Regeln angepasst, aber nicht unbedingt kreativer und flexibler sind, wenn es darum geht, sich im Leben zu behaupten. Ein guter Beweis hierfür ist eine Studie, die allen Eltern zu denken geben müsste. Darin wurde eine Anzahl von Erwachsenen und Kindern einer Reihe von Tests unterzogen, bei der sie ihre Fähigkeit beweisen sollten, divergent zu denken und für neue und alte Probleme und Situationen kreative Lösungen zu finden. Man zeigte ihnen Gegenstände wie ein Rad oder eine Büroklammer, zu denen sie sich möglichst viele Verwendungsmöglichkeiten einfallen lassen sollten. Und man legte ihnen bestimmte gesellschaftliche und materielle Probleme vor, zu denen sie möglichst viele Lösungsideen entwickeln sollten. Erwartungsgemäß gaben die Erwachsenen die passenderen Antworten, blieben aber sowohl, was die Quantität, als auch, was die Originalität der Lösungsvorschläge betraf, hinter den Kindern zurück. Das eigentlich Überraschende war, wie deutlich dieses Ergebnis ausfiel: Die Gesamtpunktzahl der Kinder im Vorschulalter war fast fünfzigmal so hoch wie die der Erwachsenen. Das ist wahnsinnig viel. Kein Erwachsener kann fünfzigmal so schnell laufen wie ein fünfjähriges Kind. Kein Erwachsener kann in einer Stunde fünfzigmal so viele Wörter lernen, fünfzigmal so viele Tiere nennen oder einen fünfzigmal reicheren Wortschatz haben als ein Kind im Vorschulalter. Mit Glück schaffen wir vielleicht das Zwei- oder Dreifache. Aber Kinder sind fünfzigmal so einfallsreich wie Erwachsene.

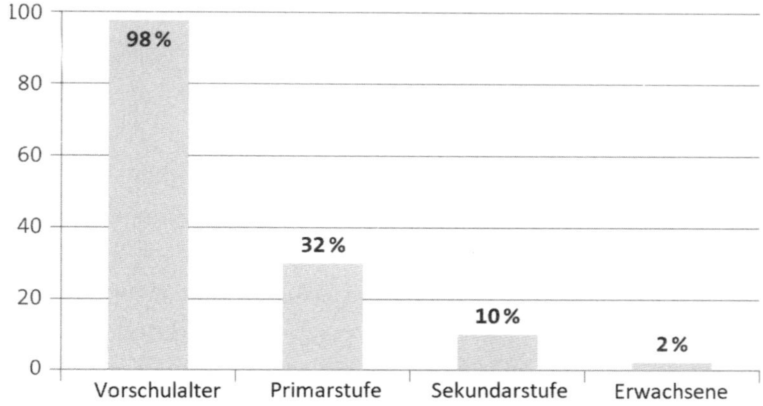

Quelle: George Land und Beth Jarman, *Breakpoint and beyond.*

Um von 98 Prozent auf 2 Prozent zu kommen, bedarf es wirklich einer gewaltigen Anstrengung vonseiten der Eltern und Pädagogen. Wie bringt man eine angeborene Fähigkeit zum Verschwinden? Die Antwort lautet, dass es sich weniger um ein Verschwinden als vielmehr um ein Vergraben handelt. Meiner Meinung nach, und diese Meinung äußere ich auch in meinen Vorträgen über Kreativität, sind wir alle unglaublich kreativ. Wir müssen uns nur schlafen legen, um unsere überbordende Vorstellungskraft zu wecken. Der Unterschied zwischen dem schlafenden und dem wachen Gehirn besteht darin, dass Grenzen, Regeln und die Angst vor dem Urteil der anderen im Schlaf meist keine Rolle spielen. Das Gehirn der Kinder ist deshalb kreativer als das der Erwachsenen, weil es diesen großen Zensurfilter, die sozialen Normen und Konventionen, noch nicht verinnerlicht hat. Ein Kind kann einen Drachen am Nordpol malen, eine Katze in einen Astronauten oder seinen Bruder in ein Stachelschwein verwandeln, ohne zwischen dem, was geht, und dem, was nicht geht, unterscheiden zu müssen. Die Flügel seiner Fantasie sind nicht von Komplexen und Lasten beschwert. Mit zunehmendem Alter jedoch speichert unser

Frontallappen eine ganze Menge von Normen, Regeln, Vorschriften, Schemata, Idealen, Archetypen, Prototypen und Modellen ab, die diese kreative Spontaneität, an der wir so viel Freude haben, solange unsere Kinder noch klein sind, ersticken oder begraben.

Jedenfalls ist die Entwicklung des kindlichen Gehirns nicht allein für diesen Kreativitätsschwund verantwortlich. Auch die Eltern, Pädagogen, Kitas, Schulen und »Bildungssysteme« tragen das ihre dazu bei. Jedes Kind muss im Lauf seiner Kindheit eine unendliche Zahl an Zurechtweisungen, Verbesserungen, kritischen Hinweisen, missbilligenden Bemerkungen, Mäkeleien, Vorwürfen, Beschwerden und vernichtenden Kommentaren hinnehmen, die dafür sorgen, dass ihm die Kreativität schlussendlich als allzu unpassend und peinlich erscheint. Wenn wir zu einem Kind sagen: »Das hast du sehr gut gemacht«, bestärken wir es in der Vorstellung, dass es gut ist, sich angemessen und erwartungsgemäß zu verhalten. Aber auch, wenn ein Kind aus der Rolle fällt und wir zu ihm sagen: »Das war aber lustig!«, oder: »Das ist eine tolle Idee!«, dann verstärken wir seine Vorstellungskraft.

Im Rahmen einer interessanten Studie wurde eine Reihe von Lehrenden gefragt, wie wichtig ihnen die Kreativität ihrer Schülerinnen und Schüler sei. Alle gaben an, Kreativität sei ihnen sehr wichtig. Als dieselben Lehrpersonen jedoch aufgefordert wurden, die verschiedenen Eigenschaften ihrer Schüler – Gehorsam, Intelligenz, Disziplin, Ordnung, Aufmerksamkeit, Teamgeist usw. – nach ihrer Wichtigkeit zu sortieren, verwiesen alle die Kreativität auf die hintersten Plätze. Vielleicht stellen auch wir Eltern zu Hause die Kreativität hintan. Ich bin der Meinung, dass wir uns in den Familien und an den Schulen einen Ruck geben und uns bemühen müssen, die Regeln zu lockern, unsere Erwartungen an unsere Kinder zu überdenken und Räume zu schaffen, damit die Kreativität sich im alltäglichen Leben ausdrücken kann. Heute Morgen hat mein fünfjähriger Sohn den Inhalator auseinandergenommen, den der Arzt ihm wegen eines Problems mit den Bronchien verschrieben hatte. Als ich in die Küche kam, gerade rechtzeitig, um ihn in die Kita zu bringen, ehe ich mich auf den Weg zur Arbeit machen musste, erwartete mich eine Überraschung: Der Inhalator lag in sechs Einzelteile zerlegt auf dem Tisch. Beinahe hätte ich ihn gefragt: »Warum machst du so einen Blödsinn?« So hätten meine eigenen Eltern wahrscheinlich reagiert. Doch es gelang mir im letzten Moment, vielleicht, weil ich gerade an diesem Kapitel arbeite, meine Frage herunterzuschlucken und stattdessen zu sagen: »Na, hast du den Apparat untersucht?« Seine hochzufriedene Antwort: »Ja!« Darauf ich: »Es ist ein Zeichen von Intelligenz, wenn man Dinge auseinandernimmt und wissen will, wie sie funktionieren. Pass auf, wir lassen ihn jetzt hier liegen, weil wir ein bisschen in Eile sind, und heute Nachmittag bauen wir ihn wieder zusammen«. Statt wegen seines Experiments mit dem Inhalator frustriert und wütend aus dem Haus zu gehen, hatten wir beide ein breites Grinsen im Gesicht. Und schafften es pünktlich in die Kita.

Kommentare, die die Kreativität »töten«. Sagen Sie nicht …	**Kommentare, die die Kreativität erhalten. Versuchen Sie es mit …**
»Das muss man anders machen.«	»Wie lustig.«
»Das ist nicht gut.«	»Das ist eine sehr gute Idee.«
»Du hast dich vertan.«	»Zeigst du mir, wie das geht?«
»Mach das noch einmal richtig.«	»Das ist superschön.«
»Warte, ich zeig's dir.«	»Das finde ich toll.«
»Du hast das verkehrtherum gemacht.«	»Es gefällt mir sehr, wie du das gemacht hast.«
»Das ist falsch.«	»Bist du da ganz von allein draufgekommen? Das hast du dir aber gut überlegt!«

Wie Sie sehen, gibt es Bemerkungen, die die Kreativität unterdrücken, und andere, die sie erhalten. Genauso gibt es auch Verhaltensweisen und Strategien, die dem Kind helfen, sein kreatives Potenzial zu erhalten. Im Folgenden stelle ich Ihnen solche Strategien vor, die nach Meinung der Fachleute die wichtigsten sind.

Geben Sie Ihrem Kind Hilfsmittel, um seine Kreativität auszudrücken

Jeder kreative Mensch umgibt sich mit Dingen, die ihm helfen, sich auszudrücken: einer Videokamera, Pinseln oder einer Schreibmaschine. Auch das Kind braucht Hilfsmittel, um sich auszudrücken. Geben Sie ihm einen Ort, an dem es kreativ sein kann und Papier, Buntstifte, Knete, Lego oder Bauklötze griffbereit hat. Sie können Ihren Kindern auch eine Kostümtruhe zusammenstellen. Man weiß nie, wann sie sich verkleiden und Geschichten und Personen erfinden wollen. Wichtig ist, dass dem Kind die nötigen Hilfsmittel zur Verfügung stehen, damit es seine kreative Seite ausleben kann.

Lassen Sie ihm freie Hand

Bei der Auswahl der Spiele und bei der Auswahl der Themen, über die das Kind lesen, malen oder schreiben möchte, muss die Freiheit im Vordergrund stehen. Sicherlich haben Sie eine klare Meinung darüber, weshalb Ihr Kind lieber ein Pferd als einen Oger malen sollte, aber wir wissen, dass Ihr Kind seiner Inspiration dann am besten freien Lauf lassen kann, wenn es malt und spielt, was es selbst wirklich will. Vor ein paar Kapiteln habe ich Nancie Atwell, die Gewinnerin des *Global Teacher Prize*, erwähnt, die erreicht hat, dass ihre Schüler 40 Bücher pro Jahr lesen, und die sie jedes Mal das Buch aussuchen lässt, das ihnen am besten gefällt. Außerdem schreiben ihre Schülerinnen und Schüler auch mehr und besser als an anderen Schulen. Auch hier liegt das Geheimnis des Erfolgs darin, dass die Kinder sich jedes Mal selbst aussuchen dürfen, über welches Thema sie schreiben wollen. Wie Sie sehen, ist die Freiheit, die wir dem Kind gewähren, damit es nach Herzenslust lernen und sich ausdrücken kann, größtenteils eine Frage des Vertrauens.

Vielleicht ist das der eigentliche Vorteil derjenigen Bildungsmodelle, die dem Kind ein größeres Maß an Freiheit bieten oder sich seine Begeisterungsfähigkeit zunutze machen, wie beispielsweise der Projektunterricht. Dieses Modell arbeitet wie alle anderen Bildungspläne auch mit vorgegebenen Themenkreisen, gewährt dem Kind jedoch größere Freiheiten, damit es sich seine eigenen Quellen suchen, selbständig recherchieren und auf der Grundlage sämtlicher Informationen, die es gemeinsam mit seinen Mitschülern zusammengetragen hat, sein eigenes »Schulbuch« verfassen kann. Außerdem kann jedes Kind je nach Interessenlage Verantwortung für einen bestimmten Teil des Projekts übernehmen, statt einem für alle gleichen Lehrplan zu folgen. Nach allem, was wir bislang über das Gehirn und darüber wissen, wie es lernt und sich entwickelt, wäre es zweifellos ein großer Vorteil für das Lernen, wenn auf der Schulagenda auch die Kreativität berücksichtigt und das Curriculum mehr auf die Interessen des Kindes abgestimmt würde.

Geben Sie ihm Zeit, sich zu langweilen

Langeweile ist die Mutter der Kreativität. Alle großen kreativen Genies haben in einem Moment der Langeweile mit dem Denken angefangen. Wenn das Kind nichts zu tun hat und nicht beschäftigt ist, beginnt sich sein Gehirn zu langweilen und sucht mithilfe der Vorstellungskraft nach neuen Möglichkeiten, sich zu beschäftigen. Ohne Leerlauf, wenn das Kind die ganze Zeit vor dem Fernseher sitzt oder mit außerschulischen Aktivitäten beschäftigt ist, wird seine Kreativität verkümmern, weil sie keine Gelegenheit bekommt, sich auszudrücken. Ein Kind, das alles hat und das keine Zeit hat, sich zu langweilen, wird schwerlich zu einem kreativen Menschen heranwachsen.

Seien Sie selbst kreativ

Denken Sie daran, dass Sie ein Vorbild für Ihre Kinder sind. Setzen Sie Ihre Kreativität im Alltag ein. Kochen Sie nicht immer dasselbe, trauen Sie sich, auch einmal ein neues Rezept auszuprobieren oder zu erfinden. Seien Sie kreativ, wenn Sie Ihren Kindern bei den Schulaufgaben helfen, und setzen Sie all Ihre Vorstellungskraft ein, wenn Sie mit ihnen spielen. Sie können eigene Geschichten und Erzählungen erfinden, statt ihnen immer nur aus Büchern vorzulesen, die andere geschrieben haben. Sie können Ihre Kinder bitten, sich kreative Lösungen zu überlegen, wenn es im Haushalt ein Problem gibt: zum Beispiel, wenn keine Milch oder kein Brot mehr da ist, um die Sandwiches für den Nachmittagssnack zu machen. Bei uns zu Hause ist das eines unserer Lieblingsspiele. Die Kinder lachen sich halbtot und kommen auf die verrücktesten Einfälle: die Muffins statt in Milch in Duschgel zu tunken oder anstelle des Baguettes einfach eine Möhre der Länge nach durchzuschneiden und zu belegen. Ganz sicher werden auch Ihren Kindern viele geniale Ideen einfallen und Sie werden eine gute Zeit miteinander verbringen. Wenn sie dann größer sind, wird genau diese Fähigkeit, sich verrückte Sachen auszudenken, ihnen dabei helfen, zu jedem Problem, mit dem das Leben sie konfrontiert, eine praktische und einfallsreiche Lösung zu finden.

Legen Sie mehr Wert auf den Prozess als auf das Ergebnis

Wenn Eltern ihren Kindern bei den Hausaufgaben für den Kunstunterricht helfen, setzen sie oft alles daran, dass das Ergebnis hübsch aussieht. Doch wenn Sie Ihrem Kind helfen wollen, seine Kreativität zu erhalten, dann kommt es nicht so sehr darauf an, dass es gut malen, alle Fragen beantworten oder Probleme korrekt lösen kann, sondern darauf, dass es beim Denken seine Fantasie gebraucht. Diese Fertigkeit wird im Lauf seines Lebens so wichtig sein wie all die anderen zusammengenommen. Sie können ihm zusehen, während es malt, etwas baut oder ein Spiel erfindet, und sich fragen: Hat es Spaß an der Sache? Hat es interessante Einfälle? Ist es ihm gelungen, seine Ideen in etwas Greifbares umzusetzen: ein Spiel, ein Bild oder ein Bauwerk? Wenn Sie diese Fragen mit ja beantworten können, dann ist die Vorstellungskraft Ihres Kindes verstärkt worden, weil es eine sehr befriedigende Erfahrung gemacht hat.

Greifen Sie nicht ein

Wenn es einen Bereich gibt, in dem es für den Vertrauensaufbau wichtiger sein kann, nicht einzugreifen als einzugreifen, dann ist es die Kreativität. Der kreative Prozess setzt voraus, dass sich das Kind in seiner eigenen Welt frei bewegen kann. Alle Expertinnen und Experten sind sich einig, dass es für die Kreativität desto besser ist, je weniger die Eltern sich einmischen. Außerdem ist es wichtig, Verstärker nicht im Übermaß einzusetzen. Sie können Ihrem Kind sagen, ob Ihnen etwas gefällt oder nicht gefällt, und Sie können ihm zeigen, dass Sie erkennen, was es hat basteln, bauen oder malen wollen. Aber Sie sollten vermeiden, seine »Kunstwerke« oder »Einfälle«

mit Etiketten wie »gut« oder »schlecht« zu versehen. Denken Sie daran: Das Wichtige ist der Prozess, nicht das Resultat.

Im Folgenden wollen wir uns zwei völlig unterschiedliche Arten ansehen, mit Kreativität umzugehen. Daniels Mutter wird alles dafür tun, dass am Ende ein gutes Bild herauskommt. Saras Mutter wird sich in aller Ruhe anschauen, was ihre Tochter malt, und anschließend mit ihr über das sprechen, was sie gemalt hat.

In kreative Prozesse eingreifen	**Den kreativen Prozess respektieren**
M: Darf ich mal sehen, Daniel, zeigst du mir, was du da malst? D: Ja. M: Was ist das? Eine Schnecke? D: Ja. M: Die ist sehr gut, aber sie hat keine Fühler. D: Die male ich ihr jetzt. M: Denk dran, eine Schnecke hat Fühler und Augen, also insgesamt vier. D: Okay. M: Und hinten hat sie einen kleinen Schwanz, siehst du? Lass mich dir helfen. D: Na gut. M: Hör mal, und malst du ihr auch einen Salat? Schnecken lieben Salat! D: Wie geht das? M: Hier, guck mal, mit Grün. Ich male ihn dir. D: … M: Das macht richtig Spaß! D: Ich geh spielen. Ich hab keine Lust mehr zu malen.	S: Guck mal, Mama, guck, was ich gemalt habe! M: Ich habe schon gesehen, dass du malst, du warst sehr konzentriert. S: Ja, guck doch, was ich gemalt habe. M: Lass sehen! Das ist ja ein tolles Bild! S: Ja. M: Das ist eine Schnecke, stimmt's? S: Ja. M: Und was ist das da, was aus ihrem Mund herauskommt? S: Das sind Eckzähne! M: Oha! Das muss ja eine sehr gefährliche Schnecke sein. S: Ja, das ist eine Vampirschnecke! M: Wie furchterregend! S: Ja. Und das da ist ein Flugwurm. M: Tatsächlich. Schau dir nur diese Flügel an. S: Ja, die sind zum Fliegen! M: Das ist ein tolles Bild, schenkst du es mir? Ich werde es auf meinen Nachttisch legen. Auch wenn es mir ein kleines bisschen Angst macht … S: Jaaaaa! Ich male dir noch ein Bild!

Helfen Sie Ihrem Kind, Verbindungen herzustellen

Zu den Eigenschaften kreativer Menschen gehört es, dass sie imstande sind, zwischen Dingen, die in den Augen der anderen nichts miteinander zu tun haben, Verbindungen herzustellen. Modefarben mit einem Foto von Marilyn Monroe zu kombinieren, wie es Andy Warhol getan hat, ein Stück Brot mit Hackfleisch zu belegen und so den Hamburger zu erfinden oder ein Flugzeug statt mit einem mit zwei Motoren zu bestücken, damit es Passagiere transportieren kann, sind Beispiele für bis dato undenkbare Verbindungen, die sich als erfolgreich herausgestellt haben. Kindern fallen tagtäglich Hunderte solcher unmöglichen Verbindungen ein, und wir Eltern fühlen uns oft bemüßigt, sie zu korrigieren. Wenn ein Kind entdeckt, dass es so etwas wie Schimpfwörter gibt, dann sagt es Sachen wie »Windelgorilla«, »Herr Hamsterbacke« oder »Läusekäfer«. Einige Eltern beeilen sich in solchen Fällen, ihr Kind zu korrigieren: Sie weisen es darauf hin, dass man so etwas nicht sagt oder dass Käfer kein Fell und deshalb auch keine Läuse haben. Wie wir eben in dem Beispiel mit der Vampirschnecke gesehen haben, sind die Ideen der Kinder so originell, dass wir Eltern sie zuweilen gar nicht richtig zu schätzen wissen.

Ich gebe Ihnen einen guten Rat: Lassen Sie sich auf die Welt Ihres Kindes ein, genießen Sie es, ja mehr noch: Helfen Sie ihm, Dinge zu kombinieren, die eigentlich weit auseinanderliegen. Wenn Ihre Tochter ein gestreiftes Regencape trägt, können Sie sie zum Beispiel fragen, was sonst noch Streifen hat. Vielleicht nennt sie Ihnen dann ein Zebra, einen Fußgängerüberweg oder einen Sträflingsanzug. Wenn Sie ihr ein bisschen helfen und leise knurren, fallen ihr vielleicht auch noch die Streifen des Tigers ein. Mag sein, dass Ihnen dieses Spiel albern vorkommt, aber die Fähigkeit, in Gedanken von einem gestreiften Regencape zu den Streifen eines Zebras oder zu einem Matrosenhemd zu springen, ist eine der typischsten Eigenschaften besonders kreativer und intelligenter Menschen.

Zur Erinnerung

Kreativität ist im Leben eines jeden Menschen eine überaus wichtige Eigenschaft. Ihr Kind ist ein Meister der Kreativität. Helfen Sie ihm, sie zu erhalten. Verplanen Sie nicht jede Stunde seines Tages. Holen Sie es vom Fernseher weg und geben Sie ihm Zeit, sich zu langweilen und mithilfe seiner Fantasie neue Beschäftigungen zu entdecken. Verstärken Sie seine Kreativität und seien Sie selbst kreativ. Geben Sie Ihrem Kind Freiräume, Zeit und Hilfsmittel, seine Vorstellungskraft zu entfalten, und vor allem: Respektieren Sie seine kreativen Momente und verzichten Sie darauf, die Qualität des Ergebnisses zu beeinflussen oder zu belohnen. Vergessen Sie nicht, dass die Fantasie Ihr Kind überallhin bringen kann.

8.

DIE BESTEN APPS FÜR KINDER UNTER SECHS JAHREN

Natürlich werden meine Kinder irgendwann einen Computer haben. Aber bis es so weit ist, haben sie Bücher.

BILL GATES

9.

ZUM ABSCHLUSS

Es ist leichter, starke Kinder zu bauen
als kaputte Menschen zu reparieren.

FREDERICK DOUGLASS

Viele Leserinnen und Leser sind überrascht, weil im letzten Kapitel gar nichts steht. Im Verlag sind Dutzende von Briefen eingegangen, in denen wir gefragt wurden, ob es sich um einen Fehler bei der Drucklegung handele, und wir haben sogar die eine oder andere Negativbewertung im Internet bekommen, weil das Kapitel nicht ordnungsgemäß fertiggestellt worden sei. Doch ich bestehe darauf, auch noch nach so vielen Auflagen, dass das besagte Kapitel blütenweiß bleibt. Wie ich Ihnen im Kapitel über die Aufmerksamkeit erklärt habe, kann der Einsatz von Apps dazu führen, dass das Kind das Interesse an allen anderen Arten von Aktivitäten verliert, die seiner Entwicklung sehr viel zuträglicher sind. Außerdem weisen Studien darauf hin, dass Kinder, je mehr Zeit sie vor den Bildschirmen verbringen, desto wahrscheinlicher ADS, Verhaltensauffälligkeiten oder kindliche Depressionen entwickeln. Hinzu kommt, dass solche Geräte bei einigen Kindern nachweislich zu Suchtverhalten führen und Abhängigkeit erzeugen können. Natürlich werden Computer, Smartphones und Tablets früher oder später im Leben des Kindes eine Rolle spielen, weil sie zu unserem Leben dazugehören. Ich halte es jedoch für besser, es allmählich und erst dann an diese Geräte heranzuführen, wenn sein Gehirn eine gewisse emotionale Bandbreite und Fähigkeit zur Selbstkontrolle entwickelt hat, will sagen: nicht vor dem siebten Lebensjahr.

Nachdem wir das geklärt haben, darf ich Ihnen sagen, dass wir am Ende des Buches angekommen sind. Von Kindern zu sprechen ist immer eine Freude und eine Gelegenheit, Verbindung mit unserem inneren Kind aufzunehmen. Ich würde mir wünschen, dass Sie alles, was Sie in diesem Buch gelesen haben, vor dem Hintergrund Ihres eigenen Wertehorizonts und mit Augenmaß anwenden. Denken Sie an das Prinzip der Ausgewogenheit und gebrauchen Sie Ihren gesunden Menschenverstand. Das letzte, was ich will, ist, dass irgendein Vater oder irgendeine Mutter sich an irgendeine Zeile aus diesem Buch klammert und daraus ein Dogma macht. Ich glaube fest, und das habe ich auch versucht, Ihnen zu vermitteln, dass der eigentliche Schlüssel zum Erziehungserfolg darin besteht, die geschlossenen Systeme und Dogmen hinter sich zu lassen und den Augenblick zu leben. Meiner Erfahrung nach sind die wirklich großen Eltern oder Pädagogen nicht die, die sich an eine bestimmte Methode oder einen festgelegten Plan halten, sondern die, die im jeweiligen Augenblick das Bedürfnis eines Kindes zu erkennen und die erzieherischen Chancen zu nutzen vermögen, die uns der Alltag bietet. Das möchte ich Ihnen an einem praktischen Beispiel veranschaulichen. Vor ein paar Kapiteln habe ich Ihnen begeistert erklärt, wie wichtig es ist, dem Kind mithilfe der Gutenachtgeschichte die Liebe zum Lesen zu vermitteln. Wenn Sie aber eines Abends einfach zu müde zum Vorlesen sind und Ihr Kind Sie drängt, ihm seine Geschichte vorzulesen, dann sprechen Sie ehrlich mit ihm über Ihre

Müdigkeit. Ihre selbstbehauptende Antwort wird ihm als Vorbild für seine eigene Selbstbehauptung dienen und ihm helfen, Empathie zu entwickeln, indem es sich in seinen müden Papa oder seine müde Mama hineinversetzt. Außerdem wird es sich anstrengen müssen, um mit seiner Frustration umzugehen. Das Gehirn Ihres Kindes ist wie ein Schwamm: Es nutzt jede Gelegenheit, zu lernen und sich voll zu entwickeln. Ich ermutige Sie dazu, dass Sie ebenfalls jede Gelegenheit nutzen, Ihr pädagogisches Potenzial zu entfalten.

Wir sind auf einige der Themen eingegangen, die ich im Hinblick auf die intellektuelle und emotionale Entwicklung jedes Kindes für besonders relevant halte. Begriffe wie »Vertrauen«, »Verantwortung«, »Selbstbehauptung« oder »Selbstkontrolle« klingen vielleicht etwas zu groß für so kleine Kinder. Tatsache ist jedoch, dass sich mit einem spielerischen und kommunikativen Ansatz zwischen Mutter oder Vater und Kind schon von frühester Kindheit an solide Fundamente legen lassen, auf denen das Kind selbst weiter an seinem wunderbaren Geist bauen kann. Für mich klingen andere Wörter wie »außerschulische Aktivitäten«, »Pflichten«, »Strafen« oder »Handys« allzu heftig für ein Gehirn, das spielen und sich ohne Druck, ohne Angst und ohne Hektik entwickeln muss. So gesehen ist es durchaus möglich, dass die wichtigste Aufgabe aller Eltern heutzutage darin besteht, die natürliche zerebrale Entwicklung ihres Kindes nicht zu blockieren, zu beschleunigen oder zu verbiegen.

Viele der Ideen, die ich Ihnen hier vorgestellt habe, sind nicht neu. Über 50 Jahre der psychologischen Forschung und pädagogischen Erfahrung haben gezeigt, dass die Mütter und Väter, die wirklich mit ihrer Arbeit zufrieden sein können, weil es ihnen gelungen ist, ihre Söhne und Töchter zu selbständigen Erwachsenen mit einer guten schulischen, intellektuellen und sozialen Entwicklung zu erziehen, nicht unbedingt in den Reihen derer zu suchen sind, die ihre Kinder in die teuersten Schulen schicken oder ihre Tage mit außerschulischen Aktivitäten anfüllen. Die Geheimnisse einer erfolgreichen Erziehung sind sehr viel einfacher, auch wenn sie womöglich größeren persönlichen Einsatz erfordern. Solche Eltern verhalten sich ihren Kindern gegenüber liebevoll und erzeugen so eine sichere Bindung. Sie fördern ihre Eigenständigkeit und helfen ihnen, ihre Scheu und ihre Ängste zu überwinden. Sie stellen klare Regeln auf und verstärken positive Verhaltensweisen. Und sie unterstützen die schulische und intellektuelle Entwicklung ihrer Kinder. Kinder beobachten alles, was wir tun, und deshalb wirkt sich auch die Fähigkeit der Eltern, zu anderen in Beziehung zu treten, auf die Entwicklung ihrer Kinder aus. So scheint es, dass Väter und Mütter, die eine gute Beziehung zu ihrem Partner haben, respektvoll miteinander umgehen und sich gegenseitig unterstützen und wertschätzen, und auch solche Eltern, die gut mit Frustration und Stress umgehen können, einen besseren Einfluss auf die emotionale und intellektuelle Entwicklung ihrer Kinder ausüben. Wie Sie feststellen konnten, sind das einfache Ideen, die alle Eltern umsetzen können, wenn sie sowohl dem Kind als auch anderen Erwachsenen und sich selbst mit Respekt und Verständnis begegnen und sich genug Zeit für ihre Kinder nehmen. Das Wichtigste für das Gehirn Ihres Kindes ist ohne jeden Zweifel, dass Sie bei ihm sind.

Die Erkenntnisse der Neurowissenschaft weisen auch darauf hin, dass es wirksam und sinnvoll ist, die Gespräche zwischen Vater und/oder Mutter und Kind zu bereichern, Geduld und Selbstkontrolle zu üben und die emotionale Intelligenz zu fördern. Ich persönlich glaube, und das habe ich im Lauf dieses Buches deutlich zu machen versucht, dass eine der intelligentesten Erziehungsstrategien überhaupt, die aber nur von wenigen Eltern und Pädagogen angewandt wird, darin besteht, dass wir unseren Kindern helfen, die Verbindungen zwischen dem emotionalen und dem rationalen Gehirn zu festigen. Wenn wir Empathie einsetzen, dem Kind helfen, emotional aufgeladene Erfahrungen zu integrieren, ihm beibringen, bei Entscheidungen sowohl auf seinen Verstand als auch auf seine Emotionen zu hören, und seinen Frontallappen nötigenfalls in Sachen Selbstkontrolle unterstützen, bereichert dies den Dialog zwischen der emotionalen und der rationalen Intelligenz. Nur wenn dieser Dialog im Fluss und im Gleichgewicht ist, stellt sich echte Reife ein: die Fähigkeit, unsere Gefühle, Gedanken und Handlungen so miteinander in Einklang zu bringen, dass sie in dieselbe Richtung gehen.

Wir sind am Ende unseres gemeinsamen Weges angekommen und ich möchte Ihnen von Herzen dafür danken, dass ich Sie begleiten durfte. Ich habe versucht, mein ganzes Wissen und all meine Erfahrung als Vater, Neuropsychologe und Psychotherapeut in dieses Buch einzubringen. Das alles habe ich von Menschen gelernt und übernommen, die viel mehr wissen und auch viel mehr geforscht haben als ich. Außerdem habe ich die gesamte Intuition und Erfahrung meiner Frau mit einfließen lassen: insbesondere die Erkenntnis, wie wichtig gemeinsames Spielen, Zuneigung, Großzügigkeit und Körperkontakt bei der Kindererziehung sind. Gefühlt stammt das Buch zur Hälfte von ihr. In jedem Fall haben Sie keine einzige Empfehlung gelesen, an die ich nicht glaube. Alles, was ich Ihnen erzählt habe, entspricht exakt dem, wie ich mich Tag für Tag gegenüber meinen eigenen Kindern verhalte. Ich kann Ihnen versichern, dass ich meine ganze Leidenschaft und Überzeugung in diese wenigen Seiten hineingelegt habe … Dennoch hätte ich es mir niemals träumen lassen, dass ich so viele Kinder und so viele Familien an so vielen Orten der Welt erreichen würde, wie es nach etlichen Auflagen und Übersetzungen nun tatsächlich der Fall ist. Deshalb kann ich mich nur bei Ihnen allen dafür bedanken, dass Sie das, was Sie aus diesem Buch gelernt haben oder darüber denken, auf die eine oder andere Weise mit Ihrem Bruder oder Ihrer

Schwägerin oder mit Freunden oder Bekannten aus dem Kindergarten oder auf dem Spielplatz teilen; dass Sie das Buch verleihen, verschenken oder in Elternkursen empfehlen; oder dass Sie in der Buchhandlung oder auf der Webseite, wo Sie es gekauft haben, Ihre Meinung darüber äußern. Ich danke Ihnen von Herzen. Mit diesen Gesten der Großzügigkeit tragen Sie dazu bei, dass die Botschaft von *Kluge Köpfchen* eine immer größere Zahl von Kindern erreicht. Für mich ist es eine große Freude und eine große Ehre, zu wissen, dass dieses Büchlein auch weiterhin vielen Eltern bei der Erziehung zu größerer Gelassenheit und Sicherheit verhelfen und dazu beitragen wird, dass ihre Kinder mit weniger Geschrei und weniger Ärger und in einem positiveren, reichhaltigeren und intensiveren Austausch mit ihren Eltern aufwachsen werden.

Zum Abschluss lade ich Sie noch einmal dazu ein, Verbindung mit Ihrem inneren Kind aufzunehmen. Denken Sie daran, dass das Gehirn des Kindes nicht auf dieselbe Art der Wahrnehmung und des Lernens programmiert ist wie das Ihre und dass Sie sich, um die Entwicklung Ihrer Kinder positiv zu beeinflussen, am besten in ihre Welt versetzen, ihnen auf Augenhöhe begegnen und mit ihnen spielen, spielen und noch einmal spielen. Genießen Sie es!

BIBLIOGRAFIE

Ich bin aufrichtig davon überzeugt, dass das, was Sie in diesem Buch gelesen haben, ausreicht, um Ihr Kind so zu unterstützen, dass sein Gehirn sich voll entfalten kann. Ich scheue ein bisschen davor zurück, Bücher zu empfehlen, weil, wie ich Ihnen bereits gesagt habe, ein Zuviel an Information eine Art »Kurzschluss« verursachen und das rechte Augenmaß beschädigen kann, das ich Ihnen vermitteln wollte. Dennoch habe ich versucht, eine kleine Auswahl an Büchern zusammenzustellen, die mit den hier dargelegten Vorstellungen übereinstimmen und einige zentrale Themen des Buchs vertiefen.

Denken Sie daran, nichts von dem, was Sie lesen, überzubewerten und jede Lehre oder Theorie mit Ihrem gesunden Menschenverstand als Vater oder Mutter, Pädagoge oder Pädagogin zu kombinieren.

González, Carlos: In Liebe wachsen. Liebevolle Erziehung für glückliche Familien, Troisdorf (La Leche Liga Deutschland e. V.) [8]2019. Ein Klassiker unter den Büchern über Erziehung und Bildung. Hier erfahren Sie, warum Nähe und Bindung die besten Geschenke sind, die Sie Ihren Kindern machen können.

Siegel, Daniel J. und Payne Bryson, Tina: Achtsame Kommunikation mit Kindern. Zwölf revolutionäre Strategien aus der Hirnforschung für die gesunde Entwicklung Ihres Kindes, Freiburg (Arbor) 2013.
Ein einfaches und sehr gut geschriebenes Buch, das Ihnen helfen wird, die Bedeutung der Empathie, die verschiedenen Niveaus der zerebralen Verarbeitung bei der Überwindung von Ängsten und die Emotionen des Kindes besser zu verstehen.

L'Ecuyer, Catherine: Educar en el asombro, Barcelona (Plataforma Editorial) 2012.
Ein wunderbares Buch über die natürlichen Rhythmen des Kindes und darüber, wie die Technologie und die hektische Welt, in der wir leben, sich auf sein Gehirn auswirken.

Robinson, Sir Ken: In meinem Element. Wie wir von erfolgreichen Menschen lernen können, unser Potenzial zu entdecken, München (Goldmann) 2010.
Dieses Buch wird Ihnen helfen, die Bedeutung der Motivation und der Kreativität im Leben und bei der Erziehung von Kindern zu verstehen.

Medina, John J.: Brain Rules für Ihr Baby. Wie neurowissenschaftliche Erkenntnisse helfen, damit Ihre Kinder schlau und glücklich werden, Göttingen (hogrefe) 2021.
Ein gut dokumentiertes Buch über das, was bei der intellektuellen Entwicklung des Kindes funktioniert und nicht funktioniert.

Faber, Adele und Mazlish, Elaine: So sag ich's meinem Kind: Wie Kinder Regeln fürs Leben lernen, Düsseldorf (Oberstebrink) 2019.
Ein sehr kluges Buch darüber, wie wir mit unseren Kindern kommunizieren und sie erziehen sollen, damit unsere Beziehung nicht zerstört wird, sondern wächst.

Melgarejo, Xavier: Gracias, Finlandia, Barcelona (Plataforma Editorial) 2013.
Wenn Sie wissen wollen, wie Kinder in einem der fortschrittlichsten Bildungssysteme der Welt ohne Druck erzogen werden, dann ist das das perfekte Buch für Sie.

QUELLENVERZEICHNIS

Seite 31, aus: Camus, Albert: Der Mensch in der Revolte, Hamburg (Rohwolt) 1996.

Zitate auf den Seiten 11, 23, 25, 37, 46, 55, 58, 71, 84, 104, 118, 132, 143, 147, 160, 175, 188, 202, 215, 221, 234, 246, 259, 268, 278, 291, 293 zitiert nach der Originalausgabe, übersetzt von Gabriele Stein.